Rief
Birbaumer

Biofeedback-
Therapie

Biofeedback-Therapie

Grundlagen, Indikation und praktisches Vorgehen

Herausgegeben von

Winfried Rief
Niels Birbaumer

Mit 68 Abbildungen
und 40 Tabellen

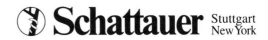 Schattauer Stuttgart New York

Die Deutsche Bibliothek –
CIP-Einheitsaufnahme
Ein Titelsatz für diese Publikation
ist bei Der Deutschen Bibliothek erhältlich

In diesem Buch sind die Stichwörter, die zugleich eingetragene Warenzeichen sind, als solche nicht besonders kenntlich gemacht. Es kann also aus der Bezeichnung der Ware mit dem für diese eingetragenen Warenzeichen nicht geschlossen werden, daß die Bezeichnung ein freier Warenname ist.

Hinsichtlich der in diesem Buch angegebenen Dosierungen von Medikamenten usw. wurde die größtmögliche Sorgfalt beachtet. Gleichwohl werden die Leser aufgefordert, die entsprechenden Prospekte der Hersteller zur Kontrolle heranzuziehen.

Das Werk ist urheberrechtlich geschützt. Alle Rechte, insbesondere das Recht des Nachdruckes, der Wiedergabe in jeder Form und der Übersetzung in andere Sprachen, behalten sich Urheber und Verlag vor.

Kein Teil des Werkes darf in irgendeiner Form ohne schriftliche Genehmigung des Verlages reproduziert werden. Das gilt insbesondere für Vervielfältigungen, Übersetzungen, Mikroverfilmungen und die Einspeicherung, Nutzung und Verwertung in elektronischen Systemen.

© 2000 by F. K. Schattauer Verlagsgesellschaft mbH, Lenzhalde 3,
D-70192 Stuttgart, Germany
Internet http://www.schattauer.de
Printed in Germany

Lektorat: Dr. Tilmann Kleinau
Umschlagabbildung: Angelika Kramer
(modifiziert nach R. Kroymann)
Umschlaggestaltung: Bernd Burkart
Satz: Schreibbüro Ilchmann, 72649 Wolfschlugen
Druck und Einband: Konrad Triltsch GmbH, 97070 Würzburg
Gedruckt auf chlor- und säurefrei gebleichtem Papier.

ISBN 3-7945-1968-X

Vorwort

Wenn etwas Freude macht, möchte man dies gerne mitteilen. Dieses einfache Motiv stand hinter dem Gedanken, ein Buch über die Biofeedback-Methode und ihre Einsatzmöglichkeiten in den verschiedenen Bereichen der Medizin und klinischen Psychologie zu erarbeiten. Über viele Jahre konnten wir persönliche Erfahrungen mit dieser Behandlungsmethode sammeln und haben die positiven Rückmeldungen von Patientinnen und Patienten erhalten. Nicht zuletzt haben wir die Methode wissenschaftlichen Prüfungen unterzogen, um auch über diesen Weg den theoretischen Hintergrund und die klinische Relevanz der Biofeedback-Behandlung zu bestätigen. Das faszinierende Erlebnis, wie durch Lernprozesse körperliche Funktionen beeinflußt werden können und wie diese Veränderungen therapeutisch genutzt werden können, hat nun in dem vorliegenden Buch seinen Niederschlag gefunden.

In dieses Buch gehen schwerpunktmäßig die Erfahrungen aus den Biofeedback-Labors der Universität Tübingen und der medizinisch-psychosomatischen Klinik Roseneck in Prien ein, jedoch auch aus der neurologischen Klinik in Bad Aibling und dem Epilepsie-Zentrum in Kork. In der Klinik Roseneck hat sich in den letzten Jahren vermutlich europaweit die größte Abteilung zur Behandlung mit Biofeedback entwickelt. Dies war nur möglich durch ein modernes Konzept für Biofeedback-Behandlungen und den daraus folgenden positiven Patientenrückmeldungen, welche den Träger der Klinik zu ständiger Expansion der Abteilung motivierten.

Der Erfolg der Biofeedback-Therapie zeigt sich auch in der weiten Verbreitung in den USA. Dort ist bei bestimmten Indikationsgebieten (z.B. Behandlung chronischer Schmerzen) die Biofeedback-Methode ein fester, kaum mehr wegzudenkender Bestandteil der Therapie, wohingegen dieser Ansatz in Mitteleuropa nur vorsichtige Verbreitung findet. In diesem Umstand drückt sich unserer Ansicht nach die Rigidität des mitteleuropäischen Gesundheitssystems aus; die therapeutische Effektivität und hohe Akzeptanz der Behandlung mit Biofeedback bei Patientinnen und Patienten wird dadurch jedoch nicht widergespiegelt. Deshalb ist es uns ein Hauptanliegen, diesen modernen Therapieansatz sowohl in seiner methodischen Vielfalt als auch in seiner konkreten praktischen Anwendung vorzustellen.

Es ist unser Wunsch, mit diesem Buch Ärzte jeglicher Fachdisziplinen sowie klinische Psychologen und weitere Berufsgruppen für diesen Therapieansatz zu begeistern. Wir möchten dazu beitragen, daß möglichst viele Patientinnen und Patienten in den Genuß dieser Behandlungsmethode kommen und daß umgekehrt möglichst viele Ärzte, Psychologen und sonstige Therapeuten die positiven Rückmeldungen durch die Patienten erfahren können. Damit verbunden ist die Erwartung, daß Biofeedback auch bei uns denjenigen Stellenwert in der Behandlung von Personen mit ganz unterschiedlichen körperlichen, psychosomatischen oder psychischen Krankheiten erhält, der ihm zusteht.

Wir möchten uns an dieser Stelle herzlich bei allen Autorinnen und Autoren der einzelnen Beiträge bedanken. Die Zusammenarbeit war geprägt von einem positiven Geist, der auf den gemeinsamen Interessen und Erfahrungen aufbaute. Ein besonderer Dank gilt auch der Geschäftsleitung und den an diesem Werk beteiligten Mitarbeitern des Schattauer-Verlages, mit denen die Zusammenarbeit durchweg sehr angenehm war. Allen Leserinnen und Lesern wünschen wir, daß sie durch dieses Buch konstruktive Hilfestellungen und neue Anregungen für ihr therapeutisches Vorgehen finden.

Prien am Chiemsee/Tübingen/Padua,
im Frühjahr 2000

Die Herausgeber

Anschriften

Herausgeber

PD Dr. rer. soc. Winfried Rief
Klinik Roseneck
Am Roseneck 6
83209 Prien a. Ch.
eMail: WRief@Schoen-Kliniken.de

Prof. Dr. rer. soc. Niels Birbaumer
Institut für medizinische Psychologie und
Verhaltensneurobiologie
Universität Tübingen
Gartenstraße 29
72074 Tübingen

Autoren

Dr. med. Dipl.-Psych. Ulrich Cuntz
Klinik Roseneck
Am Roseneck 6
83209 Prien a. Ch.
eMail: UCuntz@Schoen-Kliniken.de

Dr. med. Gerhard Goebel
Klinik Roseneck
Am Roseneck 6
83209 Prien a. Ch.
eMail: Ggöbel@Schoen-Kliniken.de

Dr. phil. Jörg Heuser
Klinik Roseneck
Am Roseneck 6
83209 Prien a. Ch.
eMail: JHeuser@Schoen-Kliniken.de

Dr. phil. Ingo Keller
Neurologisches Zentrum Bad Aibling
Kolbermoorer Str. 72
83043 Bad Aibling
eMail: IKeller@Schoen-Kliniken.de

Dipl.-Psych. Jörg von Komorowski
Klinik Roseneck
Am Roseneck 6
83209 Prien a. Ch.

Dipl.-Psych. Boris Kothchoubey
Institut für medizinische Psychologie und
Verhaltensneurobiologie
Universität Tübingen
Gartenstraße 29
72074 Tübingen

Dipl.-Psych. Reiner Kroymann
Klinik Roseneck
Am Roseneck 6
83209 Prien a. Ch.

Dr. med. Marguerite Leches
Neurologisches Zentrum Bad Aibling
Kolbermoorer Str. 72
83043 Bad Aibling
eMail: MLeches@Schoen-Kliniken.de

Dr. rer. nat. Michael Marwitz
Klinik Roseneck
Am Roseneck 6
83209 Prien a. Ch.

Dr. med. Dipl.-Psych. Friedemann Müller
Neurologisches Zentrum Bad Aibling
Kolbermoorer Str. 72
83043 Bad Aibling
eMail: FMueller@Schoen-Kliniken.de

Dipl.-Psych. Alexandra Nanke
Klinik Roseneck
Am Roseneck 6
83209 Prien a. Ch.

Ruth Rauh
Klinik Roseneck
Am Roseneck 6
83209 Prien a. Ch.

Dr. rer. soc. Ute Strehl
Institut für medizinische Psychologie und
Verhaltensneurobiologie
Universität Tübingen
Gartenstraße 29
72074 Tübingen
eMail: ute.strehl@uni-tuebingen

Dr. med. Jörg Wissel
Landeskrankenhaus
Universitätsklinik für Neurologie
Anichstr. 35
A-6020 Innsbruck, Österreich

Horst Zittlau
Klinik Roseneck
Am Roseneck 6
83209 Prien a. Ch.

Inhalt

1 Biofeedback – ein Weg zur Beeinflussung von Körperfunktionen 1
Winfried Rief, Niels Birbaumer

Körperliche Funktionen beeinflussen 1
Was ist Biofeedback? 2
Wie wirkt Biofeedback? 3
Ist Biofeedback wissenschaftlich fundiert? 5
Wie akzeptieren Patienten und Therapeuten die Biofeedback-Behandlung? 5
Literatur 6

2 Biofeedback bei chronischen Rückenschmerzen 7
Jörg Heuser

Epidemiologie und sozialmedizinische Bedeutung chronischer Rückenschmerzen 7
Ätiologie und Pathogenese 8
Psychophysiologie chronischer Skelettmuskelschmerzen 8
Biofeedback-Ansätze bei chronischen Rückenschmerzen 10
    Anatomische Grundlagen 10
    Grundlagen des Elektromyogramm-Biofeedbacks ... 13
    Elemente der Biofeedback-Therapie bei chronischen Rückenschmerzen 17
Literatur 24

3 Biofeedback bei Spannungskopfschmerz und Migräne 26
Jörg Heuser, Winfried Rief

Einleitung 26
Ätiologie und Pathogenese 26
Biofeedback bei Spannungskopfschmerz und atypischem Gesichtsschmerz 28
    Wissenschaftliche Fundierung 28
    Vordiagnostik und erste Biofeedback-Sitzung 29
    Die zweite Sitzung 32
    Verbesserung der Entspannungsfähigkeit 32
    Verbesserung der Interozeption 33
    Übertragung in den Alltag 33
    Einsatz von tragbaren Biofeedback-Geräten 34
Biofeedback bei Migräne 35
    Allgemeine Aspekte 35
    Wirkvariablen des Vasokonstriktionstrainings 37
Literatur 39

4 Ein neuer Weg zur Behandlung der essentiellen Hypertonie: Integrative Biofeedback-Therapie 42
Michael Marwitz

Diagnostische und epidemiologische Aspekte der arteriellen Hypertonie 42
Ätiopathogenese der essentiellen Hypertonie 43
Die Regulation des Blutdrucks 45
Die Messung des Blutdrucks 45

Die Behandlung
der essentiellen Hypertonie 47
    Pharmakologische Therapie 47
    Veränderungen
    der Lebensgewohnheiten 48
    Psychologische
    Behandlungsverfahren 48
Wirkfaktoren des Biofeedbacks
bei der Therapie
der essentiellen Hypertonie 53
Die Hypertonie-Behandlung durch
Biofeedback – ein integrativer
Ansatz 55
Literatur 64

5 Biofeedback bei Somatisierungspatienten: Die Brücke zwischen organmedizinischem und psychosomatischem Krankheitsbild 68
Alexandra Nanke, Winfried Rief

Was sind somatoforme Störungen? 68
Katastrophisierende Bewertung
von Körpersymptomen und erhöhte
Selbstbeobachtung 69
Biofeedback-Behandlung
bei somatoformer Störung 71
    Motivation zur psycho-
    therapeutischen Behandlung 72
    Modifikation des
    organmedizinischen Krankheits-
    konzeptes und kognitiver
    Verzerrungen 72
    Verbesserung der eigenen
    Bewältigungsmöglichkeiten und
    Kontrollüberzeugung 73
Therapeutisches Vorgehen
im Rahmen der Biofeedback-
Behandlung 74
    Anamnese und Diagnosestellung 74
    Überblick über die Behandlung 75
Wissenschaftliche Ergebnisse
zur Therapieevaluation 88
Literatur 89

6 Biofeedback in der Therapie von Angststörungen 91
Reiner Kroymann

Einleitung 91
Erfolgreiche Methoden
der Angst-Behandlung 92
    Panikstörung 92
    Agoraphobie 92
    Soziale Phobie 93
    Spezifische Phobien 94
    Generalisierte Angststörung 95
    Posttraumatische
    Belastungsstörung 96
Wirksamkeit von Biofeedback
in der Angst-Behandlung 96
Was kann Biofeedback
zur Unterstützung der Angst-
Behandlung leisten? 97
Wie kann man Biofeedback
bei der Behandlung von
Angststörungen einsetzen? 98
    Wie kann Angst gemessen
    werden? 98
    Biofeedback bei Panikstörung
    und Agoraphobie 99
    Biofeedback bei der Sozialen
    Phobie, bei der Spezifischen
    Phobie und bei nicht möglicher
    Konfrontation 111
    Biofeedback
    bei Generalisierter Angst 114
    Biofeedback
    bei Posttraumatischer
    Belastungsstörung 115
Zusammenfassung 116
Literatur 118

7 Biofeedback in der Therapie des chronischen Tinnitus 120
Reiner Kroymann, Horst Zittlau, Gerhard Goebel

Merkmale des Tinnitus 120
Wie effektiv sind Biofeedback-
Verfahren bei der Behandlung
von Tinnitus? 122

Behandlung des Tinnitus mit
Biofeedback-Verfahren 126
   Allgemeine Aspekte
   der Behandlung 126
   Behandlung des Tinnitus
   auf somatischer Ebene 129
   Weitere Interventionen
   auf physiologischer Ebene 133
   Interventionen
   auf Verhaltensebene 133
   Interventionen
   auf kognitiver Ebene 134
   Interventionen
   auf emotionaler Ebene 134
Literatur 139

8 Biofeedback und Beckenboden – Behandlung von Inkontinenz und Obstipation 142
Ulrich Cuntz, Ruth Rauh, Winfried Rief

Einleitung 142
Urininkontinenz 143
   Aufbau und Funktion
   von Harnblase und Harnröhre 143
   Pathophysiologie
   der Urininkontinenz 144
   Evaluation 147
   Apparative Ausstattung 149
   Praktische Durchführung des
   Biofeedbacks bei
   Urininkontinenz 151
Stuhlinkontinenz 156
   Aufbau und Funktion
   von Rektum und
   Schließmuskelapparat 156
   Pathophysiologie
   der Stuhlinkontinenz 157
   Evaluation 158
   Praktische Durchführung 160
Obstipation 164
   Pathophysiologie
   der Obstipation 164
   Evaluation 167
   Praktische Durchführung 170
Literatur 173

9 Biofeedback bei Lähmungen und anderen neurologischen Erkrankungen 177
Friedemann Müller, Ingo Keller, Marguerite Leches, Jörg Wissel

Einführung 177
Grundlagen der Biofeedback-
Therapie bei Lähmungen und
weiteren neurologischen
Erkrankungen 178
   Lähmungen 178
   Störungen
   des Bewegungsablaufs 179
   Funktionsweise
   des Biofeedbacks
   bei motorischen Störungen 179
   Durchführung
   eines EMG-Feedbacks 182
   Gleichgewichtsstörungen 182
   Unwillkürliche
   Körperbewegungen
   bei Dystonien 185
Praktische Durchführung einer
intentionsabhängigen, EMG-
getriggerten Elektrostimulation 185
Literatur 188

10 Biofeedback von Hirnaktivität bei epileptischen Anfällen: ein verhaltensmedizinisches Behandlungsprogramm 190
Ute Strehl, Boris Kotchoubey, Niels Birbaumer

Epilepsien 190
   Erscheinungsformen und
   Systematik 190
   Pathophysiologie 191
   Prognose 191
Biofeedback der Hirnaktivität
zur Behandlung von epileptischen
Anfällen 192
   Feedback einzelner
   Frequenzbereiche 192
   Feedback der Langsamen
   Potentiale 194

Verhaltensmedizinisches Training
bei epileptischen Anfällen 194
Verhaltensmedizinisch integriertes
Biofeedback für Patienten
mit epileptischen Anfällen 197
    Auswahl der Patienten 197
    Biofeedback-Training
    der Langsamen Potentiale 197
    Auswertung 199
    Weitere Bestandteile
    des Trainings 201
    Therapiekontrolle 201
Fallbeispiel: Anamnese,
Diagnostik und Therapie 201
    Vorgeschichte 201
    Verhaltensanalyse 202
    Diagnostik 202
    Therapieverlauf 202
    Ergebnisse 203
    Evaluation 205
Schlußbemerkung 205
Literatur 207

11 Der Aufbau einer Biofeedback-Abteilung 209
Winfried Rief

12 Ein kommentiertes Verzeichnis weiterführender Literatur 212
Jörg Heuser, Winfried Rief

13 Was bedeutet was? Ein Glossar 214
Jörg von Komorowski

14 Anhang 221

Informationsblatt
zur Biofeedback-Therapie 221
    Was ist das: Biofeedback? 221
    Was wird beim Biofeedback
    registriert? 221
    Was ist „Streß", und was
    bewirkt er? 221
    Kann Streß bzw. psychische
    Belastung krank machen? 222
    Was kann man bei Streß und
    psychischer Belastung tun? 222
    Ein Ziel des Biofeedbacks:
    Entspannung 223
Inkontinenz-Fragebogen
Klinik Roseneck (stationär) 224
Inkontinenz-Fragebogen
Klinik Roseneck (stationär) 225
Inkontinenz-Fragebogen
Klinik Roseneck (ambulant) 226
Miktionstagebuch
Klinik Roseneck 227
Inkontinenz-Interview 228

Sachverzeichnis 234

1 Biofeedback – ein Weg zur Beeinflussung von Körperfunktionen

Winfried Rief, Niels Birbaumer

Körperliche Funktionen beeinflussen

Biofeedback baut auf der Fähigkeit des Menschen auf, durch Lernprozesse körperliche Funktionen zu verändern. Lange Zeit wurden die Chancen, die in einem solchen Vorgehen liegen, verkannt. Bis in die 60er Jahre des 20. Jahrhunderts wurde angenommen, daß das „autonome" Nervensystem nicht willentlich oder durch Lernprozesse beeinflußbar sei. Psychologischen Methoden wurde zwar zum Teil zugestanden, seelisches Wohlbefinden fördern zu können, eine physiologische Wirkung bei körperlichen Erkrankungen wurde jedoch nicht angenommen. Genau hier setzt jedoch Biofeedback an. Hauptziel der Biofeedback-Behandlung ist, durch Lernprozesse körperliche Funktionen und körperliches Wohlbefinden positiv zu beeinflussen.

> Das Hauptziel beim Biofeedback ist die Entwicklung von Selbstkontrolle über körperliche Vorgänge (Ray et al. 1979).

Für die meisten Behandlungsmethoden gilt, daß sie neben dem erwünschten Effekt auch zahlreiche körperliche Veränderungen bewirken, die nicht beabsichtigt oder für die Heilung nicht notwendig sind. So führen zum Beispiel Neuroleptika in der Behandlung von Schizophrenien zu der erwünschten Reduktion von Halluzinationen oder Wahngedanken, bringen jedoch die Gefahr von nicht erwünschten extrapyramidal-motorischen Langzeitschäden mit sich. Werden beim Auftreten von Zahnschmerzen Schmerzmittel wie zum Beispiel Acetylsalicylsäure eingesetzt, führt dies zu einer Schmerzlinderung; die Schmerzwahrnehmung wird jedoch nicht nur an dem erwünschten Zielort (in diesem Fall bei bestimmten Zahnnerven), sondern im gesamten Körper verändert, zusätzlich verändert sich die Blutgerinnungsgeschwindigkeit und vieles mehr.

Diese Beispiele machen deutlich, daß viele medizinische Interventionen zwar bezüglich einer bestimmten Körperfunktion positiv wirken sollen, jedoch in der Regel an verschiedenen anderen körperlichen Funktionen zusätzlich ihre Wirkung entfalten. Um so wichtiger ist die Entwicklung von Therapiemethoden, die genau an der Stelle wirken, wo ihre Wirkung gewünscht wird, ohne andere Körperbereiche zu beeinflussen, in denen keine Veränderung beabsichtigt ist. Biofeedback ist eine der wenigen Behandlungsmethoden, die genau dies leistet: Es wird versucht, *spezifisch* nur jene Körperfunktionen zu verändern, deren Veränderung für einen Heilungsprozeß notwendig sind. Damit zählt Biofeedback zu den nebenwirkungsärmsten Behandlungsmethoden.

> Biofeedback wirkt spezifisch auf jene Körperfunktion ein, die für die Genesung wichtig ist. Dadurch bleiben negative Nebenwirkungen in der Regel aus.

Oftmals wurde Biofeedback als eine Maßnahme mißverstanden, bei der Menschen von Apparaten „abhängig" würden. Die für Biofeedback-Behandlungen notwendigen Geräte sind jedoch nur die Mittel für einen Zwischenschritt, Selbstkontrolle über Körperfunktionen zu erlernen und diese anschließend ohne Hilfe von Geräten einsetzen zu können. Es war eine der wichtigsten Erkenntnisse der angewandten Psychophysiologie, welche Körperfunktionen durch Biofeedback beeinflußbar sind. Man kann festhalten, daß vermutlich alle körperlichen Prozesse, die verstärkt und rückgemeldet werden können, auch einer Beeinflussung zugänglich sind, sofern sie neuronal eine Verbindung zum Großhirn aufweisen.

> **Welche Körperfunktionen sind durch Biofeedback beeinflußbar?**
> Die anschließende Aufstellung ist nur ein kleiner Ausschnitt der durch Biofeedback beeinflußbaren Körperfunktionen:
> - Muskelaktivität
> - Herzrate
> - Blutdruck
> - Schweißdrüsenaktivität als allgemeines Maß für autonome Erregung
> - Haut- und Körpertemperatur
> - elektrophysiologische Prozesse des Gehirns
> - periphere Durchblutung
> - Durchmesser von Blutgefäßen
> - Atemfunktionen u.v.m.

Was ist Biofeedback?

Bei der Biofeedback-Behandlung werden körperliche Funktionen den Patienten[1] kontinuierlich zurückgemeldet (z. B. optisch oder akustisch) und positive Änderungen dieser Körperfunktionen verstärkt, so daß die Patienten lernen können, die Körperfunktionen zu beeinflussen.

---

1 Ausschließlich aus Gründen der Lesbarkeit wird in diesem Buch oftmals bei Personenbezeichnungen nur die männliche Form aufgeführt. Wir bitten unsere Leserinnen hierfür um Verständnis. Es sind grundsätzlich Personen beiderlei Geschlechts angesprochen.

Olson (1995) beschreibt die verschiedenen Merkmale, die Biofeedback auszeichnen. Im einzelnen führt er auf:

▶ **Biofeedback ist ein Sammelbegriff für verschiedene therapeutische Prozeduren:** Biofeedback bezieht sich somit nicht nur auf eine spezifische Interventionsform, einen Körperbereich, eine Modalität oder einen bestimmten Ablauf. In der Regel werden in Biofeedback-Sitzungen verschiedenste therapeutische Interventionen eingesetzt (z.B. verbale Instruktionen, Aufmerksamkeitsfokussierung, Entspannungsverfahren, Belastungstests, Visualisierungsübungen u.v.m.).

▶ **Es werden elektronische und elektromechanische Instrumente verwendet:** In aller Regel werden beim Biofeedback Körpersignale erfaßt, deren Ausprägung oder deren spontane Veränderungen vom Betroffenen oftmals ungenügend oder gar nicht wahrgenommen werden können. Deshalb werden elektronische Instrumente benötigt, um diese Signale zu erfassen, zu verstärken und rückzumelden. Der Geräteeinsatz ist jedoch nicht Selbstzweck, sondern dient ausschließlich der Förderung des Lernprozesses und der Förderung von Selbstkontrollstrategien.

▶ **Die Person erhält Rückmeldung über die körperlichen Funktionen:** Über akustische Informationen (Variation der Tonhöhe oder Lautstärke) oder optische Informationen (Veränderung der Höhe einer Säule auf dem Bildschirm, Veränderung der Helligkeit oder des Farbspektrums) erkennt die Person kleinste Veränderungen des abgeleiteten physiologischen Prozesses. Das zurückgemeldete Signal muß deshalb in direkter Relation zur Intensität des physiologischen Prozesses stehen.

▶ **Die rückgemeldete Information muß verstärkend wirken:** Durch die Art der Rückmeldung kann ein Lernprozeß gefördert oder gehemmt werden. Deshalb sollte eine angestrebte physiologische Veränderung sowohl entsprechend den lernpsychologischen Regeln als auch entsprechend motivationspsychologischen Aspekten für die Person positiv sein. Dies impliziert auch, daß die Rückmeldung möglichst prompt erfolgt, eindeutig ist, und daß die Veränderung des Rückmeldesignals bei positiver Veränderung des physiologischen Signals von der Person ebenfalls positiv erlebt wird. So kann es ungünstig sein, bei Tinnitus-Patienten ein akustisches Rückmeldesignal zu verwenden, das eine ähnliche Frequenz wie der quälend erlebte Tinnitus hat.

▶ **Optimale Erfolge setzen kompetente Biofeedback-Therapeuten voraus:** Der Einsatz von Computern verführt manche „Therapeuten" dazu, Patienten an die Biofeedback-Technik anzuschließen und ihnen lediglich eine kurze Instruktion zu geben, um anschließend die Patienten allein üben zu lassen. Wie nachfolgend noch aufgeführt wird, werden bei diesem Vorgehen die Möglichkeiten der Biofeedback-Behandlungen nicht ausreichend genützt. Erfolgreiche Biofeedback-Behandlungen setzen kompetente und engagierte Therapeuten voraus, die ihre Patienten nicht mit einem Gerät „abspeisen" möchten, um mit geringem Aufwand beträchtliche Rechnungen stellen zu können.

Zu einer Biofeedback-Sitzung gehören:
1. ein Patient mit einer Erkrankung, bei der Biofeedback eine indizierte Behandlungsmethode darstellt
2. elektronische Geräte, die beim Patienten körperliche Funktionen messen, die mit dem Krankheitsgeschehen in kausalem Zusammenhang stehen
3. Geräte, die Rückmeldung geben, in welche Richtung sich die physiologischen Prozesse aktuell verändern. Damit einhergehend können auch positiv verstärkende Signale (z.B. Zählen von Gewinnpunkten, wenn das physiologische Signal eine bestimmte Schwelle über- oder unterschritten hat) hilfreich sein.
4. ein gut ausgebildeter und engagierter Biofeedback-Therapeut.

Wie wirkt Biofeedback?

▶ **Biofeedback wirkt durch die erlernte Beeinflussung von Körperfunktionen:** Wie bereits aufgeführt, ist primäres Ziel der Biofeedback-Behandlung, Selbstkontrolle über physiologische Funktionen zu erhalten. Bei vielen körperlichen und psychosomatischen Erkrankungen ist jedoch der Zusammenhang zwischen subjektivem Befinden („ich bin krank") und objektivem körperlichem Befund (z.B. arthrotische Veränderungen in der Gelenkkapsel) nur gering. Aus solchen Überlegungen wird deutlich, daß es nicht ausreichend ist, ausschließlich eine körperliche Funktionsänderung durch Biofeedback anzustreben. Der Gesamterfolg ist vielmehr von zahlreichen weiteren Variablen beeinflußt.

Nicht nur bei Biofeedback, sondern bei vielen medizinischen Behandlungsmethoden ist der Behandlungserfolg auch von subjektiven und interaktionellen Aspekten abhängig. Am Beispiel von Angsterkrankungen hat Marks (1987) nachgewiesen, daß der Effekt einer pharmakologischen Substanz in hohem Maße davon abhängt, mit welcher therapeutischen Instruktion das Medikament verabreicht wird. Dieses und ähnliche Beispiele belegen, daß bei Behandlungen in aller Regel verschiedene Wirkprozesse vorhanden sind.

> Die erlernte Veränderung von körperlichen Funktionen durch Biofeedback ist nur einer von vielen Wirkfaktoren, die zu einer erfolgreichen Behandlung beitragen. Ein kompetenter Biofeedback-Therapeut zeichnet sich dadurch aus, daß es ihm gelingt, auch andere Wirkprozesse in der Behandlung zu aktivieren.

▶ **Behandlungserfolg durch Veränderung der Selbstwirksamkeitserwartung:** Bandura (1977) beschreibt unter dem Konzept der Selbstwirksamkeitserwartung den Glauben einer Person, die Umwelt beeinflussen und verändern zu können. Bei Biofeedback-Behandlungen lernen Personen, Körperfunktionen und Krankheitserscheinungen zu beeinflussen, die sie bislang als unbeeinflußbar einschätzten. Der Therapieerfolg ist daher um so größer, je stärker die Person die Erfahrung macht, daß sie selbst Kontrolle über die Funktionen und Bereiche hat, denen sie bislang hilflos ausgeliefert war.

▶ **Behandlungserfolg durch Verbesserung der Interozeption:** Unter *Interozeption* wird die Wahrnehmung körpereigener Prozesse verstanden. Bei vielen Erkrankungen wird als Risikofaktor angesehen, daß Körpersignale fehlinterpretiert (z.B. bei Panikstörungen) oder unzureichend wahrgenommen werden. Durch die direkte und korrekte Rückmeldung von physiologischen Prozessen schult Biofeedback deshalb die Person, den eigenen Körper besser wahrzunehmen.

▶ **Positive Behandlungserwartungen erhöhen den Erfolg von Biofeedback:** Es ist Aufgabe des Biofeedback-Therapeuten, dem Patienten zu vermitteln, daß es sich beim Biofeedback um eine wirksame Behandlungsform handelt. Je höher die positive Veränderungserwartung durch diese Therapieform beim Patienten ist, desto größer wird der Therapieerfolg bereits am Anfang sein. Gerade technisch orientierte Menschen finden deshalb oftmals einen leichten Einstieg in Biofeedback-Behandlungen, während sie bei Entspannungsverfahren oder anderen rein psychologischen Interventionen eher zurückhaltend sind.

Um diese Erfolgsorientierung Patienten vermitteln zu können, muß der Biofeedback-Therapeut selbst vom Erfolg seines Vorgehens überzeugt sein. Das Biofeedback kam in Mißkredit, da Studien von Studienleitern durchgeführt wurden, die selbst apparativ unterstützten Therapieformen gegenüber eher ablehnend eingestellt waren. Es gilt jedoch als ausreichend belegt, daß wissenschaftlich fundierte Interventionen in allen Bereichen der Medizin durch ein ungünstiges Interaktionsverhalten in ihrem Erfolg reduziert werden können.

▶ **Der Erfolg der Biofeedback-Behandlung wird durch eine positive Therapeut-Patient-Interaktion gefördert:** Der Einsatz von Biofeedback als rein technische Intervention verschenkt die positiven Effekte, die durch eine konstruktive Patient-Therapeut-Interaktion zusätzlich erreicht werden können. Die bekannten positiven Wirkvariablen wie empathische Beziehungsgestaltung, Lösungsorientierung oder Übereinstimmung von Personenmerkmalen von Patienten und Therapeuten fördern den Therapieerfolg.

▶ **Der Erfolg der Biofeedback-Behandlung wird durch ein angstfreies Behandlungsklima gefördert:** Peper und Sandler (1987) weisen darauf hin, daß das Erreichen eines angstfreien Behandlungsklimas eine notwendige Bedingung ist, um Lernprozesse zu fördern und Behandlungserfolge zu erreichen. Gerade die großen technischen Voraussetzungen haben in der Vergangenheit manchmal dazu geführt, daß Behandlungsräume eher wie Elektronik-Werkstätten aussahen und deshalb Angst auslösten. Die modernen, oftmals einfach bedienbaren und computergesteuerten Biofeedback-Methoden erlauben es, daß auch ein Biofeedback-Therapieraum Gemütlichkeit ausstrahlen kann.

▶ **Der Erfolg der Biofeedback-Behandlung wird gefördert durch Wissensvermittlung, Einstellungsveränderung und Veränderung von subjektiven Krankheitsmodellen:** Während Biofeedback-Sitzungen erhalten die Patienten zahlreiche Informationen über physiologische Prozesse und Krankheitsaspekte und hinterfragen oftmals persönliche Einstellungen und Verhaltensweisen. Auch diese und ähnliche Veränderungsprozesse können von Biofeedback-Therapeuten aktiv gefördert werden.

Ist Biofeedback wissenschaftlich fundiert?

Die wissenschaftliche Basis der Biofeedback-Methoden wurde zum Teil kritisch diskutiert. So haben verschiedene Krankenkassen in der Bundesrepublik Deutschland Biofeedback immer noch nicht in ihrem Leistungskatalog, wobei sie behaupten, die wissenschaftliche Befundlage wäre noch nicht ausreichend.

An dieser Stelle soll nicht etwa eine vollständige Auflistung aller wissenschaftlicher Studien zum Biofeedback erfolgen, sondern es wird auf die einzelnen nachfolgenden Kapitel verwiesen. Es kann jedoch zusammengefaßt werden, daß eine große Serie von Wirkstudien zum Biofeedback existiert. Für einige Krankheitsbereiche gelang der Nachweis, daß Biofeedback als nichtmedikamentöses Verfahren die wirksamste Behandlungsmethode ist.

> Durch zahlreiche kontrollierte Therapiestudien ist der positive Effekt von Biofeedback belegt. Bei manchen Krankheitsbildern zählt Biofeedback zu den wirksamsten Behandlungsmöglichkeiten, die zur Zeit vorliegen (z.B. Kopfschmerzen, Rückenschmerzen, Inkontinenz).

In Studien, die nur geringere Wirksamkeit für die Biofeedback-Behandlung fanden, zeigen sich in der Regel einige typische Mängel. Einige Beispiele hierfür sind:

1. In der Behandlung bei Patienten mit chronischen Schmerzsyndromen ist es notwendig, nicht nur das tonische Niveau der Muskelspannung zu verändern, sondern die Reaktivität auf Belastungen zu reduzieren sowie die nachfolgende Erholungsphase möglichst zu verkürzen. Geringe Behandlungserfolge wurden gefunden, wenn Schmerzpatienten an die Meßgeräte angeschlossen wurden und nur die Instruktion erhielten, zu versuchen, die Muskelanspannung zu reduzieren.
2. Bei der Inkontinenzbehandlung ist wichtig, daß neben einer Steigerung der Muskelanspannung der Beckenbodenmuskulatur auch eine gleichzeitige Entspannung der abdominalen Muskulatur erfolgt, um keinen zusätzlichen Druck auf Blase oder Rektum zu erzeugen. Wird in der Biofeedback-Anordnung darauf nicht geachtet, lassen sich nur mittelmäßige Erfolge erzielen.
3. Methodische Mängel beeinflußten bei vielen Studien die Ergebnisse und Interpretationsmöglichkeiten. Sollen Effektivitätsunterschiede von zwei mehr oder weniger erfolgreichen Behandlungsmethoden verglichen werden, erfordert dies in der Regel hohe Stichprobengrößen. Soll zum Beispiel nachgewiesen werden, daß Biofeedback eine höhere Effektivität als einfache Entspannungsverfahren hat, so läßt sich dies nicht nachweisen, wenn zwei Gruppen à zehn Personen miteinander verglichen werden. Für solche Fragestellungen sind größere Stichproben notwendig.

Der wissenschaftliche Stand kann daher wie folgt zusammengefaßt werden: Es gibt zahlreiche Studien, die die Effektivität von Biofeedback bei verschiedenen Krankheitsbildern belegen. Biofeedback muß deshalb zu den wissenschaftlich fundierten Behandlungsmethoden gerechnet werden. Trotzdem zeigt sich ein deutlicher Forschungsbedarf, da viele Studien sowohl inhaltliche als auch methodische Schwächen aufwiesen.

Wie akzeptieren Patienten und Therapeuten die Biofeedback-Behandlung?

Will man eine Biofeedback-Abteilung aufbauen, wird man unter Wissenschaftlern auf Befürworter, jedoch auch auf Skeptiker treffen. Dies war auch in der Klinik Roseneck der Fall, in der die Mehrzahl der in diesem Buch beteiligten Autoren arbeitet. Trotzdem entstand

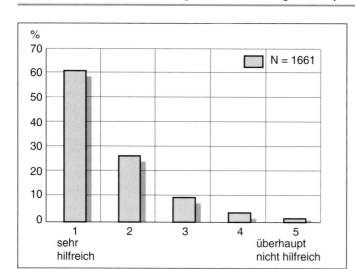

Abb. 1-1 Rückmeldungen zur Biofeedback-Behandlung von 1661 Patient(inn)en: Wie hilfreich empfanden Sie die Biofeedback-Behandlung zur Bewältigung Ihrer Beschwerden?

dort vermutlich eine der größten Biofeedback-Behandlungseinheiten, die es zur Zeit gibt. Wie konnte dies erreicht werden?

Ein solcher Erfolg setzt hohes Engagement von Mitarbeitern, die Berücksichtigung der zuvor genannten Wirkungsvariablen und manches mehr voraus. Trotzdem läßt sich festhalten, daß der Schlüssel zum Erfolg und zur Erweiterung der Abteilung in der hohen Akzeptanz der Behandlung bei den Patienten lag. In den im Rahmen der Qualitätssicherungsmaßnahmen durchgeführten systematischen Befragungen, jedoch auch in spontanen mündlichen und schriftlichen Anregungen durch Patienten wurde immer wieder auf die Notwendigkeit und den hohen Erfolg hingewiesen, der durch Biofeedback-Behandlungen im Rahmen des gesamten verhaltensmedizinischen Behandlungsprogramms erreicht werden konnte.

In Abbildung 1-1 sind die Rückmeldungen von über 1600 Patienten zusammengefaßt, die in den Jahren 1996 und 1997 in der Klinik Roseneck mittels Biofeedback behandelt wurden. Die Patienten beantworteten die Frage, für wie hilfreich sie einzelne Therapieelemente für die Bewältigung ihrer Probleme einschätzten. Es zeigte sich, daß fast 90% der Patienten die Biofeedback-Behandlung als sehr hilfreich oder hilfreich bewerten.

Biofeedback ist eine Behandlungsmethode, die bei Patienten eine hohe Akzeptanz findet. Bei einer Erhebung in einer psychosomatischen Klinik gaben fast 90% der mit Biofeedback behandelten Patienten an, speziell durch diese Behandlungsmethode sehr guten oder guten Behandlungserfolg erreicht zu haben.

Literatur

Bandura A. Self-efficacy: toward a unifying theory of behavioral change. Psychol Review 1977; 84: 151-215.

Marks IM. Fears, phobias, and rituals. Oxford: Oxford University Press 1987.

Olson RP. Definitions of biofeedback and applied psychophysiology. In: Biofeedback: A Practitioner's Guide. Schwartz MS, ed. 2nd ed. New York: Guilford Press 1995.

Peper E, Sandler LS. The meta-communications underlying biofeedback. Clinical Biofeedback and Health 1987; 10: 37-42.

Ray WJ, Raczynski JN, Rogers T, Kimball WH. Evaluation of Clinical Biofeedback. New York: Plenum Press 1979.

2 Biofeedback bei chronischen Rückenschmerzen

Jörg Heuser

Epidemiologie und sozialmedizinische Bedeutung chronischer Rückenschmerzen

Chronische Rückenschmerzen gehören zu den häufigsten Schmerzerkrankungen überhaupt und rangieren als Ursache für Arbeitsunfähigkeit nach den einfachen Erkältungskrankheiten an zweiter Stelle aller Krankheitsgruppen (Hildebrandt et al. 1990).

Die zervikalen (Halswirbelsäule) und lumbosakralen (Lendenwirbelsäule) Regionen der Wirbelsäule sind am häufigsten von Schmerzen betroffen, wobei die Beschwerden in der Lendenwirbelsäule (sog. „low back pain") mit 70% die häufigste Schmerzlokalisation darstellen. Epidemiologische Schätzungen gehen davon aus, daß etwa 75% der Bevölkerung in den westlichen Industrieländern mindestens einmal in ihrem Leben unter Rückenschmerzen leiden, wobei Männer und Frauen in etwa gleich häufig betroffen sind (Korff et al. 1988). In neueren Studien konnte zudem sowohl ein deutliches Ansteigen der Häufigkeit von chronischen Rückenschmerzen als auch eine Zunahme der Krankheitstage infolge von Rückenschmerzen beobachtet werden (Waddell 1994).

Das rapide Ansteigen der Inzidenz von Rückenbeschwerden läßt sich medizinisch nur schwer erklären. So wuchs nach Mooney (1987) die Zahl der Invaliden durch Rückenbeschwerden 14mal schneller als die Gesamtbevölkerung. Während die Beschwerden bei den meisten (ca. 90%) nur von kurzer Dauer sind und durch einfache Maßnahmen wie Entlastung, Medikamenteneinnahme oder auch ganz ohne Behandlung innerhalb von drei Monaten wieder verschwinden, bleiben sie bei ca. 10% länger als drei Monate bestehen und chronifizieren (Waddell 1987). Diese relativ kleine Patientengruppe ist nicht nur massiv in ihrer Lebensqualität beeinträchtigt, sondern stellt zugleich eine große sozialökonomische Herausforderung dar. Rückenschmerzen stehen in der Bundesrepublik bei Männern an erster und bei Frauen an zweiter Stelle der Erwerbsunfähigkeitsgründe.

Nur 40% der Patienten, die länger als sechs Monate wegen ihrer Rückenschmerzen krank geschrieben sind, kehren wieder in den Arbeitsprozeß zurück (Nachemson 1985). Nach einjähriger Krankschreibung reduziert sich diese Zahl sogar auf 15%.

Rückenschmerzen sind der häufigste Grund für einen Krankenhausaufenthalt, verursachten im Jahr 1988 17% aller Neuzugänge zu Berufs- und Erwerbsunfähigkeitsrenten und waren 1989 für 36% aller medizinischen Heilbehandlungen im Rahmen der stationären Rehabilitation verantwortlich (Verband deutscher Rentenversicherungsträger 1990). Nach einem Report der Quebec Task Force on Spinal Disorders (1987) werden 72,2% der gesamten durch Rückenschmerzen verursachten Behandlungskosten von lediglich 7,4% der Patienten mit Rückenbeschwerden verursacht.

Ätiologie und Pathogenese

Rückenschmerzen lassen sich nur selten einer sicheren somatischen Ätiologie oder Diagnose zuordnen, sondern sind in der Mehrzahl unspezifisch und stellen eher ein Symptom als eine Krankheit dar. Nach Frymoyer (1988) gelingt eine präzise Diagnosestellung nur bei 10-20% der Patienten mit akuten und bei 50% derer mit chronischen Rückenschmerzen. Bei den meisten Rückenschmerzen ist die Identifizierung eines zugrundeliegenden Krankheitsprozesses nicht möglich; man spricht hier von „idiopathischen Rückenschmerzen" (Hildebrandt et al. 1990). Häufig sind degenerative oder funktionelle Veränderungen im Bereich der Bandscheibe, der kleinen Wirbelgelenke und im Halte- und Stützapparat der Wirbelsäule, also in den Muskeln und Bändern, die Ursache der Schmerzen. Durch Bandscheibenvorfälle hervorgerufene Lumboischialgien sind zwar am bekanntesten, treten zahlenmäßig jedoch weit in den Hintergrund. Die wesentlich häufigeren, sogenannten nichtradikulären Schmerzen sind zumeist muskulärer Genese und durch eine reflektorische Muskelverspannung, eine Verkürzung der tonischen Muskulatur und eine Schwächung der phasischen Muskulatur gekennzeichnet.

> Bei ca. 80% aller Lumbalsyndrome findet sich eine muskuläre Insuffizienz, die durch Bewegungsmangel, Inaktivität, Schonhaltungen oder ständige Überbelastung der Wirbelsäule (durch berufliche oder psychische Belastung) hervorgerufen wird.

Rückenschmerzen treten überwiegend in Form langanhaltender, ständig präsenter oder häufig wiederkehrender Schmerzepisoden auf. In einer von Raspe et al. (1990) postalisch befragten Stichprobe von 8084 Einwohnern Hannovers gab über die Hälfte der Befragten, die über Rückenschmerzen klagten, eine Dauer der Schmerzen von mehr als drei Monaten an; die meisten beschrieben ihre Schmerzen als ständig vorhanden.

Psychophysiologie chronischer Skelettmuskelschmerzen

Gerade psychische Belastungen gehen häufig mit muskulärem Hartspann sowie mit Kopf-, Nacken-, Schulter- und Kreuzschmerzen einher. Einen zentralen Stellenwert nimmt hier das Konzept der klassischen Konditionierung von Spannung und Schmerz ein: Schmerz führt zu reflexhaften Muskelverspannungen und verstärkter sympathischer Aktivierung. Durch die erhöhte Muskelanspannung und Aktivierung wird der Schmerz weiter verstärkt oder auch erst hervorgerufen. Diese physiologischen Prozesse können nun auf neutrale Reize, die während der schmerzauslösenden Situation vorhanden waren, konditioniert werden, so daß diese Reize allein schon Schmerzen auslösen können. Schmerzpatienten reagieren auf verschiedene Streßreize spezifisch mit einer verstärkten physiologischen Aktivität im betroffenen Muskelsystem *(Symptomspezifität)* und weisen nach der Belastung eine verlangsamte Rückkehr der Anspannung zum Ruhewert auf. So findet sich etwa bei Patienten, die ein Halsschleudertrauma erlitten haben, oft noch jahrelang nach dem Unfall eine deutlich erhöhte Verspannung der Hals- und Nackenmuskulatur und eine erhöhte Reaktionsbereitschaft dieser Muskelgruppen im Vergleich zu anderen Muskelgruppen auf Streßreize hin.

Die Arbeitsgruppe um Flor (Flor et al. 1985, 1987) entwickelte aus einer psychobiologischen Perspektive ein Diathese-Streß-Modell chronischer Rückenschmerzen, welches von Flor (1991) weiter empirisch validiert und präzisiert wurde und als „Psychobiologisches Modell chronischer Schmerzsyndrome der Skelettmuskulatur" (Abb. 2-1) inzwischen – neben der Gate-Control-Theorie – zu den wohl am intensivsten untersuchten Modellen in der Schmerzforschung zu rechnen ist. Flor und Mitarbeiter gehen von einer engen Interaktion von psychologischen und physiologischen Fak-

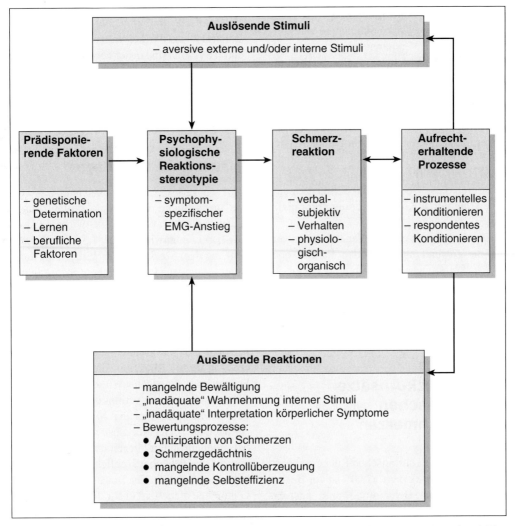

Abb. 2-1 Psychobiologisches Modell chronischer Schmerzsyndrome der Skelettmuskulatur (nach Flor 1991)

toren bei der Schmerzentstehung aus und führen hierzu eine Vielzahl empirischer Untersuchungen an.

Flor (1991) postuliert in ihrem psychobiologischen Schmerzmodell vier Komponenten:
1. als prädisponierende Faktoren eine physiologische Diathese zur Reaktion in einem spezifischen Körpersystem (physiologische Reaktionsstereotypie)
2. als auslösende Stimuli das Auftreten aversiver externer und/oder interner Stimuli
3. als Reaktionen inadäquate Bewältigungsfertigkeiten des Individuums
4. als aufrechterhaltende Faktoren operante, respondente und modellbezogene Lernprozesse.

Flor et al. (1987) konnten dieses Konzept der Reaktionsspezifität eindrucksvoll belegen und zeigen, daß Patienten mit Rückenschmerzen auf Streßreize mit einer stärkeren Verspannung ihrer lumbalen Muskulatur reagieren als gesunde Kontrollpersonen, und daß diese durch mangelnde Streß- und Schmerzbewältigung hervorgerufene Verspannung eine zentrale Rolle bei der Entstehung, Aufrechterhaltung und Chronifizierung von Rückenschmerzen spielt. Eine durch Lernprozesse, Traumata oder genetische Ursachen erworbene Veranlagung (Diathese), in einem bestimmten Körpersystem zu reagieren, kann durch andauernden Streß zu einer Hyperaktivität in bestimmten Muskelgruppen führen. Im Laufe der Zeit können durch diese Überaktivität Schmerzen auftreten, die durch Konditionierung chronifizieren.

Ebenso können positive Verstärker wie vermehrte Zuwendung durch den Partner oder Arbeitsentlastung einen wichtigen Faktor für die Aufrechterhaltung der Schmerzen darstellen. Somit sind auch operante Konditionierungsprozesse bei Schmerzpatienten von Relevanz.

Biofeedback-Ansätze bei chronischen Rückenschmerzen

Bei Patienten mit chronischen Rückenschmerzen oder „low back pain" (LBP) ist vor Beginn der Biofeedback-Behandlung eine ausführliche medizinische Diagnostik dringend erforderlich, um Störungen, die einer direkten medizinischen Intervention bedürfen (z.B. eine Nervenwurzelkompression oder einen Bandscheibenprolaps), auszuschließen. Zudem sollte der Biofeedback-Therapeut ein fundiertes Wissen über die anatomischen und physiologischen Grundlagen des Rückens und der dazu gehörigen Strukturen (Muskeln, Bänder, Wirbelkörper) besitzen. Bei der praktischen Arbeit mit dem Patienten hat sich die Zuhilfenahme eines guten Anatomiebuches oder eines anatomischen Schaubildes (z.B. das Muskelsystem des Menschen) zur Verdeutlichung der anatomischen Grundlagen sehr bewährt (Abb. 2-2, 2-3, 2-4).

Anatomische und physiologische Grundkenntnisse der Wirbelsäule und des muskulären Systems sind in der Biofeedback-Therapie bei chronischen Rückenschmerzen unerläßlich. Es ist auch hilfreich, sie den Patienten immer wieder zu veranschaulichen.

Anatomische Grundlagen

Die menschliche Wirbelsäule besteht aus 7 Halswirbeln (C1–C7), 12 Brustwirbeln (Th1–Th12), 5 Lendenwirbeln (L1–L5), dem Kreuzbein und dem Steißbein. Die Wirbelsäule dient dabei folgenden Hauptaufgaben: Stützung des Rumpfes, Schutz des zentralen Nervensystems, Federung des Körpers bei Erschütterungen und die Ermöglichung von Bewegungen in alle Richtungen. Da der Schwerpunkt des Körpers vor der Wirbelsäule liegt, brauchen wir eine kräftige Rückenmuskulatur, um der Schwerkraft entgegenzuwirken und ein Umfallen nach vorne zu verhindern. Eine wesentliche Rolle spielt hier der M. erector spinae, der auch als „tiefer Rückenstrecker" oder „Wirbelsäulenaufrichter" bezeichnet wird. Im Gegensatz zu den oberflächlichen Rückenmuskeln, die vor allem der Bewegung der oberen Gliedmaße dienen, ist er für die aufrechte Haltung und Bewegung der Wirbelsäule verantwortlich. Seine Gegenspieler sind die schrägen und geraden Bauchmuskeln, insbesondere der M. rectus abdominis. Die meisten Bandscheibenoperationen finden in der Region zwischen L4–L5 und L5–S1 statt, da die untere Lendenwirbelsäule der größten Belastung ausgesetzt ist. Diese Region spielt auch für das Biofeedback eine zentrale Rolle.

Inzwischen gibt es eine Vielzahl von Theorien, die eine Verbindung zwischen Muskelspannung und chronischen Rückenschmerzen herstellen (zum Überblick s. Dolce u. Raczynski 1985). Die verschiedenen Theorien lassen sich dabei in zwei Hauptmodelle einordnen. Das erste ist das sogenannte „**Biomechani-**

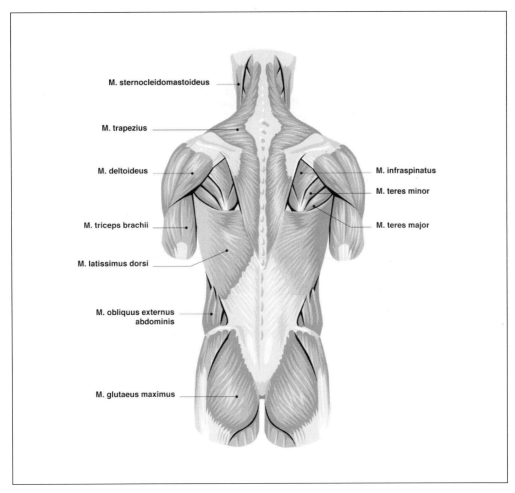

Abb. 2-2 Rückenmuskulatur des Menschen

sche Modell", welches davon ausgeht, daß die paraspinale Muskulatur des unteren Rückens zu schwach ausgebildet ist und die Muskulatur ihre Haltungs- und Stabilisierungsfunktion der Wirbelsäule damit nicht mehr ausreichend erfüllen kann. Häufig besteht zusätzlich eine ausgeprägte Rechts-links-Asymmetrie der Muskulatur der Art, daß eine Seite deutlich schwächer ist als die andere. Die Ursache hierfür kann zum Beispiel eine Verletzung, ein Trauma oder auch schlechte Haltung sein. Durch diese Asymmetrie kommt es zu einer unphysiologischen Belastung der Wirbelsäule und zu einer schnelleren Verkrampfung der Muskulatur.

Das zweite Modell kann als „**Psychophysiologisches Streßmodell**" bezeichnet werden und geht davon aus, daß chronische Rückenschmerzen die Folge einer verstärkten paraspinalen Muskelverspannung infolge mangelnder oder ineffektiver Streßbewältigungsfertigkeiten sind. Inzwischen gibt es eine Vielzahl von Studien, die den Einfluß von psychosozialem Streß auf muskuläre Störungen klar belegen (Bongers et al. 1993, Lundberg et al. 1994).

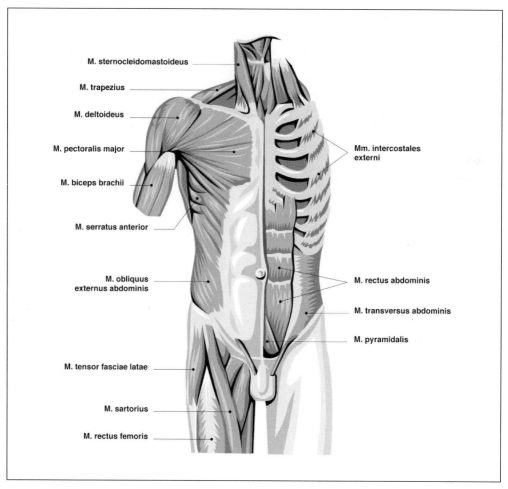

Abb. 2-3 Brust- und Bauchmuskulatur des Menschen

Biofeedback-Sitzungen eignen sich in hervorragender Weise dazu, gemeinsam mit dem Patienten individuelle Zusammenhänge zwischen muskulären Streßreaktionen, Schmerzphysiologie und Schmerzwahrnehmung zu erarbeiten und die Rolle von Kognitionen und Verhaltensweisen bei der Schmerzaufrechterhaltung der Rückenschmerzen zu verdeutlichen.

Bei Patienten mit chronischen Rückenschmerzen kann Biofeedback einerseits als generelles Entspannungstraining und als Streßbewältigungsstrategie eingesetzt werden, andererseits jedoch auch als gezielte Technik, um Fehlhaltungen, muskuläre Dysbalancen und erhöhte Muskelanspannung in spezifischen Muskelgruppen zu beeinflussen. Vorrangiges Ziel ist dabei die Betonung der Eigenaktivität und der Selbstkontrollmöglichkeiten durch den Patienten und die Reduktion von Hilflosigkeit, Angst vor Bewegungen und Vermeidungs- und Schonverhalten.

In Abbildung 2-5 werden verschiedene Ansatzpunkte für Biofeedback bei Rückenschmerzen aufgezeigt. Sherman und Arena (1992) geben einen guten Literaturüberblick über den Einsatz von Biofeedback bei Patienten mit Rückenschmerzen. Sie betonen, daß psychophysiologische Interventionen einen zentralen Therapiebaustein in der nichtoperativen Behandlung von chronischen Rückenschmerzen darstellen, jedoch nach Möglichkeit immer in ein multidisziplinäres Behandlungsprogramm eingebettet sein sollten, welches zusätzlich physikalische Therapie, pharmakologische Behandlung, physiotherapeutische Maßnahmen und kognitiv-behaviorale Therapieelemente beinhaltet. Durch eine solche Kombination kann der Therapieerfolg maximiert werden, wie in verschiedenen Metaanalysen eindrucksvoll belegt werde konnte (Deardroff et al. 1991, Flor et al. 1992). Ein sinnvolles Behandlungskonzept chronischer Rückenschmerzen sollte neben der Biofeedback-Behandlung und der psychotherapeutischen Begleitung stets eine Unterweisung in rückengerechtem Verhalten und eine intensive Krankengymnastik zur Dehnung der verkürzten tonischen Muskulatur und zur Stärkung der geschwächten phasischen Muskulatur einschließen, um die muskuläre Kompensationsfähigkeit zu erhöhen und die allgemeine körperliche Fitneß zu steigern.

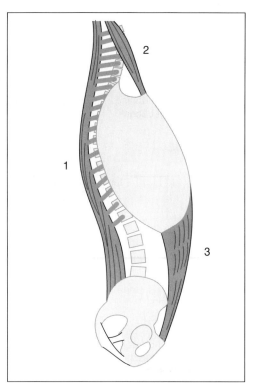

Abb. 2-4 Muskulatur des Menschen – seitliche Ansicht. 1 = lange, tiefe Rückenmuskulatur (M. erector spinae), 2 = Halsmuskeln (Mm. Scaleni und M. sternocleidomastoideus), 3 = gerade Bauchmuskulatur (M. rectus abdominis).

> Verschiedene Metaanalysen von wissenschaftlichen Studien belegen eindrucksvoll, daß Biofeedback bei Rückenschmerzen einen wesentlichen Beitrag in der Therapie leisten kann.

Grundlagen des Elektromyogramm-Biofeedbacks

Am häufigsten wird bei chronischen Rückenschmerzen mit dem Elektromyogramm-Biofeedback (EMG-Biofeedback) gearbeitet, welches an der Hautoberfläche die elektrophysiologischen Impulse der unter und zwischen den Elektroden liegenden Muskeln erfaßt. Im Gegensatz zu Nadelelektroden, mit denen die elektrische Aktivität einzelner motorischer Einheiten („motor units") erfaßt wird, mißt das sogenannte Oberflächen-EMG (surface-EMG) die summierte Aktivität aller unter den Meßelektroden liegenden motorischen Einheiten. Auf die genauen physiologischen Grundlagen und die Methodik der elektromyographischen Ableitung soll hier aufgrund des begrenzten Platzes nicht näher eingegangen werden. Detaillierte Beschreibungen hierzu finden sich bei Basmaijan (1983), Cacioppo et al. (1990) und Schandry (1989).

Da das Rohsignal aufgrund seiner hohen Frequenz und Unregelmäßigkeit für die direkte Rückmeldung wenig geeignet ist, wird zumeist das gleichgerichtete und über einen bestimmten Zeitraum (z.B. 1 sec) integrierte Signal zur Feedback-Rückmeldung verwendet: Je höher

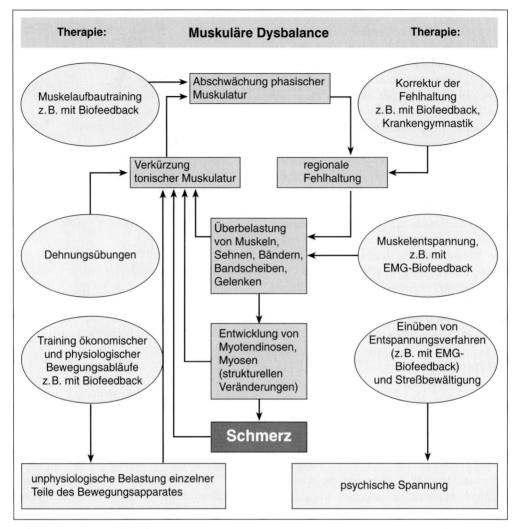

Abb. 2-5 Ansatzmöglichkeiten für Biofeedback, dargestellt am Beispiel des Modells der muskulären Dysbalance von Hildebrand et al. (1990)

das angezeigte EMG-Signal ist (gemessen in µV), desto größer ist die Muskelanspannung der gemessenen Muskulatur. Da das gemessene EMG-Signal sehr schwach ist (1µV = 1 Millionstel Volt), war früher aufgrund der Anfälligkeit des EMG-Signals für Störungen (z.B. durch das sog. Netzbrummen) eine recht zeitaufwendige Vorbereitung der Ableitstellen nötig. Heute genügt bei den meisten derzeit eingesetzten Biofeedback-Geräten die Reinigung der Ableitstelle mit Alkohol und gegebenenfalls die Verwendung einer Elektrodenpaste.

Zur Messung des EMG-Signals sind aufgrund des eingesetzten Differentialverstärkers zwei aktive Elektroden und eine sogenannte Referenzelektrode als neutraler Bezugspunkt notwendig. Die Höhe des EMG-Signals wird dabei von mehreren Faktoren beeinflußt:
- von der Zahl der unter den Elektroden liegenden motorischen Einheiten,

- von deren Feuerrate,
- von der Nähe der motorischen Einheiten zu den Elektroden,
- von dem Abstand zwischen den beiden aktiven Elektroden,
- von deren Plazierung im Verhältnis zur Richtung der Muskelfasern,
- von der Stärke der unter der Haut liegenden Fettschicht,
- von dem eingesetzten Filterband des Meßinstrumentes.

Die motorischen Einheiten feuern mit unterschiedlichen Frequenzen, die zwischen 10 und 10 000 Hz liegen können, wobei ca. 80% der Aktivität zwischen 30 und 100 Hz stattfindet. Je nach Filter-Voreinstellung des eingesetzten EMG-Gerätes werden also nur bestimmte Frequenzen durchgelassen und gemessen. Die meisten der heute eingesetzten Biofeedback-Geräte bieten die Wahl zwischen einem engen (100–200 Hz) und einem weiten (25–1000 Hz) Filterbereich.

> Die Wahl des Filters bestimmt ganz entscheidend, welche Anspannungswerte der Therapeut letztendlich mißt und beurteilt.

Die meisten der in der Literatur veröffentlichten EMG-Studien arbeiteten mit dem engen Filter von 100–200 Hz, da dieser zuverlässig das sogenannte Netzbrummen ausschloß und damit praktisch zum Industriestandard der Biofeedback-Gerätehersteller avancierte. Gleichzeitig eliminierte man mit der Wahl dieses Filters jedoch auch nahezu 80% des gesamten EMG-Powerspektrums, was gerade bei der Diagnostik von Patienten mit chronischen Schmerzstörungen zu gravierenden Fehlschlüssen führte. Man unterscheidet heute zwei verschiedene Muskelfasern: die schnellen und die langsamen Muskelfasern, auch „slow twitch fibers" und „fast twitch fibers" genannt. Die schnellen Fasern sind vor allem für phasische, starke und schnelle Bewegungen zuständig und werden oft auch als Kraftmuskulatur oder als „Kampf- oder Flucht-Muskeln" (Cram 1990) bezeichnet. Ihre Aktivität liegt vor allem zwischen 100 und 200 Hz. Die langsamen Fasern sind dagegen für die Aufrechterhaltung der tonischen Grund- oder Haltungsanspannung zuständig, sowie für muskuläre Ausdauer. Ihr Frequenzmaximum liegt unter 80 Hz. Gerade die langsamen Muskelfasern werden heute als der beste neuromuskuläre Indikator für langandauernde körperliche oder emotionale Belastung angesehen. DeLuca (1979) konnte zeigen, daß die schnellen Muskelfasern bei physischer oder psychischer Überbelastung ermüden und ihre Aktivität einstellen, so daß die muskuläre Aktivität vorwiegend durch die langsamen Muskelfasern übernommen wird. Genau deren Aktivität wird jedoch bei einem engen Frequenzfilter nicht berücksichtigt.

Welche zentrale Bedeutung dieser Verschiebung bei der Arbeit mit chronischen Schmerzpatienten zukommt, konnten Van Boxtel und Goudswaard (1984) in ihrer Arbeit mit chronischen Kopfschmerzpatienten zeigen: Sie konnten in der Kopfmuskulatur eine Verschiebung des Verhältnisses von schnellen und langsamen Muskelfasern in Richtung einer Dominanz der langsamen Muskelfasern feststellen. Nach ihrer Ansicht liegt in diesem Phänomen der Zunahme der langsamen Muskelfasern bei chronischer Überbelastung und dem gleichzeitigen Einsatz des 100–200-Hz-Filters (der die Aktivität dieser Muskeln kaum erfaßt) der Grund für die uneinheitlichen und widersprüchlichen Befunde von EMG-Biofeedback-Studien bei chronischen Schmerzpatienten.

Die meisten Unterschiede in der Höhe der Muskelanspannung der verschiedenen Muskelgruppen finden sich zwischen schmerzfreien Personen und chronischen Schmerzpatienten vor allem bei Messungen mit dem breiten Filterband. Dieser Befund sollte daher insbesondere bei der Biofeedback-Arbeit mit Rückenschmerzpatienten berücksichtigt werden.

EMG-Biofeedback kann bei muskulär bedingten Rückenschmerzen zu unterschiedlichen Zwecken eingesetzt werden. Die Behandlung sollte sich dabei nicht nach den Vorlieben des Therapeuten richten, sondern aus der Diagnostik beim einzelnen Patienten abgeleitet werden. So macht es wenig Sinn, bei allen Patienten immer vom gleichen Muskel abzuleiten (z.B. M. frontalis) und ein Entspannungstraining in bequemer Position durchzuführen. Bei einer derart unspezifischen Art der Biofeedback-Behandlung – die leider immer noch eher die Regel als die Ausnahme sein dürfte – wundert es nicht, daß ältere Überblicksarbeiten zu dem Ergebnis kommen, daß es nur wenige Unterschiede zwischen EMG-gestützter Biofeedback-Behandlung und anderen Entspannungstechniken gibt. Die Behandlung sollte sich vielmehr stringent aus der durchgeführten Diagnostik ableiten und gezielt an den der Schmerzstörung zugrunde liegenden Prozessen ansetzen. In Abbildung 2-6 sind die wichtigsten Elektrodenplazierungen für die Arbeit mit Rückenschmerzpatienten dargestellt.

Es hat sich nach unserer Erfahrung bewährt, im Rahmen der Biofeedback-Behandlung bei Patienten mit chronischen Rückenschmerzen bestimmte Behandlungselemente durchzuführen, die im folgenden etwas näher beschrieben werden sollen. Dieses Vorgehen wurde in Anlehnung an die Empfehlungen von Cram (1990) zum Vorgehen beim EMG-Biofeedback entwickelt.

> Der Biofeedback-Therapieplan bei Rückenschmerzen muß individuell angepaßt werden. Dazu ist eine ausführliche psychophysiologische Eingangsdiagnostik zwingende Voraussetzung.

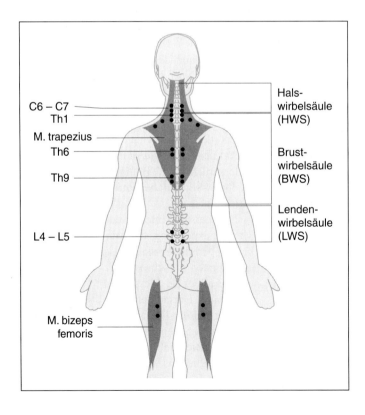

Abb. 2-6 Sinnvolle Ableitpunkte für Biofeedback-Therapie mit Rückenschmerzpatienten

Elemente der Biofeedback-Therapie bei chronischen Rückenschmerzen

Scanning der Muskulatur

Durch ein sogenanntes „Scanning" der relevanten Muskulatur im Sitzen und Stehen, bei dem die Anspannung der beteiligten Muskelsysteme von der Halswirbelsäule bis zur Lendenwirbelsäule gemessen und mit Normwerten schmerzfreier Personen verglichen wird, läßt sich eine Aussage darüber treffen, in welchen Abschnitten der Wirbelsäule eine besonders hohe und unphysiologische Muskelanspannung zu beobachten ist. Cram (1990, S. 79f.) gibt Normwerte für die verschiedenen Muskelableitorte sowohl für den engen wie auch für den weiten Filter an, die eine erste grobe Einschätzung ermöglichen, ob eine spezifische Muskelgruppe bei einem bestimmten Patienten überdurchschnittlich angespannt ist. Die Ableitung muß dabei unter standardisierten Bedingungen erfolgen, da sowohl die Körperhaltung (z.B. Sitzen, Stehen) als auch die genaue Elektrodenplazierung einen großen Einfluß auf die Höhe der Meßwerte haben.

Die beiden aktiven Elektroden sollten in einem Abstand von ca. 2,5 cm parallel zu den Muskelfasern des interessierenden Muskels angebracht werden. Die Bezugselektrode sollte entweder zwischen den beiden aktiven Elektroden (wie z.B. in der „Triangel-Anordnung") oder an einem elektrisch neutralen Punkt (z.B. über einem Knochen) angebracht werden. Da die unterschiedlichen Biofeedback-Systeme nicht exakt gleich messen, muß für jedes System eine neue „Eichung" vorgenommen und eventuell ein Umrechnungsfaktor für die in der Literatur gebräuchlichen Normwerttabellen erstellt werden. Es hat sich beim Scanning bewährt, wenigstens mit zwei EMG-Ableitungen gleichzeitig zu arbeiten, um jeweils die rechte und linke Seite zeitgleich erfassen und hierdurch Asymmetrien zwischen rechts und links erkennen zu können. Diese Asymmetrien sind klinisch oft bedeutsamer als die alleinige Abweichung der Muskelanspannung von einem Normwert. Der Bezug auf „Normwerte" sollte insgesamt sehr zurückhaltend erfolgen, zumal der Zusammenhang zwischen erhöhter Muskelanspannung und subjektiven Beschwerden oft nur schwach ist.

Die Normwerte für die wichtigsten Muskelgruppen für beide Filtereinstellungen werden in Tabelle 2-1 wiedergegeben.

Tab. 2-1 Normwerte nach Cram (1990) für verschiedene Muskelgruppen mit engem und weitem Filter

Muskelgruppen	100–200 Hz		25–1000 Hz	
	Sitzen	Stehen	Sitzen	Stehen
Frontalis	1.9	2.1	5.0	4.9
Temporalis	2.4	2.3	6.5	6.5
Masseter	1.7	1.6	3.1	3.0
Trapezius	2.2	3.1	5.1	13.3
T1	2.2	2.9	4.6	6.8
T6	2.5	2.3	6.0	5.5
T10	2.2	3.0	4.5	5.6
L1	2.0	3.1	3.8	5.0
L3	1.9	3.3	2.9	4.8
L5	2.0	3.1	2.7	4.1

Arbeit mit Triggerpunkten

Langfristige Überbelastung einer Muskelgruppe und die damit verbundene Unterversorgung mit Sauerstoff kann zur Entstehung und/oder Aktivierung von sogenannten Triggerpunkten (Trigger Points) im betroffenen Muskel führen (Travell u. Simon 1983). Eine Reizung dieser Triggerpunkte kann zu einem übertragenen Schmerz führen, der an einem anderen Ort als der Reizstelle auftritt. So können Kopf- und Gesichtsschmerzen häufig durch eine Reizung von Triggerpunkten in der Nackenmuskulatur ausgelöst werden. Oftmals lassen sich diese Triggerpunkte ertasten. Bei Travell und Simon (1983) findet sich eine detaillierte Beschreibung der häufigsten Triggerpunkte mit den dazu gehörenden Ausstrahlungsgebieten. Es hat sich bewährt, die EMG-Elektroden direkt über diese Triggerpunkte zu plazieren und dort eine gezielte Reduktion der Muskelanspannung zu trainieren.

Identifizierung und Abbau von Schonhaltungen

Ein weiteres Problem stellen die häufig bei chronischen Rückenschmerzpatienten zu beobachtenden Schonhaltungen dar. Ein schmerzhafter Reiz kann einen „Schmerz-Verspannungs-Schmerz-Kreislauf" auslösen und zu einer langanhaltenden Erhöhung der Muskelanspannung im betroffenen Muskel führen. Bischoff und Traue (1983) konnten zeigen, daß es oft viele Stunden dauert, bis eine muskuläre Überbelastung zur subjektiven Erfahrung von Schmerz führt. In diesem Fall stimmen die erhöhten EMG-Werte und die Lokalisation der Schmerzen überein. Ein dauernder Schmerz kann den Patienten jedoch auch dazu veranlassen, eine Entlastung der schmerzenden Seite dadurch zu erreichen, daß er die Muskulatur der gegenüberliegenden Körperseite anspannt und eine Schonhaltung einnimmt. In diesem Falle würden sich die erhöhten EMG-Werte gegenüber der schmerzenden Stelle zeigen. Aufgrund dieser Befunde wundert es nicht, daß der Zusammenhang zwischen Muskelverspannung und Lokalisation der Schmerzen oft nur bedingt gegeben ist; es wäre naiv, anzunehmen, daß sich die erhöhte EMG-Aktivität immer auch dort zeigt, wo der Patient seinen Schmerz erlebt. In beiden zuletzt genannten Fällen würde sich im Rahmen der Scanning-Prozedur jedoch eine deutliche Asymmetrie zwischen der rechten und der linken Körperseite zeigen und auf die zugrunde liegende Dysfunktion im Zusammenspiel der beteiligten Muskulatur hindeuten.

> Der subjektive Schmerzort und die Lokalisation der muskulären Verspannung müssen bei Rückenschmerzen nicht übereinstimmen!

Differenzierung zwischen Muskelverspannung und Muskelverkürzung

Eine wichtige Rolle bei der diagnostischen Untersuchung spielt die Palpation (Abtastung) der untersuchten Muskulatur. Ist eine deutliche Verhärtung der Muskulatur zu ertasten und zeigt das EMG einen erhöhten Wert, ist von einem Muskelspasmus auszugehen und ein EMG-Entspannungstraining angezeigt. Findet sich jedoch trotz tastbarer Muskelverhärtung kein erhöhtes EMG-Potential, deutet dies auf eine Verkürzung der Muskulatur hin (zumeist infolge einer vorausgehenden dauerhaften Überbeanspruchung); hier wäre kein Entspannungstraining, sondern gezielte Übungen zur Dehnung der entsprechenden Muskeln indiziert. Der Einsatz solcher Dehnungsübungen läßt sich gut mit EMG-Biofeedback kombinieren (Cram 1986). Wird der Patient dazu aufgefordert, sich während der Dehnungsübungen gleichzeitig zu entspannen, resultiert eine deutliche Verringerung der EMG-Aktivität während der und ein zusätzliches Abfallen der Grundanspannung nach den Übungen.

Statische EMG-Messungen: Berücksichtigung der unterschiedlichen Haltungspositionen

Eine wichtige Aufgabe der Rückenmuskulatur besteht in der Stabilisierung der Wirbelsäule und der Aufrechterhaltung des Gleichgewichtes. Normalerweise befindet sich die Wirbelsäule beim gesunden, entspannten Stehen in einem Gleichgewicht mit der Schwerkraft, so daß die Rücken- und Bauchmuskulatur relativ entspannt ist. Bereits eine kleine Auslenkung aus diesem Gleichgewicht führt jedoch zu einer deutlichen Erhöhung der EMG-Aktivität der Haltungsmuskulatur, um diese Abweichung von der idealen Schwerpunktlinie zu kompensieren. Gerade Patienten mit chronischen Rückenschmerzen nehmen jedoch sehr häufig beim längeren Stehen eine sehr ungünstige Körperhaltung ein, indem sie den Rumpf nach vorne schieben, die Schultern hängen lassen und das Becken verdrehen. In mehreren Studien konnte gezeigt werden, daß sich chronische Rückenschmerzpatienten gerade in der stehenden Position sehr deutlich von schmerzfreien Personen unterscheiden und erhöhte EMG-Werte in der gesamten Rückenmuskulatur, insbesondere jedoch in der Region L3/L4, aufweisen (Hoyt et al. 1981, Cram u. Engstrom 1986). Der Biofeedback-Therapeut sollte es sich daher zur Gewohnheit machen, die Muskelanspannung an den einzelnen Ableitpunkten sowohl im Sitzen als auch im Liegen und Stehen zu messen.

Dynamische EMG-Messungen

Im Rahmen dynamischer Messungen, bei denen die Muskelanspannung auf beiden Seiten der Wirbelsäule während verschiedener Bewegungsabläufe gemessen wird – zum Beispiel beim Bücken, bei Rumpfdrehungen, beim Heben leichter Lasten oder auch beim Gehen –, läßt sich feststellen, ob die an der Ausführung der Bewegung beteiligten Muskelstrukturen in sinnvoller und ökonomischer Art und Weise zusammenarbeiten oder ob die Koordination der verschiedenen Muskelgruppen gestört ist. Häufig findet sich bei Rückenschmerzpatienten eine einseitige Fehlbelastung und eine unkoordinierte Verspannung im Bereich der gesamten Wirbelsäule, selbst wenn einzelne Muskelgruppen für eine bestimmte Bewegung überhaupt nicht benötigt werden. Dies findet sich insbesondere bei Patienten mit ausgeprägter Schonhaltung.

Auch nach Beendigung von Bewegungen bleibt die Muskelanspannung bei Rückenschmerzpatienten noch lange Zeit unnötig erhöht, ohne daß dies dem Betroffenen bewußt wird. Die Verspannung in diesen Bereichen wird dann gezielt über den Bildschirm zurückgemeldet, so daß der Betroffene für die unterschiedlichen Grade der muskulären Anspannung sensibilisiert wird und lernen kann, seine Muskelaktivität während verschiedener statischer Aktivitäten (wie Sitzen, Liegen oder Stehen) zu kontrollieren und zu reduzieren. Anhand der direkten Rückmeldung kann der Patient lernen, seine Muskeln wieder ökonomischer einzusetzen, Fehlbelastungen zu korrigieren und nach einer Belastung wieder schneller zu entspannen.

Erstellung eines psychophysiologischen Streßprofils

Im Rahmen eines psychophysiologischen Streßprofils wird der Patient nach einer kurzen Entspannungsphase mit verschiedenen Belastungen konfrontiert, zum Beispiel Lösung einer Aufgabe unter Zeitdruck oder Vorstellung einer emotional belastenden Situation. Gleichzeitig werden die muskuläre Anspannung in unterschiedlichen Muskelgruppen und weitere Maße der vegetativen Erregung erfaßt und aufgezeichnet. Hierbei zeigt sich, mit welchen Muskeln ein bestimmter Patient besonders stark reagiert und wie lange er braucht, um nach dieser Belastung wieder in die Entspannung zurückzugelangen. Während man früher davon ausging, daß insbesondere der M. frontalis eine gute Basis für die Beurteilung der generellen muskulären Anspannung liefert, weiß man heute, daß sich dysfunktionale Aktivitätsmuster eher in spezifischen Muskelgruppen zeigen und sich nicht als generelles Aktivierungsproblem äußern.

So konnten Flor et al. (1985) die Spezifität dieser „emotionalen Aktivierungsmuster" durch eine vergleichende Untersuchung an chronischen Rückenschmerzpatienten, anderen Schmerzpatienten und einer gesunden Kontrollgruppe eindrucksvoll belegen. Während sich im Frontalis-EMG in keiner der von ihr gewählten Streßbedingungen ein Unterschied in der Reaktion zwischen den Gruppen fand, reagierten die Patienten mit chronischen Rückenschmerzen auf emotional bedeutsame Stressoren mit einem deutlichen Aktivitätsanstieg der EMG-Werte im Bereich der Lendenwirbelsäule (L3). Dieser Effekt zeigte sich auf beiden Seiten der Rückenmuskulatur, jedoch deutlich ausgeprägter auf der linken Seite – ein Ergebnis, das sich in der Arbeit mit Schmerzpatienten immer wieder findet.

Der Biofeedback-Therapeut sollte ein besonderes Augenmerk auf jene Muskelgruppen legen, die im Streßtest besonders stark reagiert haben. Dieses Vorgehen dient zugleich der Veränderung des meist monokausalen und stark somatisch ausgerichteten Krankheitskonzeptes des Betroffenen hin zu einem psychosomatischen Krankheitsverständnis (Rief et al. 1996). Der Patient kann unmittelbar am Bildschirm miterleben, wie sich psychische und körperliche Belastungen auf seinen Körper auswirken, wie sie zu einer Erhöhung der Muskelverspannung und damit zu einer Schmerzverstärkung führen.

Analyse von Haltung und Bewegungsabläufen

Bei Patienten, die aufgrund ihres Berufes immer wieder die gleichen Bewegungsabläufe durchführen oder eine sehr statische Haltung einnehmen müssen (z.B. bei Arbeiten am Computer, Akkordarbeiten in einer Fabrik), kann allein durch die ständige monotone Wiederholung einer an sich nur wenig belastenden Tätigkeit eine chronisch erhöhte Muskelverspannung in den betroffenen Muskeln auftreten. Anhand einer Arbeitsplatz- und Bewegungsanalyse, bei der die relevanten Arbeitsabläufe unter direkter EMG-Kontrolle durchgeführt werden, lassen sich auch hier unnötige Verspannungen erkennen und alternative Bewegungsabläufe erarbeiten. Häufig kann es allein durch eine leichte Veränderung der Arbeitsplatzbedingungen (z.B. Veränderung der Bildschirmposition, der Sitzhaltung, bessere Aufgabenverteilung zwischen linker und rechter Hand etc.) zu einer deutlichen Verringerung der muskulären Anspannung und zu einer Besserung der Beschwerdesymptomatik kommen.

Entgegen früheren Annahmen hat sich inzwischen gezeigt, daß ein EMG-Biofeedback-Training sehr spezifisch ist und daß man nicht ohne weiteres davon ausgehen kann, daß die Reduktion der EMG-Aktivität in einem bestimmten Muskel (z.B. im M. frontalis) auch automatisch zu einer Entspannung in anderen Muskelgruppen führt (Cram u. Freeman 1985). Ebenso kann nicht davon ausgegangen werden, daß ein Entspannungstraining in einer bestimmten Position (z.B. im Entspannungsstuhl) auch zu einer entspannten Muskulatur in einer anderen Haltung (z.B. im Stehen) führt. Der Biofeedback-Therapeut sollte daher darauf achten, seine Elektrodenplazierung sehr sorgfältig zu wählen und während des Trainings sowohl die zurückgemeldeten Muskeln wie auch die Positionen zu variieren.

> Ob Biofeedback-gestützte Entspannung einer Muskelgruppe auch auf andere Muskelgruppen generalisiert, muß im Einzelfall überprüft werden.

Die Effektivität von Biofeedback zur Schmerzbehandlung wird inzwischen kaum mehr in Frage gestellt und konnte in einer Vielzahl von Studien gut belegt werden (vgl. Blanchard u. Andrasik 1991, Cram 1990, Flor u. Hermann 1992, Hatch et al. 1987, Kröner-Herwig u. Sachse 1988, Kröner-Herwig 1990, Turk et al.

1979, Schwartz 1995). Bei der Behandlung von Patienten mit chronischen Rückenschmerzen zeigte sich das EMG-Biofeedback sogar im direkten Vergleich mit anderen kognitiv-verhaltenstherapeutischen Behandlungsmethoden als deutlich überlegen. Flor und Birbaumer (1993) verglichen die Effektivität einer EMG-Biofeedback-Behandlung, einer kognitiv-verhaltenstherapeutischen Therapie und einer konservativen medizinischen Therapie in der Behandlung von Patienten mit chronischen muskuloskeletalen Schmerzen (57 Patienten mit Rückenschmerzen und 21 Patienten mit temporomandibulären Schmerzen). Zum Entlassungszeitpunkt zeigten alle drei Behandlungsgruppen deutliche Verbesserungen, jedoch waren die Veränderungen in der Biofeedback-Gruppe am stärksten ausgeprägt (Abb. 2-7).

In der 6- und 24-Monats-Katamnese konnte lediglich die Biofeedback-Gruppe ihre Verbesserungen aufrechterhalten (Reduktion der Schmerzstärke und der affektiven Beeinträchtigung, Verringerung der schmerzbezogenen Inanspruchnahme des Gesundheitssystems und Steigerung der aktiven Coping-Strategien). Trotz dieser sehr beeindruckenden Ergebnisse dürfte es unserer Ansicht nach jedoch in den wenigsten Fällen sinnvoll sein, Biofeedback als alleinige Behandlungsmethode einzusetzen. Die Biofeedback-Behandlung sollte bevorzugt in ein verhaltenstherapeutisches Setting eingebettet sein, da psychologische Prozesse wie die Veränderung der Selbstwirksamkeitserwartung, die Reduktion von Hilflosigkeit und der Abbau des Krankheitsverhaltens zentrale Wirkvariablen der Biofeedback-Behandlung darstellen (Holroyd et al. 1984).

Fallbeispiel:
Frau L., eine 46jährige Verkäuferin in einem Lebensmitteldiscounter, wurde von ihrem behandelnden Arzt wegen ständiger, seit ca. zwei Jahren mit zunehmender Intensität bestehender Schmerzen im Bereich der Nackenmuskulatur und der unteren Lendenwirbelsäule zur Biofeedback-Behandlung überwiesen. Erstmals aufgetreten seien ihre Beschwerden nach einer akuten Bandscheibenprotrusion vor gut drei Jahren, welche zunächst recht erfolgreich konservativ mit Ruhigstellung und Massagen behandelt worden sei. Nach einigen Monaten seien die Rückenschmerzen jedoch wieder zunehmend häufiger aufgetreten und hätten im Laufe der Jahre an Intensität deutlich zuge-

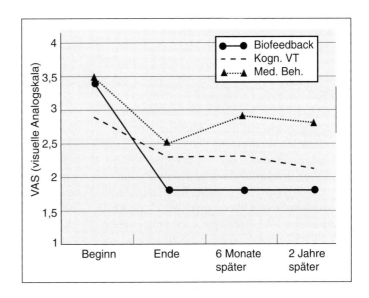

Abb. 2-7 Schmerzintensität bei chronischen Rückenschmerzen – Ergebnisse der Studie von Flor u. Birbaumer (1993)

nommen. Auch die Beeinträchtigung durch die Schmerzen in ihrem Alltag habe sich seitdem sehr verstärkt. Aufgrund der Schmerzsymptomatik ist die Patientin seit acht Monaten arbeitsunfähig geschrieben.

In der Eingangssitzung berichtete Frau L., daß es insbesondere nach längerem Stehen oder nach Bück- und Drehbewegungen zu einer deutlichen Schmerzverstärkung insbesondere im Bereich der Lendenwirbelsäule komme. Aus Angst vor dem Auftreten dieser starken Schmerzspitzen versuche sie daher, derartige Bewegungen nach Möglichkeit zu vermeiden. Da ihre Arbeit als Verkäuferin mit stundenlangem Stehen und beim Einräumen der Lebensmittelregale auch mit einer großen körperlichen Belastung verbunden sei, wurde sie in den letzten Jahren immer wieder aufgrund ihrer Schmerzen für längere Zeiten krank geschrieben. Aufgrund der nun schon seit acht Monaten bestehenden Arbeitsunfähigkeit befürchte sie, ihre Arbeit zu verlieren, obwohl ihr diese sehr viel Freude bereite.

In der ersten Biofeedback-Sitzung erfolgte ein Scanning der gesamten Rückenmuskulatur im Sitzen und im Stehen. Auffällige Werte fanden sich dabei im Schulterbereich und im Bereich der Lendenwirbelsäule. In der Nackenmuskulatur (M. trapezius) fand sich sowohl im Sitzen als auch im Stehen auf beiden Seiten eine deutlich erhöhte Muskelanspannung (ca. 15 µV, Normwert bis 2 µV). Die Anspannung im Bereich der Lendenwirbelsäule lag dagegen im Sitzen und zunächst auch im Stehen nahezu im Normbereich (1,8 µV). Erst nach längerem Stehen (> 5 min) zeigte sich am Bildschirm eine zunehmende Verspannung der Lendenwirbelsäulenmuskulatur, die mit der Zeit weiter anstieg. Interessant war in diesem Zusammenhang, daß Frau L. bereits nach wenigen Minuten Stehen über zunehmende Ängste berichtete, daß ihre Schmerzen sicher bald auftreten würden, wenn sie noch länger stehen müsse. Obwohl sie zunächst noch über keine Veränderung ihrer Schmerzstärke berichtete, zeigte sich im EMG schon eine deutliche Zunahme der Muskelanspannung, die sich auch im äußeren Erscheinungsbild in einer zunehmend verkrampften Körperhaltung widerspiegelte.

Nach 20 min Stehen lag die Muskelanspannung im Bereich der Lendenwirbelsäule bereits bei 22 µV. Zu diesem Zeitpunkt mußte die Patientin die Übung abbrechen, da ihre Rückenschmerzen zu stark wurden. In der anschließenden Besprechung der aufgezeichneten Kurven wurde der Patientin nochmals der versetzte Zeitverlauf der Zunahme der Muskelanspannung und der subjektiv berichteten Schmerzintensität verdeutlicht. Als hypothetische Bedingungsanalyse wurde postuliert, daß sich Frau L. möglicherweise aus Angst vor einer Zunahme ihrer Schmerzen bereits im Vorfeld zunehmend verkrampfte und hierdurch – im Sinne einer sich selbst erfüllenden Prophezeiung – ihre starken Schmerzen erst hervorrief (vgl. das Fear-Avoidance-Modell von Waddell et al. 1993).

Ein ähnliches Bild ergab sich in der zweiten Biofeedback-Sitzung: In der hier durchgeführten Bewegungsanalyse fand sich zunächst der gleiche Befund wie beim statischen Muskelscanning: Während die Anspannung der Nackenmuskulatur wieder deutlich erhöht war, fanden sich im Bereich der Lendenwirbelsäule zunächst relativ normale Anspannungswerte (wieder um 2 µV). Die Patientin wurde dann – in Anlehnung an ein Protokoll von Cram (1990) – aufgefordert, sich aus einer entspannt stehenden Position zunächst soweit wie möglich nach vorne zu beugen und in dieser Haltung einige Sekunden zu verharren. Anschließend sollte sie wieder in ihre Ausgangsposition zurückkehren. Hierauf erfolgte eine Drehung des Oberkörpers zunächst zur linken und dann zur rechten Seite, und anschließend wieder die Rückkehr in die Ausgangsposition. Die Ergebnisse dieser Sitzung sind in Abbildung 2-8 dargestellt. Zur besseren Übersicht werden nur die An-

spannungswerte der Muskulatur im Bereich L4–L5 dargestellt, jeweils die rechte und die linke Seite.
Nach der Beugung des Oberkörpers nach vorn kam Frau L. zunächst wieder gut auf ihre Ausgangsspannung zurück. In dieser Position wird das Gewicht des Oberkörpers weitgehend durch die Bänder gehalten, so daß die Muskulatur selbst relativ entspannt ist. Die Rückführung des Oberkörpers in die aufrechte Ausgangsposition ist dagegen mit hohem Kraftaufwand insbesondere der Muskeln im Bereich der unteren Lendenwirbelsäule verbunden. Nach dieser Kraftanstrengung gelang es Frau L. nicht mehr, sich wieder zu entspannen. Die Anspannung der Muskeln blieb trotz entlasteter Körperhaltung deutlich erhöht, zudem fand sich eine zunehmende Asymmetrie zwischen der linken und der rechten Muskulatur. Auch nach den nun folgenden Drehbewegungen des Oberkörpers nach rechts und nach links blieb die Grundanspannung dauerhaft erhöht. Zudem ließ sich anhand der Aufzeichnungen erkennen, daß Frau L. ihre Muskulatur sehr unökonomisch einsetzte: Sowohl bei der Drehbewegung nach links wie auch bei der nach rechts fand sich auf beiden Seiten eine deutliche Anspannung der Rumpfmuskulatur, das heißt, während die eine Seite zog, hielt die andere verkrampft dagegen. Auch in dieser Sitzung traten die Schmerzen erst längere Zeit nach dem Anstieg der Muskelanspannung auf.

In den folgenden Biofeedback-Sitzungen wurde mit Frau L. mit Hilfe der direkten Beobachtung und Rückmeldung der Muskelanspannung über den Bildschirm trainiert, nach einer Muskelanspannung wieder möglichst schnell in die entspannte Ausgangshaltung zurückzukehren. Ebenso wurde mit ihr daran gearbeitet, die verschiedenen Bewegungsabläufe flüssiger zu gestalten, die Muskulatur symmetrischer und physiologisch sinnvoller einzusetzen und unnötige Verkrampfungen oder Schonhaltungen zu vermeiden. Frau L. gelang es zunehmend besser, die verschiedenen Dreh- und Beugebewegungen mit möglichst geringem Kraftaufwand durchzuführen und sich nach der Bewegung immer wieder zu entspannen. Zudem konnte sie zunehmend länger stehen und sich bewegen, ohne daß es zu einer deutlichen Schmerzverstärkung kam. In Abbildung 2-9 sind die EMG-Werte der unteren Rumpfmuskulatur in der sechsten Biofeedback-Sitzung bei denselben Bewegungsabläufen wie in Abbildung 2-8 wiedergegeben. Man

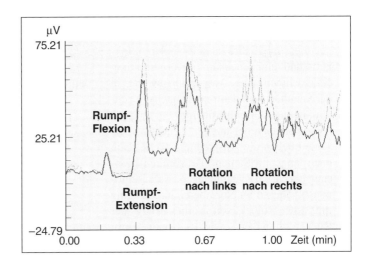

Abb. 2-8 Dynamische EMG-Ableitung der unteren Rumpfmuskulatur (L4–L5) vor Biofeedback-Training. Hell = linke Seite, dunkel = rechte Seite

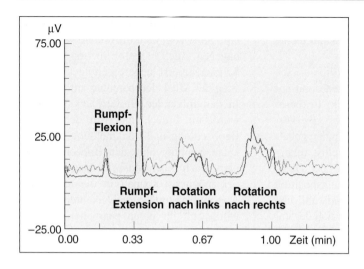

Abb. 2-9 Dynamische EMG-Ableitung der unteren Rumpfmuskulatur (L4–L5) nach Biofeedback-Training. Hell = linke Seite, dunkel = rechte Seite

erkennt deutlich den Rückgang der erhöhten Muskelverspannung nach den verschiedenen Rumpfbewegungen. Ebenso läßt sich erkennen, daß beide Körperseiten zunehmend symmetrischer zusammenarbeiten, obwohl sich auch hier immer noch eine leichte Asymmetrie feststellen läßt.

Zum Abschluß trainierten wir mit Frau L. während der Durchführung von alltäglichen Bewegungsabläufen (wie sich bükken, etwas aufheben, längere Zeit stehen, herumgehen etc.), beim Einsetzen der Schmerzen nicht sofort mit Schonhaltung und Muskelverspannung zu reagieren, sondern beim ersten Anzeichen für eine Schmerzverstärkung gezielt auf die Anspannung ihrer Rückenmuskulatur zu achten, diese möglichst schnell wieder zu lockern und eine entspannte Körperhaltung einzunehmen. Die Anspannungswerte in der Schultermuskulatur lagen nach der achten Sitzung (Abschlußsitzung) bei knapp 3 µV, im Bereich der unteren Lendenwirbelsäule blieben die Anspannungswerte auch nach längerem Stehen (10 Minuten) konstant bei ca. 2 µV. Damit lagen beide Regionen annähernd im Normbereich. Dies ging mit einer subjektiven Verbesserung der Rückenschmerzen sowie des Kontrollempfindens einher.

Literatur

Basmaijan JV. Biofeedback: Principles and Practice for Clinicans. Baltimore: Williams and Wilkins 1983.

Bischoff C, Traue H. Myogenic headache. In: Perspectives in Research on Headache. Holroyd K, Schlote B, Zenz L, eds. Lewiston, NY: Hogrefe 1983; 66-90.

Blanchard EB, Andrasik F. Bewältigung chronischer Kopfschmerzen. Bern: Huber 1991.

Bongers PM, de Winter CR, Kompier MAJ, Hildebrandt VH. Psychosocial factors at work and musculoskeletal disease. Scand J Work Environm & Health 1993; 19: 297-312.

Cram JR. Clinical EMG for Surface Recordings: Vol. 2. Nevada City: Clin Resources 1990.

Cram JR, Engstrom D. Patterns of neuromuscular activity in pain and non-pain patients. Clin Biofeedback and Health 1986; 9(2): 106-16.

Cram JR, Freeman CF. Specificity in EMG biofeedback treatment of chronic pain patients. Clin Biofeedback and Health 1985; 8(2), 101-8.

Deardroff WW, Rubin HS, Scott DW. Comprehensive multidisciplinary treatment of chronic pain: a follow-up study of treated and non-treated groups. Pain 1991; 45: 35-43.

DeLuca, C.J. Physiology and mathematics of myoelectric signals. IEEE Transactions on Biomedical Engineering. BME 1979; 26: 313-25.

Dolce JJ, Raczynski JM. Neuromuscular activity and electromyographs in painful backs: psychological and biomechanical models in assessment and treatment. Psychological Bulletin 1985; 97: 502-20.

Flor H. Psychobiologie des Schmerzes. Bern: Huber 1991.

Flor H, Birbaumer N. Comparison of the efficacy of electromyographic biofeedback, cognitive-behavioral therapy, and conservative medical interventions in the treatment of chronic musculoskeletal pain. J Consult Clin Psychol 1993; 61: 653-8.

Flor H, Birbaumer N, Turk DC. Ein Diathese-Stress-Modell chronischer Rückenschmerzen: Empirische Befunde und therapeutische Implikationen. In: Verhaltensmedizin. Gerber WD, Miltner W, Mayer K, eds. Weinheim: Edition Medizin 1987.

Flor H, Fydrich T, Turk DC. Efficacy of multidisciplinary pain treatment centers: a meta-analytic review. Pain 1992; 49: 221-30.

Flor H, Hermann C. Psychophysiologische Verfahren (Biofeedback-Verfahren) in der Behandlung chronischer Schmerzsymdrome. In: Psychologie des Schmerzes. Geissner E, Jungnitsch G, Hrsg. Weinheim: Psychologie Verlags Union 1992; 349-68.

Flor H, Turk DC, Birbaumer N. Assessment of stress-related psychophysiological reactions in chronic back pain patients. J Consult Clin Psychol 1985; 53: 354-64.

Frymoyer JW. (1988). Back pain and sciatica. New Engl J Med 1988; 318: 291-300.

Hatch JP, Fisher JG, Rugh JD. Biofeedback: Studies in Clinical Efficacy. New York: Plenum Press 1987.

Hildebrandt J, Kaluza G, Pfingsten M. Rückenschmerzen. In: Psychologische Schmerztherapie. Basler HD et al, Hrsg. Berlin: Springer 1990; 302-27.

Holroyd KA, Penzien DB, Hursey KG, Tobin DL, Rogers L, Holm JE, Marcille PJ, Hall JR, Chila AG. Change mechanisms in EMG-biofeedback training: cognitive changes underlying improvements in tension headache. J Consult Clin Psychol 1984; 52: 1039-53.

Hoyt WH, Hunt HH, De Pouw MA, Bark D, Shaffer F, et al. Electromyographic assessment of chronic low back pain syndrome. J Osteopathic Assoc 1981; 80: 57-9.

Korff M v, Dworkin SF, Le Resche L, Kruger A. An epidemiologic comparison of pain complaints. Pain 1988; 32: 173-83.

Kröner-Herwig B, Sachse R. Biofeedbacktherapie. 2. Aufl. Stuttgart: Kohlhammer 1988.

Kröner-Herwig B. Biofeedback. In: Psychologische Schmerztherapie. Grundlagen, Diagnostik, Krankheitsbilder, Behandlung. Basler HD, Franz C, Kröner-Herwig B, Rehfisch HP, Seemann H, Hrsg. Berlin: Springer 1990; 469-81.

Lundberg U, Kadefors R, Melin B, Palmerud G, Hassmén P, Engström M, Dohns E. Psychophysiological stress and EMG activity of the trapezius muscle. Int J Behav Med 1994; 1(4): 354-70.

Mooney V. Presidential address, International Society for the Study of the Lumbar Spine, Dallas, 1986. Where is the pain coming from? Spine 1987; 12: 754.

Nachemson AL. Lumbar spine instability. Spine 1985; 10: 290-1.

Raspe HH, Wasmus A, Greif G, Kohlmann T, Kindel P, Mahrenholtz M. Rückenschmerzen in Hannover. Aktuelle Rheumatologie 1990; 15: 32-7.

Report of the Quebec Task Force on Spinal Disorders. Scientific approach to the assessment and management of activity-related spinal disorders. Spine 1987; 12, Suppl. 7.

Rief W, Heuser J, Fichter M. Biofeedback – ein therapeutischer Ansatz zwischen Begeisterung und Ablehnung. Verhaltenstherapie 1996; 6: 43-50.

Schandry R. Lehrbuch Psychophysiologie. Körperliche Indikatoren psychischen Geschehens. Weinheim: Psychologie Verlags Union 1989.

Schwartz MS, ed. Biofeedback: A Practitioner's Guide. New York: Guilford Press 1995.

Sherman RA, Arena JG. Biofeedback in the assessment and treatment of low back pain. In: Spinal Manipulative Therapies. Bazmajian J, Nyberg R, eds. Baltimore: Williams & Wilkins 1992; 177-97.

Travell JG, Simon DG. Myofacial Pain and Dysfunction: The Trigger Point Manual. Baltimore: Williams & Wilkins 1983.

Turk DC, Meichenbaum DH, Berman WH. Application of biofeedback for the regulation of pain: a critical review. Psychol Bull 1979; 86: 1322-38.

Van Boxtel A, Goudswaard P. Absolute and proportional resting EMG levels in chronic headache patients in relation to the state of headache. Headache J 1984; 24(5): 259-65.

Verband Deutscher Rentenversicherungsträger, Hrsg. VDR Statistik Rehabilitation des Jahres 1989. Frankfurt: VDR 1990.

Waddel G. A new clinical model for the treatment of low-back pain. Spine 1987; 12: 632-44.

Waddel G. The epidemiology of back pain. In: Clinical Standards Advisory Group, Epidemiology Review: The Epidemiology and Cost of Back Pain. Annex to the Clinical Standards Advisory Group's Report on Back Pain. London: HMSO 1994; 1-64.

Waddel G, Newton M, Henderson I, Somerville D, Main CL. A fear-avoidance beliefs questionnaire (FABQ) and the role of fear-avoidance beliefs in chronic low-back pain and disabilitiy. Pain 1993; 52: 157-68.

3 Biofeedback bei Spannungskopfschmerz und Migräne

Jörg Heuser, Winfried Rief

Einleitung

Kopfschmerzen gehören neben Rückenschmerzen zu den häufigsten Schmerzbildern überhaupt (Abb. 3-1). Je nach Untersuchung leiden zwischen 30% und 70% der deutschen Bevölkerung zumindest zeitweise unter Kopfschmerzen, für ca. 15% stellen die Kopfschmerzen einen erheblichen Leidensdruck dar. Die Vielfalt der verschiedenen Kopfschmerzformen ist inzwischen kaum mehr überschaubar – in der modernen Medizin werden mehr als 165 Formen von Kopfschmerz unterschieden! Der Löwenanteil (nämlich gut 90%) aller Kopfschmerzen geht jedoch auf nur zwei Kopfschmerzarten zurück: den **Spannungskopfschmerz** und die **Migräne** (Göbel 1994), wobei der Spannungskopfschmerz fast doppelt so häufig auftritt wie die Migräne. Viele Patienten leiden auch gleichzeitig unter beiden Kopfschmerzarten; man spricht dann von einem sogenannten Kombinationskopfschmerz. In ihrer Schmerzcharakteristik unterscheiden sich Migräne und Spannungskopfschmerz sehr deutlich voneinander; die wichtigsten Merkmale beider Kopfschmerzformen sind in Tabelle 3-1 gegenübergestellt.

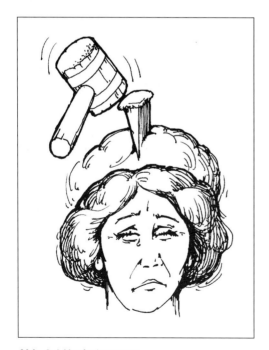

Abb. 3-1 Kopfschmerzen

Ätiologie und Pathogenese

Trotz intensiver wissenschaftlicher Forschung sind die Ätiologie und Pathogenese des Spannungskopfschmerzes und der Migräne noch weitgehend ungeklärt, so daß man heute allgemein von einem multifaktoriellen Krankheitsgeschehen ausgeht, bei dem genetische, biochemische, zentralnervöse, vaskuläre und psychologische Faktoren in individuell unterschiedlicher Ausprägung eine Rolle spielen können.

> Beim Spannungskopfschmerz spielen muskuläre Verspannungen eine wichtige Rolle, auch wenn das Schmerzgeschehen dadurch nicht vollständig erklärt werden kann.

Da sich nicht bei allen Patienten erhöhte Anspannungswerte in der Muskulatur finden lassen, müssen weitere, bisher nicht endgültig geklärte pathophysiologische und psychologi-

Tab. 3-1 Merkmale der Migräne und des Spannungskopfschmerzes

	Migräne (Anfall)	Chronischer Spannungskopfschmerz
Häufigkeit	1–6 mal pro Monat	konstant
Dauer	4–72 Stunden	konstant
Lokalisation	meist unilateral, aber auch bilateral	fronto-okzipital
Charakter	pochend, hämmernd	dumpf, drückend
Intensität	schwer	leicht bis mittel
Begleitsymptome	Übelkeit, Erbrechen, Lärm- und Lichtempfindlichkeit, Sehstörungen erhebliche Beeinträchtigung der Tagesaktivität, meist Verstärkung bei körperlicher Aktivität	Erschöpfung, Depressionen, die übliche Tagesaktivität wird oftmals nicht nachhaltig behindert; körperliche Aktivität verstärkt die Kopfschmerzen nicht

sche Prozesse an der Kopfschmerzentstehung beteiligt sein. Die angloamerikanische Bezeichnung für Spannungskopfschmerz lautet daher auch nicht mehr wie früher „tension headache" bzw. „muscle contraction headache", sondern wurde in „tension-type headache" umgewandelt. Das simple pathogenetische Modell, welches in der Verkrampfung der Stirn- und Nackenmuskulatur die entscheidende Ursache für den Spannungskopfschmerz sah, wird heute zunehmend in seiner Allgemeingültigkeit in Frage gestellt und sehr kritisch diskutiert (vgl. hierzu die Überblicksarbeit von Olesen u. Jenssen 1991). Bischoff et al. (1990) haben versucht, mit ihrem Konzept der „Myogenen Kopfschmerzen", die sie als Teilklasse der Spannungskopfschmerzen betrachten, eine Lösung für die widersprüchlichen Befunde zu geben: Myogene Kopfschmerzen entstehen nach ihrem Modell dann, wenn die Kopf- und Nackenmuskulatur mehr Muskelarbeit leisten muß, als sie durch regenerative Prozesse kompensieren kann. Insbesondere bei dieser Untergruppe von Kopfschmerzpatienten wäre ein gezieltes EMG-Training indiziert.

Moderne Vorstellungen zur Entstehung der Migräne gehen davon aus, daß zur Entwicklung einer Migräne eine entsprechende Veranlagung (Diathese) notwendig ist, die durch eine Instabilität der Blutgefäßregulation im Kopf und eine erhöhte Sensibilität für aversive Umweltreize (Streß im weitesten Sinne) gekennzeichnet ist.

Als gesichert gilt, daß Migräneattacken durch spezifische „Triggerfaktoren" wie Alkohol, Menstruation, bestimmte Nahrungsmittel, Schlafmangel, Hektik und Streß und erhöhten Leistungsanspruch ausgelöst werden können.

Hierdurch kann es unter anderem zu einer völligen Entgleisung der Gefäßregulation im Kopfbereich kommen: Auf eine Verengung (*Vasokonstriktion*) der Blutgefäße folgt eine exzessive Erweiterung (*Vasodilatation*) der Gefäße, die von Entzündungsprozessen und einer Sensibilisierung von Schmerzrezeptoren in den Gefäßwänden begleitet wird. Diese sogenannte „Drei-Phasen-Theorie" der Migräne von Wolff wird heute jedoch zunehmend in Frage gestellt. Neuere Modelle gehen davon aus, daß neurogene Entzündungsprozesse und bis jetzt noch nicht ausreichend geklärte neuronale Vorgänge insbesondere im Hirnstamm bei der Pathophysiologie des Migräneanfalls eine primäre Rolle spielen und erst sekundär – vermittelt über die Bahnen des Trigeminusnervs – eine Gefäßreaktion ausgelöst wird (vgl. Göbel 1997). Nach heutigem Kenntnisstand spielt dabei das

Serotonin eine wichtige Schlüsselrolle. Ebenso gibt es Befunde dafür, daß bei Migränepatienten eine kortikale Hypersensitivität vorliegt (Gerber et al. 1996).

Biofeedback bei Spannungskopfschmerz und atypischem Gesichtsschmerz

Wissenschaftliche Fundierung

Der Einsatz von Biofeedback zur Schmerzkontrolle und -beeinflussung läßt sich heute kaum mehr aus der Behandlung chronischer Schmerzpatienten wegdenken. Von der Deutschen Kopfschmerz- und Migräne-Gesellschaft wird das Biofeedback sogar als die effektivste nichtmedikamentöse Kopfschmerzbehandlung bezeichnet. Die Literatur zum Einsatz von Biofeedback zur Schmerzkontrolle ist kaum noch zu überschauen und geht bis in die frühen Anfänge des Biofeedbacks zurück (vgl. Blanchard u. Andrasik 1991, Cram 1990, Flor u. Hermann 1992, Hatch et al. 1987, Kröner-Herwig u. Sachse 1988, Kröner-Herwig 1990, Turk et al. 1979, Schwartz 1995).

Über die Rückmeldung verschiedener Biosignale (insbesondere Elektromyogramm, elektrodermale Aktivität und Temperatur) soll die Wahrnehmung für körperliche Prozesse und die Fähigkeit, Kontrolle über diese Prozesse auszuüben, erhöht werden. Dabei wird versucht, möglichst nahe an den der Schmerzsymptomatik zugrunde liegenden physiologischen Mechanismen anzugreifen. So konzentriert man sich bei der Behandlung myogener Kopfschmerzen vor allem auf die Reduktion der Muskelanspannung im Kopf- und Nackenbereich, um den schmerzaufschaukelnden Circulus vitiosus von Schmerz-Spannung-Schmerz zu unterbrechen. Bei der Behandlung der Migräne wird dagegen den vasomotorischen Prozessen eine verstärkte Aufmerksamkeit gewidmet; hier haben sich insbesondere das Vasokonstriktionstraining und das Handtemperatur-Biofeedback bewährt (s.u.). Eine wichtige Wirkvariable des Biofeedbacks liegt in der Verbesserung der Interozeption (Bischoff 1989). Durch die verbesserte Körperwahrnehmung kann der Betroffene belastende Situationen, die zu negativen Körperreaktionen wie Verspannung oder Erregungsanstieg führen, früher erkennen und vermeiden oder positiv bewältigen.

Die positiven Effekte des Einsatzes von Biofeedback im Rahmen der Schmerztherapie sind heute unbestritten und konnten in verschiedenen Metaanalysen eindrucksvoll belegt werden (Andrasik u. Blanchard 1987, Blanchard u. Andrasik 1987, Blanchard et al. 1980, Chapman 1986, Holroyd u. Penzien 1986, Schwartz u. Schwartz 1995). Sie erwiesen sich anderen psychologischen Behandlungsmethoden als ebenbürtig oder sogar überlegen (Flor u. Birbaumer 1993). Dennoch konnten die dem Biofeedback zugrunde liegenden Wirkmechanismen bisher nicht ausreichend geklärt werden (Vaitl 1993). Es zeigte sich, daß neben der spezifischen Beeinflussung schmerzrelevanter physiologischer Reaktionen (z.B. Reduktion der Muskelanspannung) andere, mehr kognitiv zu erklärende Prozesse wie die Steigerung der Selbstwirksamkeitserwartung und die Reduktion von Gefühlen der Unkontrollierbarkeit und Hilflosigkeit eine zusätzliche Rolle spielen (Lacroix et al. 1986, Schwartz u. Schwartz 1995).

Die Erkenntnis dieser Zusammenhänge und die Möglichkeit, einen Einfluß auf diese Prozesse ausüben zu können, wird von Patienten als extrem hilfreich erlebt und kann eine Hilfestellung zur Veränderung eines rein organisch-medizinischen Krankheitsmodells in ein psychophysiologisches Krankheitsmodell darstellen (Rief et al. 1996).

Im folgenden soll nun etwas näher auf die spezifischen Biofeedback-Ansätze zur Behandlung des Spannungskopfschmerzes eingegangen werden. Es wird ein Therapieleitfaden vorgestellt, der sich in unserer Arbeitsgruppe bei der Arbeit mit Kopfschmerzpatienten sehr gut bewährt hat und der eine erste Hilfestellung bei der Planung der einzelnen Biofeedback-Sitzungen geben soll. Ziel der Biofeedback-Behandlung bei Spannungskopfschmerz und atypischem Gesichtsschmerz ist, daß der Patient über die Rückmeldung der Anspannung seiner Kopf-, Kiefer- und Nackenmuskulatur lernt, auch kleine Unterschiede im Grad der Verspannung wahrzunehmen und diese möglichst schnell und effektiv zu reduzieren.

Biofeedback ist eine hochwirksame Methode zur Behandlung von Spannungskopfschmerz und einer Placebobehandlung signifikant überlegen. Die Kombination von Biofeedback und Muskelentspannungstraining scheint tendenziell sogar noch effektiver zu sein als beide Verfahren in der Einzelanwendung.

Vordiagnostik und erste Biofeedback-Sitzung

Vor dem Beginn der Biofeedback-Behandlung sollte eine ausführliche Schmerzanamnese und eine genaue Diagnostik der geschilderten Kopfschmerzen erfolgen. Diese Diagnostik sollte mögliche Warnsymptome für eine andere, den Kopfschmerzen zugrunde liegende Erkrankung erfassen (Ausschluß sogenannter symptomatischer Kopfschmerzen) und eine genaue Klassifikation der Kopfschmerzen erlauben. Besonders wenn es sich um eine erstmalige oder um eine außergewöhnlich schwere Kopfschmerzattacke handelt, sollte auf Warnzeichen für eine symptomatische Kopfschmerzerkrankung geachtet werden. Hierzu gehören etwa das Auftreten von Fieber oder Schüttelfrost (Hinweis für eine infektiöse Erkrankung), ausgeprägte Nackensteifigkeit (Ausschluß einer Infektion im Schädelinnenraum), kontinuierlich zunehmende Muskelschmerzen, Gelenkschmerzen und Müdigkeit (Hinweis auf Entzündungen der Blutgefäße und Muskeln) oder kontinuierlich zunehmende Gedächtnis- und Konzentrationsstörungen, Schwindel, Übelkeit, Gangunsicherheit und erhöhte Erschöpfbarkeit (Ausschluß eines erhöhten Drucks im Schädelinnenraum). Auch bei einer plötzlichen Änderung des Erscheinungsbildes von Kopfschmerzen nach langjährigem gleichförmigem Verlauf sollte eine ausführliche ärztliche und neurologische Kopfschmerzdiagnostik erfolgen. Die Kriterien der „International Headache Society (IHS)" bieten eine bewährte Hilfestellung zur detaillierten Kopfschmerzdiagnostik (Headache Classification Committee of the International Headache Society 1988). Inzwischen gibt es auch Computerprogramme wie das „Leitsystem Kopfschmerz", die dem Behandelnden eine gute Hilfe bei der Diagnostik der Kopfschmerzen geben (vgl. Göbel. u. Soyka 1992).

Ziele der ersten Biofeedback-Sitzung sind
- die diagnostische Abklärung der erhöhten muskulären Anspannung in der Kiefer- und Gesichtsmuskulatur
- die Erfassung der Zusammenhänge zwischen Muskelanspannung, Streß und wahrgenommenem Kopf- und Gesichtsschmerz und damit die Hinleitung zu einem psychophysiologischen Krankheitsmodell

Als Ableitorte für das EMG werden der rechte und linke Kiefermuskel (M. masseter), der Stirnmuskel (M. frontalis) und die Schulter-/Nackenmuskulatur (M. trapezius) gewählt (Abb. 3-2). Hierbei wird sowohl mit schmalem Filter (100–200 Hz) als auch mit breitem Filter (50–1000 Hz) gemessen. Nähere Informationen zur Verwendung der unterschiedlichen Filtereinstellungen und zu den damit verbundenen Problemen finden sich bei Cram (1990) und im Kapitel über Biofeedback bei Rückenschmerzen in diesem Buch.

Zur Erfassung der Aktivität des vegetativen Nervensystems werden die elektrodermale Aktivität und die Fingertemperatur abgeleitet. Zunächst wird der Patient mit der Biofeedback-Apparatur vertraut gemacht und über die Bedeutung der einzelnen Signale informiert. Anschließend folgt eine Baseline, die 5–10 min dauern sollte. Der Patient sitzt hierbei entspannt mit offenen Augen in seinem Stuhl.

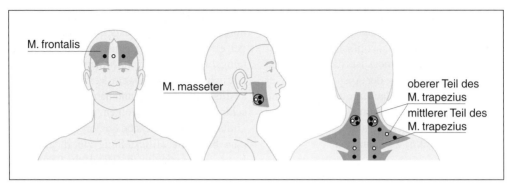

Abb. 3-2 EMG-Ableitpunkte bei Kopfschmerzen. Schwarz: aktive Elektrode, hell: Erdungselektrode.

Nach dieser Baseline wird der Patient aufgefordert, sich so gut es geht zu entspannen. Da es in dieser Sitzung darum geht, die eigene Entspannungsfähigkeit des Patienten zu überprüfen, erhält er zu diesem Zeitpunkt noch keine detaillierten Entspannungshilfen vom Therapeuten, sondern wird lediglich aufgefordert, sich so zu entspannen, wie es für ihn persönlich nach seiner Erfahrung am leichtesten geht. Der Patient erhält zu diesem Zeitpunkt noch keine Rückmeldung über die Veränderung seiner physiologischen Daten. Auch die Entspannungsphase dauert wieder ca. 5 min.

Nach der Entspannungsphase erfolgt ein standardisierter Streßtest von ca. 3 min (unter Zeitdruck von 700 laufend 7 subtrahieren, Aufzählung von 10 Wörtern, die mit dem Anfangsbuchstaben „Q" beginnen, etc.). Hieran schließt sich wieder eine Ruhephase an, ohne daß der Patient eine Rückmeldung über seine „Leistung" oder seine körperlichen Veränderungen während der Streßbelastung erhält. Nach 3 min erfolgt eine erneute Streßbelastung, diesmal jedoch mit für den Patienten emotional bedeutsamen Stressoren. Wir bitten den Patienten hierzu in der Regel, nochmals kurz über die Problematik zu berichten, die ihn zur Aufnahme der Behandlung veranlaßt hat. Auch diese Phase sollte etwa 3–5 min dauern. Zum Abschluß erfolgt nochmals eine 5-minütige Baseline. Um bei der anschließenden Besprechung die einzelnen Phasen genau identifizieren zu können, sollte der Beginn der verschiedenen Abschnitte während der Sitzung eindeutig mit einer Marker-Taste gekennzeichnet werden.

Der wichtigste Teil der ersten Biofeedback-Sitzung fängt im Grunde genommen erst jetzt mit der Nachbesprechung der verschiedenen „Aufgaben" und der dabei wahrgenommenen (oder eben nicht wahrgenommenen) körperlichen Veränderungen an. Wir bitten den Patienten zunächst um seine subjektive Einschätzung, wie gut es ihm zu Beginn gelungen ist, Entspannung zu erreichen, wie belastend er die einzelnen Aufgaben erlebt hat, wie gut er nach den Streßphasen wieder abschalten konnte, und wie er sich jetzt im Moment fühlt. Der Therapeut sollte während des Gespräches darauf achten, daß bei dem Patienten nicht das Gefühl zurückbleibt, er habe bei den Streßaufgaben völlig versagt oder sich blamiert. Hatte er große Schwierigkeiten mit den Aufgaben (was gerade beim Rückwärtszählen recht häufig vorkommt), sollte ihm zurückgemeldet werden, daß dies den meisten Menschen unter Streß so geht und daß die „Blockade im Kopf" in der Regel kein Zeichen für fehlende Intelligenz oder mangelnde Konzentrationsfähigkeit ist, sondern auf die hohe Anspannung durch die unerwartete Konfrontation mit der Aufgabe zurückzuführen ist. Den meisten Patienten sind derartige Erlebnisse aus Prüfungssituationen noch gut bekannt.

Anschließend fragen wir die Patienten, ob sie während der Streßphasen oder während der Entspannungsphase irgendwelche körperlichen Veränderungen wahrgenommen haben. In den meisten Fällen können die Patienten hier nur sehr vage Aussagen machen wie: „ich habe mich irgendwie angespannter gefühlt", „mir ist heiß geworden", oder: „ich konnte nur schlecht abschalten". Der Therapeut sollte daher nochmals gezielt nach spezifischen Veränderungen (z.B. Veränderungen in der Anspannung der Stirn- und Schultermuskulatur, in der Handtemperatur oder der Feuchtigkeit der Hände) fragen. Erst hiernach sehen wir uns gemeinsam mit dem Patienten anhand der Aufzeichnungen den Verlauf der einzelnen Körperreaktionen am Bildschirm an und vergleichen die wahrgenommenen Veränderungen mit den tatsächlich aufgetretenen.

Für die Patienten stellt die Beobachtung der aufgezeichneten Körperreaktionen zumeist ein großes „Aha-Erlebnis" dar, und sie sind überrascht, wie schnell der Körper auf die verschiedenen Anforderungen reagiert und wie deutlich sich allein durch die Beobachtung der körperlichen Veränderungen sehen läßt, wie stark der Patient während der Aufgaben unter Anspannung geriet oder ob es ihm in der Entspannungsphase gelang, wirklich abzuschalten. Gerade Patienten, die im vorherigen Gespräch betont haben, daß die Aufgaben für sie überhaupt nicht belastend gewesen seien, sind oft sehr erstaunt, wie deutlich sie dennoch körperlich reagiert haben.

Für den Therapeuten ist bei der Begutachtung der physiologischen Aufzeichnungen weniger die absolute Höhe der Streßreaktionen von Bedeutung, sondern viel mehr, in welchen Körpersystemen der Patient besonders stark reagiert hat (läßt sich hieraus ein Erklärungsmodell für die Beschwerden des Patienten aufbauen?) und wie lange es nach der Belastung dauerte, bis sich die Werte wieder dem Ausgangsniveau genähert haben.

Diese Beobachtungen erlauben eine erste vorsichtige Hypothese, wie lange der Patient in seinem Alltagsleben braucht, um nach einer Belastung wieder in ein ausgeglichenes Erregungsniveau zu kommen.

Interessant ist hier insbesondere der Vergleich der Reaktionen während der „neutralen" Streßbelastung (Rechnen etc.) und der emotional bedeutsamen Belastung. Oft wird hierbei für den Patienten ersichtlich, daß er bei emotionaler Belastung körperlich weit stärker reagiert als bei Arbeiten unter Zeitdruck. Aus den Ruhe-EMG-Werten läßt sich ablesen, in welchen Muskelgruppen der Patient besonders verspannt ist, ob es eine muskuläre Asymmetrie zwischen rechter und linker Körperseite gibt und ob der Patient dazu neigt, eine Schonhaltung einzunehmen. Die Werte der elektrodermalen Aktivität (gemessen als Hautwiderstand oder Hautleitwert) erlauben einen Rückschluß auf das generelle Erregungsniveau des Patienten, seine Erregungsschwelle und die Sensibilität seines sympathischen Nervensystems. Auch hier ist weniger die Höhe der Absolutwerte ausschlaggebend, sondern die Differenz zwischen Ruhe und Belastung. Die Zahl der Spontanveränderungen, also der Erregungsanstiege ohne äußeren Reiz, gibt einen ersten Hinweis darauf, wie sensibel das vegetative Nervensystem reagiert.

Ebenso wichtig wie die Reaktionen während der Belastungsphasen sind die Veränderungen in der Entspannungsphase. Viele Patienten setzen sich gerade hier sehr unter Druck und sind dann regelmäßig frustriert, wie schlecht sie in einen entspannten Zustand gelangen. Anhand der physiologischen Aufzeichnungen können sie erkennen, daß dieser innere Druck genau zum Gegenteil einer Entspannungsreaktion, nämlich zu einem ausgeprägten Erregungsanstieg, führt. In den späteren Sitzungen können die Patienten dann experimentieren, wie sie leichter in die Entspannung gelangen und was passiert, wenn sie einfach nur die Augen schließen und sich „gehen lassen". Ein möglicher Grund für einen Erregungsanstieg während der Entspannungsphase kann jedoch auch sein, daß der Patient sich schon hier Gedanken darüber macht, was der Therapeut wohl als nächstes unternehmen wird. Der Erregungsanstieg würde dann eher die Erwartungshaltung oder Erwartungsangst des Patienten widerspiegeln. Patienten mit Ängsten oder einer Posttraumatischen Belastungsstörung fällt es aus Angst vor plötzlich auftauchenden Erinnerungsbildern oft sehr schwer, während der Entspannung die Augen zu schließen und damit etwas von ihrer Kontrolle abzugeben. Die genaue Ursache für die physiologischen Veränderungen während der Entspannungsphase läßt sich deshalb erst durch das gemeinsame Gespräch klären.

Während viele Kopfschmerzpatienten einem psychophysiologischen Krankheitsmodell am Anfang reserviert und kritisch gegenüberstehen, können sie während der Eingangssitzung unmittelbar nachvollziehen, wie es durch äußeren Streß oder innere emotionale Belastung zu einer zunehmenden Verspannung der Kopf- und Nackenmuskulatur kommt, die bei längerer Dauer zu einer merkbaren Verstärkung der Schmerzsymptomatik führt. Als Hausaufgabe sollen die Patienten bis zur nächsten Stunde beobachten, in welchen Situationen sie mit einer Verspannung ihrer Kopf- und Nackenmuskulatur reagieren und wann sie ihre Zähne zusammenbeißen.

Die zweite Sitzung

In der zweiten Sitzung erfolgt – nach der Besprechung der Hausaufgaben – eine längere Entspannungskontrollsitzung, bei der die Patienten für 20 min versuchen sollen, sich zu entspannen und dabei gezielt ihre Muskulatur zu lockern. Auch in dieser Sitzung werden zunächst noch keine detaillierten Entspannungsinstruktionen durch den Therapeuten oder Rückmeldungen über den Computer gegeben. Der Patient sollte lediglich auf den Vorteil einer verlangsamten Bauchatmung und auf die Möglichkeit der Arbeit mit Entspannungsbildern hingewiesen werden. Während der Sitzung werden wiederum die Kiefer-, Stirn- und Nackenmuskulatur sowie EDA und Handtemperatur abgeleitet und aufgezeichnet. Es hat sich nach unserer Erfahrung bewährt, daß der Therapeut während der Entspannungskontrollsitzung den Raum verläßt, damit sich der Patient nicht ständig beobachtet fühlt. Anschließend erfolgt wieder die gemeinsame Sichtung der aufgezeichneten physiologischen Veränderungen und die Besprechung der Beobachtungen oder Schwierigkeiten, die der Patient während der Entspannungsphase erlebt hat. Zur Beurteilung der Entspannungsfähigkeit des Patienten sollten immer mehrere Körpersignale herangezogen werden. Ein besonderes Augenmerk sollte bei Kopfschmerzpatienten auf die Stirn-, Kiefer- und Nackenmuskulatur gelegt werden. Die Verringerung der Muskelanspannung in der Nackenmuskulatur scheint nach neueren Studien (Hart u. Cichanski 1981, Arena et al. 1995) eine wichtigere Rolle bei der Reduktion der Kopfschmerzintensität zu spielen als die Verringerung der Stirnanspannung und hat sich gerade in der Langzeitwirkung als effektiver erwiesen.

Verbesserung der Entspannungsfähigkeit

Hat der Patient Schwierigkeiten mit der generellen Entspannung, sollten ihm in weiteren Sitzungen gezielt einzelne Entspannungstechniken wie Bauchatmung, Zählen der Atemzüge, Arbeiten mit Imaginationen, Gebrauch von Formeln aus dem Autogenen Training oder Übungen der Progressiven Muskelrelaxation vermittelt werden. Der Therapeut sollte darauf hinweisen, daß viele Patienten am Anfang Probleme mit der Entspannung haben, weil sie sich zu sehr unter Druck setzen. Es ist hilfreich, das Biofeedback-Signal eine Weile einfach nur ganz passiv zu beobachten, ohne es gleich beeinflussen zu wollen. Hierbei kann auch das Bild des Wissenschaftlers gebraucht werden, der verschiedene Entspannungsstrategien ausprobiert und deren Erfolg jeweils anhand der Rückmeldung kontrolliert. Es ist sinnvoll, den Patienten jeweils zu Beginn und zum Ende der Biofeedback-Sitzung seine Kopfschmerzintensität einschätzen zu lassen. Auch Patienten, denen es zunächst noch nicht so gut gelingt, ihre Anspannung zu reduzieren, berichten häufig über ein Nachlassen ihrer Kopfschmerzen während der Sitzung. Diese Veränderung sollte dem Patienten deutlich gemacht werden, um seine Selbstwirksamkeitserwartung zu steigern.

Verbesserung der Interozeption

Das Ziel des bisher beschriebenen Entspannungstrainings besteht vor allem darin, daß der Patient lernt, sein generelles Erregungsniveau zu senken und eine Reduktion der Anspannung der Kopf- und Nackenmuskulatur herbeizuführen. In den nun folgenden Sitzungen sollte gezielt an der Verbesserung der Interozeption, das heißt der Wahrnehmung für leichte Veränderungen im Anspannungsgrad der Gesichts-, Kiefer- und Nackenmuskulatur, gearbeitet werden. Dabei ist es sinnvoll, die einzelnen Muskelgruppen zunächst nicht zusammen, sondern nacheinander in das Training mit einzubeziehen. Zunächst wird der Patient dazu aufgefordert, die einzelnen Muskeln leicht anzuspannen und dabei genau auf seine Körperempfindungen zu achten, während er gleichzeitig über den Bildschirm den Anstieg der Muskelanspannung kontrolliert. Als nächstes wird er gebeten, seine Muskeln nicht ganz so stark anzuspannen – erneut unter Beobachtung seiner Wahrnehmungen in den Muskeln und der Veränderung im EMG. Anschließend wird er dazu aufgefordert, seine Muskelanspannung für 1 min möglichst exakt auf einen vorher festgelegten Wert (zunächst 20% oberhalb ihrer jeweiligen Ruheanspannung, dargestellt anhand einer visuell sichtbaren Schwelle) zu erhöhen.

Hiernach erhält er die Aufgabe, anhand der direkten Rückmeldung über den Bildschirm seine Kieferanspannung so weit wie möglich zu reduzieren. Während der Entspannung soll er wiederum genau auf die auftretenden Veränderungen in Gesicht, Kopf und Nacken achten. Anschließend soll er seine Muskelanspannung wieder bis zur eingestellten Schwelle erhöhen, für eine festgelegte Zeit beibehalten und dann wieder möglichst weit entspannen. Dieser Ablauf wird mehrmals wiederholt, wobei die vorher eingestellte Schwelle zunehmend abgesenkt wird, so daß die Unterschiede zwischen Anspannung und Entspannung immer kleiner werden. Die einzelnen Übungstrials dauern jeweils 30–60 sec, anschließend folgt eine kurze Pause, in der der Patient sprechen oder seine Position verändern darf. Die Übungen erfolgen sowohl im Sitzen als auch im Stehen.

Ziel dieser Sitzungen ist, den Patienten für die Wahrnehmung von geringfügigen Veränderungen in der Höhe seiner Muskelanspannung zu sensibilisieren und seine Kontrolle über diese minimalen Veränderungen zu erhöhen.

Whatmore und Kohli (1983) konnten bei Patienten mit einer temporomandibulären Dysfunktion in einer 6-Jahres-Katamnese zeigen, daß der klinische Erfolg der Biofeedback-Behandlung hoch korreliert ist mit der Fähigkeit des Patienten, minimale Veränderungen in der Muskelanspannung wahrzunehmen und zu kontrollieren.

Übertragung in den Alltag

Die beiden letzten Biofeedback-Termine (meist die 7.–8. Sitzung) dienen der Generalisierung des bisherigen Therapieerfolges auf kritische Situationen außerhalb des Treatment-Settings und der Loslösung von der Rückmeldung über die Biofeedback-Apparatur. Hierzu wird der Patient aufgefordert, seine Muskelanspannung ohne Biofeedback-Rückmeldung bis auf einen bestimmten, vom Therapeuten vorgegebenen Wert, der zwischen sehr leicht und sehr stark variiert, zu erhöhen. Wenn er glaubt, diesen

Wert erreicht zu haben, wird ihm die aktuelle Anspannung in µV zurückgemeldet. Dieses Vorgehen wird solange wiederholt, bis die wahrgenommene und die gemessene Anspannung weitgehend übereinstimmen. In einem nächsten Schritt wird er dann wiederum aufgefordert, seine Muskelanspannung bis zu einem bestimmten Wert zu erhöhen und für 30 sec beizubehalten. Anschließend soll er die Anspannung so schnell wie möglich auf einen möglichst niedrigen Wert absenken. Trainingsziel hierbei ist, die zur Entspannung benötigte Zeit weitgehend zu reduzieren. Die Hausaufgabe besteht nach diesen Sitzungen darin, dieses Training auch außerhalb des Behandlungsraumes während des üblichen Alltags und insbesondere in emotional belastenden Situationen durchzuführen. Die regelmäßige Durchführung der Hausaufgaben spielt gerade für die Aufrechterhaltung des Therapieerfolgs eine zentrale Rolle und steigert deutlich die Effektivität des Trainings (Gauthier et al. 1994).

Bei vielen Patienten mit haltungsbedingten Kopfschmerzen ist es notwendig, mit ihnen zu trainieren, bestimmte Handlungen (z.B. Arbeiten am Computer, Hausarbeiten etc.) mit möglichst geringem Kraftaufwand durchzuführen, um so eine unnötige Verspannung ihrer Kopf- und Nackenmuskeln zu vermeiden. Die Messung und direkte Zurückmeldung des Anspannungsgrades der an der jeweiligen Tätigkeit beteiligten Muskelgruppen ermöglichen es dem Therapeuten und Patienten, jene Körperhaltungen und Bewegungsabläufe herauszufinden, die auf Dauer mit der geringsten Muskelverspannung einhergehen (vgl. hierzu auch Kapitel 2 „Biofeedback bei chronischen Rückenschmerzen").

Viele Personen leiden unter Kopfschmerzen bei der Bildschirmarbeit. Um direkt diese Tätigkeit zu üben, ist es hilfreich, wenn im Biofeedback-Labor zusätzlich ein „Übungsrechner" für Patienten steht, auf dem zum Beispiel Textverarbeitung oder Aufmerksamkeitsübungen (z.B. Trierer Mental Challenge Test, Span of Apprehension Test o.ä.) durchgeführt werden können. Die Patienten üben, daran zu arbeiten und gleichzeitig die Kopf- oder Nackenmuskulatur relativ entspannt zu lassen. Bei besonders Computer-Ängstlichen tritt oftmals auch ein generalisiertes Aktivierungsmuster mit muskulären Verkrampfungen bis in die Extremitäten, Herzratenanstieg und vielem mehr auf. Auch daran läßt sich in diesem Setting erfolgreich arbeiten.

Einsatz von tragbaren Biofeedback-Geräten

Bei vielen Patienten ist es sinnvoll, ihnen neben den wöchentlich stattfindenden Biofeedback-Sitzungen ein tragbares EMG-Biofeedback-Gerät mitzugeben, damit sie auch in Alltagssituationen ihre Muskelanspannung kontrollieren können. Hier haben sich insbesondere solche Geräte bewährt, die es erlauben, eine „Alarmschwelle" festzulegen. Erst nach Überschreiten dieser Schwelle ertönt eine akustische Rückmeldung, die den Patienten auf die erhöhte Verspannung hinweist. Geräte der neueren Generation sind zudem in der Lage, die Werte der Muskelanspannung über einen längeren Zeitraum (je nach Abspeicherrate zwischen 12 und 48 Stunden) aufzuzeichnen, so daß sie in der wöchentlichen Biofeedback-Sitzung wieder in den Computer eingelesen und analysiert werden können. Gerade in der Behandlung einer sehr häufigen Ursache für starke Kopfschmerzen, nämlich des nächtlichen Bruxismus (nächtliches Zähneknirschen), hat sich der Einsatz von tragbaren EMG-Biofeedback-Geräten mit Alarmfunktion sehr bewährt. (Das genaue Vorgehen bei der Biofeedback-Behandlung des Bruxismus wird im Kapitel zur Biofeedback-Behandlung bei Tinnitus ausführlicher dargestellt.)

Durch zahlreiche wissenschaftliche Studien und Metaanalysen (zum Überblick siehe Andrasik u. Blanchard 1987, Bogaards u. ter Kuile 1994, Schwartz 1995, Arena u. Blanchard 1996) konnte die Effektivität von Biofeedback bei Spannungskopfschmerz zweifelsfrei belegt werden.

Vergleichende Studien mit pharmakologischen Interventionen (Blanchard 1992) zeigen, daß die Effekte in ähnlichen Größenordnungen liegen. Ebenso gilt jedoch als sicher, daß der Erfolg der Biofeedback-Behandlung nicht allein auf die erzielten physiologischen Veränderungen – etwa die Reduktion der Muskelanspannung – zurückzuführen ist, sondern in hohem Ausmaß mit dem Anstieg der vom Patienten erlebten Selbstwirksamkeitserwartung zusammenhängt (Holroyd et al. 1984, Holroyd u. Penzien 1986, Arena et al. 1995, Rokicki et al. 1997).

Biofeedback bei Migräne

Allgemeine Aspekte

In den Anfangsjahren der Biofeedback-Therapie wurde auch bei Migräne ähnlich wie beim Spannungskopfschmerz vor allem mit der Muskelanspannung (Reduktion der Stirn- und Nackenanspannung) gearbeitet. Obwohl auch dieses Vorgehen häufig zu einer deutlichen Verbesserung der Kopfschmerzsymptomatik führte, haben sich in den letzten Jahren das *Temperatur-Biofeedback (Handerwärmungstraining)* und das sogenannte *Vasokonstriktionstraining (VKT)* durchgesetzt. Beide Biofeedback-Ansätze wurden in einer Vielzahl von Studien miteinander verglichen und sind jeweils mit spezifischen Vor- und Nachteilen behaftet.

Beim **Handerwärmungstraining** lernt der Patient, gezielt eine Steigerung seiner Fingertemperatur und damit seiner peripheren Durchblutung zu bewirken. Es ist sehr einfach durchzuführen und stellt zugleich ein gutes Training der generellen Entspannungsfähigkeit dar. Ein Temperatur-Sensor gehört zur Standardausrüstung eines jeden Biofeedback-Therapeuten.

In den letzten Jahren wurde ein Biofeedback-Training speziell für Migränepatienten entwickelt: das sogenannte Vasokonstriktionstraining (VKT), welches gezielt an den pathophysiologischen Vorgängen während eines Migräneanfalls ansetzt und hoch effektiv ist. Ca. 60% der Patienten können durch dieses Training ihre Kopfschmerzaktivität um mindestens 50% reduzieren (vgl. Abb. 3-3).

Zur Durchführung des **Vasokonstriktionstrainings** benötigt man spezifische, hoch sensible Sensoren (sog. Photoplethysmographen), die den Blutfluß in der Schläfenarterie messen können. Hierbei lernt der Patient, den Dehnungszustand seiner Blutgefäße willentlich zu beeinflussen und eine Verengung seiner Schläfenarterie herbeizuführen. Die Durchblutung der Schläfenarterie wird dem Patienten über den Computerbildschirm als Balken oder Kreis zurückgemeldet, der sich je nach Dehnungszustand der Schläfenarterie in seiner Breite verändert. Der Patient erhält nun die Aufgabe, herauszubekommen, wodurch er diesen Balken enger (= Vasokonstriktion) werden lassen kann.

Viele Patienten arbeiten hier mit bestimmten Vorstellungsbildern, zum Beispiel mit der Vorstellung, in einen sich nach hinten verengenden Tunnel hineinzugehen. Durch die unmittelbare Rückmeldung der Auswirkungen seiner Vorstellungen auf die Arterienweite kann der Patient sehr schnell herausbekommen, durch welche inneren Bilder eine Vasokonstriktion herbeigeführt werden kann. Zwischen den einzelnen Verengungsphasen sind immer wieder kurze Entspannungsphasen eingebaut, damit gleichzeitig der Wechsel zwischen Anspannung und Entspannung trainiert werden kann. Dieses Training ist besonders hilfreich für den Umgang mit Streßsituationen. Nach und nach lernt der Patient, diese Verengung seiner Temporalis-Arterie auch ohne die Rückmeldung über den Computerbildschirm herbeizuführen, so daß er schließ-

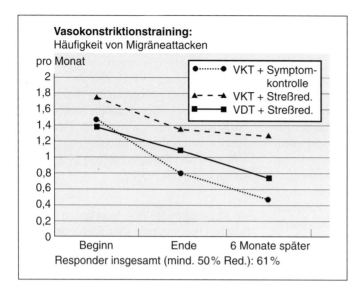

Abb. 3-3 Ergebnisse der Studie von Lisspers und Öst (1990). Abkürzungen: VKT = Vasokonstriktionstraining; VDT = Vasodilatationstraining; Symptomkontrolle: Technik sollte bei Beginn einer Migräneattacke eingesetzt werden; Streßreduktion: Technik sollte allgemein zur Streßreduktion eingesetzt werden, also außerhalb von Migräneattacken.

lich in der Lage ist, bei den ersten Anzeichen eines beginnenden Migräneanfalls den pathophysiologischen Abläufen der Migräne schnell und zuverlässig entgegenzusteuern und so einen Anfall zu verhindern oder zumindest deutlich zu verkürzen.

Temperatur-Biofeedback und Vasokonstriktionstraining gelten heute als sehr effektive psychologische Verfahren zur Behandlung der Migräne und werden häufig in Kombination mit anderen Entspannungsverfahren (z.B. dem Autogenen Training oder der Progressiven Muskelrelaxation) eingesetzt. Die generelle Effektivität beider Methoden ist in etwa vergleichbar, jedoch scheint das Vasokonstriktionstraining dem Handerwärmungstraining bei der direkten Anfallskupierung überlegen zu sein, während das Handerwärmungstraining besonders zur Intervallprophylaxe eingesetzt wird.

In 14 von 18 wissenschaftlichen Untersuchungen zur Wirkung des VKT zeigten sich signifikante und bedeutsame Veränderungen hinsichtlich der Dauer, Intensität und Häufigkeit der Migräneanfälle (Gerber 1986). Hermann et al. (1995) konnten in ihrer sehr umfassenden Metaanalyse zur kindlichen Migräne zeigen, daß die Biofeedback-Behandlung sowohl allein als auch in Kombination mit Entspannungsverfahren anderen behavioralen, psychologischen und auch den klassischen pharmakologischen Behandlungsansätzen mit Betablockern, Calziumantagonisten, Ergotamin-Präparaten und den neuen selektiven Serotonin-Agonisten gegenüber deutlich überlegen war. Nimmt man als Erfolgskriterium eine Reduktion der Kopfschmerzaktivität um mindestens 50%, so erreichen nach Durchsicht der in diesem Punkt sehr übereinstimmenden Literaturergebnisse (Blanchard et al. 1987, 1990, Gerber 1986, Lisspers u. Öst 1990, Schwartz 1995) und auch nach unseren eigenen klinischen Erfahrungen ca. 60% der Patienten dieses Kriterium im Laufe der Biofeedback-Behandlung. Der Erfolg spiegelt sich insbesondere im deutlichen Rückgang der Anfallsfrequenz, des Medikamentenkonsums und bei einigen Patienten auch in einer Verringerung der Dauer und Schmerzintensität des einzelnen Anfalls wider.

Wirkvariablen des Vasokonstriktionstrainings

In der Literatur wird immer wieder kritisch erörtert, welches die spezifischen Wirkvariablen des Vasokonstriktionstrainings sind. Daß eine willentliche extrakranielle Gefäßverengung erlernbar ist, gilt inzwischen als gesichert (vgl. hierzu zusammenfassend Gerber 1986). Ob die in den Untersuchungen erzielte Verengung jedoch eher durch eine allgemeine Steigerung der sympathischen Erregung und/oder durch einen Anstieg der Muskelverspannung im Kopfbereich hervorgerufen wird, wird kontrovers diskutiert.

Um diese Frage zu klären, führten wir in unserer Klinik eine Untersuchung an 20 Migränepatienten durch (Heuser u. Rief 1997). Neben der Durchblutung der Schläfenarterie (zur Ableitung s. Abb. 3-4) wurden gleichzeitig die Durchblutung im Finger, die Muskelanspannung in Stirn und Kiefer, die Herzrate, die Schweißdrüsenaktivität in den Händen (ein Maß für die vegetative Erregung) und die Handtemperatur gemessen.

Alle Patienten erhielten acht 40-minütige Trainingssitzungen, verteilt über vier Wochen. Der genaue Ablaufplan der Sitzungen ist in Tabelle 3-2 dargestellt. Alle acht Sitzungen beginnen mit einer 5-minütigen Baseline. Hieran schließt sich eine erste Selbstkontrollphase an, während der die Patienten versuchen sollen, ohne Rückmeldung über den Computer eine Verengung ihrer Temporalis-Arterie herbeizuführen. Diese Phase ist wichtig, um beurteilen zu können, ob einzelne Patienten schon vor dem Biofeedback-Training willentlich eine Vasokonstriktion herbeiführen können. Über den Verlauf der Biofeedback-Sitzungen sollte sich ein deutlicher Zuwachs der in der Selbstkontrollphase erzielten Vasokonstriktion abzeichnen. Im Anschluß an die erste Selbstkontrollphase erfolgt ein regelmäßiger Wechsel von kurzen Entspannungsphasen (ca. 1 min) und Vasokonstriktionsphasen mit Feedback über den Bildschirm. Um eine bessere Generalisierung des Trainings auf den Alltag zu erreichen, wird die Zahl der Feedback-Rückmeldungen im Verlauf der Sitzungen langsam reduziert und durch weitere Selbstkontrollphasen ersetzt. Alle acht Sitzungen enden mit einer erneuten Selbstkontrollphase und einer abschließenden Baseline.

Die Auswertung der Daten zeigte deutlich, daß die Patienten im Verlauf des Trainings eine signifikante willentliche Verengung ihrer Temporalis-Arterie erlernten (Abb. 3-5). Interessanterweise zeigte sich die Verengung nur in der Schläfenarterie, nicht aber in der Fingerdurchblutung. Dieser Befund belegt, daß die Patienten durch das Training gezielt und selektiv die Durchblutung ihrer Schläfenarterie beeinflußt haben. Die gleichzeitige Kontrolle der Muskelanspannung in Stirn und Kiefer machte deutlich, daß die Patienten in den ersten Stunden während der Konstriktionsphasen verstärkt dazu tendierten, ihre Stirn- und Kiefermuskulatur anzuspannen. Nachdem sie durch

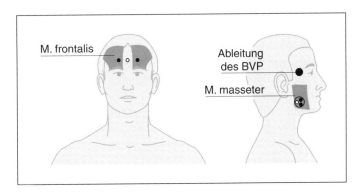

Abb. 3-4 Ableitorte für das Vasokonstriktionstraining

Tab. 3-2 Ablaufschema der einzelnen Sitzungen beim Vasokonstriktionstraining. FB = Phasen mit Feedback, SK = Trainingsphasen ohne Computer-Rückmeldung (Selbstkontrolle).

Zeit (Min)	Sitzung							
	1	2	3	4	5	6	7	8
5	Baseline							
2	Selbstkontrolle							
1	Entspannung							
2	FB	FB	FB	FB	FB	FB	FB	SK
1	Entspannung							
2	FB	FB	FB	FB	FB	FB	FB	FB
1	Entspannung							
2	FB	FB	FB	FB	FB	FB	SK	SK
1	Entspannung							
2	FB	FB	FB	FB	FB	FB	FB	SK
1	Entspannung							
2	Selbstkontrolle							
3	Baseline							

den Therapeuten darauf aufmerksam gemacht wurden, ließ die muskuläre Reaktion deutlich nach. Durch die statistische Analyse konnte ausgeschlossen werden, daß die erzielte Vasokonstriktion auf eine Zunahme der Muskelanspannung im Kopfbereich zurückzuführen ist. Ebenso zeigte sich, daß die Vasokonstriktion im weiteren Verlauf nicht mit einer generellen sympathischen Erregungssteigerung einhergeht, sondern eher mit einer Entspannungsreaktion verbunden ist.

In mehreren Studien zeigte sich – ähnlich wie in den Studien von Holroyd et al. (1986) zu den Wirkmechanismen beim Spannungskopfschmerz –, daß die erzielte Vasokonstriktion nicht der alleinige oder entscheidende Faktor für die Besserung der Migränesymptomatik darstellen kann, da trotz fehlender Vasokonstriktion eine signifikante Verbesserung der Schmerzsymptomatik gefunden werden konnte (Cohen et al. 1980, Gerhards et al. 1985). Neuere Studien (Lisspers u. Öst 1990, Gothe 1994) deuten darauf hin, daß nicht die Vasokonstriktion, sondern die Stabilisierung des Arterientonus den entscheidenden spezifischen physiologischen Effekt beim Vasokonstriktionstraining darstellt. Die Befunde decken sich mit den älteren Ergebnissen von Gauthier et al. (1983), die sowohl bei willentlicher Vasokonstriktion wie auch bei willentlicher Vasodilatation eine Reduktion der Migränesymptomatik fanden. Beide Modalitäten der willentlichen Gefäßkontrolle bewirken wahrscheinlich einen physiologischen Zustand, der den ausgeprägten vasomotorischen Aktivitäten im Verlauf eines Migräneanfalls entgegenwirkt.

Eine zentrale Variable für den Erfolg des Biofeedback-Trainings stellt der Zeitpunkt des Einsatzes der erlernten Gefäßkontrolle dar: In Übereinstimmung mit den pathophysiologischen Vorgängen des Migräneanfalls ist der Einsatz der Vasodilatation besonders hilfreich, wenn er zwischen den Migräneanfällen zur Streßbewältigung herangezogen wird. Eine willentliche Vasodilatation während eines aku-

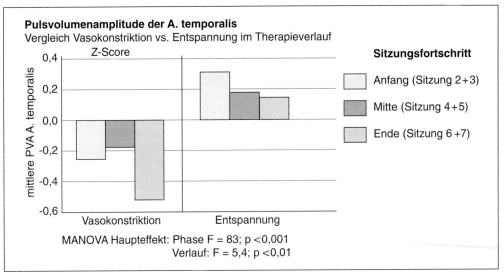

Abb. 3-5 Veränderung der Pulsvolumenamplitude der A. temporalis über den Verlauf der einzelnen Vasokonstriktionssitzungen

ten Migräneanfalls führt dagegen eher zu einer Verschlimmerung der Kopfschmerzsymptomatik. Die willentliche Vasokonstriktion sollte dagegen kurz vor oder während eines Migräneanfalls eingesetzt werden. Zwischen den Migräneattacken scheint die Vasokonstriktion dagegen weniger effektiv zu sein. Diese Befunde konnten auch empirisch bestätigt werden (Lisspers u. Öst 1990).

Unser eigenes Vorgehen bei der Biofeedback-Behandlung von Patienten mit Migräne haben wir inzwischen in Berücksichtigung dieser Ergebnisse derart abgewandelt, daß wir mit den Patienten sowohl eine Vasokonstriktion als auch eine Vasodilatation trainieren, und haben damit bereits sehr gute Erfahrungen sammeln können. Aus unseren eigenen Untersuchungen wurde zudem deutlich, daß es gerade am Anfang der Behandlung wichtig ist, darauf zu achten, daß die Patienten während der Konstriktionsphasen nicht muskulär verkrampfen (z.B. die Zähne zusammenbeißen), da dies zum einen die Ergebnisse der Blut-Volumen-Pulsmessungen verfälschen würde und zum anderen zu einem sekundären Spannungskopfschmerz führen kann. Durch das gezielte Biofeedback-Training lernen Patienten somit, spezifisch zum Beispiel eine Vasokonstriktion durchzuführen, ohne hierzu allgemeine Aktivierungsprozesse heranziehen zu müssen.

Literatur

Andrasik F, Blanchard EB. The biofeedback treatment of tension headache. In: Biofeedback. Studies in Clinical Efficacy. Hatch JP, Fisher JG, Rugh JD, eds. New York: Plenum Press 1987; 281-321.

Arena JG, Blanchard EB. Biofeedback and relaxation therapy for chronic pain disorders. In: Psychological Approaches to Pain Management. A Practitioner´s Handbook. Gatchel RJ, Turk DC, eds. New York: Guilford Press 1996; 179-230.

Arena JG, Bruno GM, Hannah SL, Meador KJ. A comparison of frontal electromyographic biofeedback training, trapezius electromyographic biofeedback training, and progressive muscle relaxation therapy in the treatment of tension headache. Headache 1995; 35: 411-9.

Bischoff C. Wahrnehmung der Muskelspannung: Signalentdeckungstheoretische Untersuchungen bei Personen mit Muskelkontraktionskopfschmerz. Göttingen: Hogrefe 1989.

Bischoff C, Traue HC, Zenz H. Spannungskopfschmerz. In: Psychologische Schmerztherapie: Grundlagen, Diagnostik, Krankheitsbilder, Behandlung. Basler HD, Franz C, Kröner-Herwig B, Rehfisch HP, Seemann H, Hrsg. Berlin: Springer 1990; 250-65.

Blanchard EB, Andrasik F, Ahles T, Teders SJ. Migraine and tension headache: a meta-analytic review. Behav Ther 1980; 11: 613-31.

Blanchard EB, Andrasik F. Biofeedback treatment of vascular headache. In: Biofeedback – Studies in Clinical Efficacy. Hatch JP, Fisher JG, Rugh JD, eds. New York: Plenum Press 1987.

Blanchard EB, Appelbaum KA, Nicholson NL, Radnitz CL, Morrill B, Michultka D, Kirsch C, Hillhouse J, Dentinger MP. A controlled evaluation of the addition of cognitive therapy to a home-based biofeedback and relaxation treatment of vascular headache. Headache 1990; 30: 371-6.

Blanchard EB, Andrasik F. Bewältigung chronischer Kopfschmerzen. Bern: Huber 1991.

Blanchard EB. Psychological treatment of benign headache disorders. J Consult Clin Psychol 1992; 60: 537-51.

Bogaards MC, ter Kuile MM. Treatment of recurrent tension headache: a meta-analytic review. Clinical J Pain 1994; 10: 174-90.

Bongers PM, de Winter CR, Kompier MA, Hildebrandt VH. Psychosocial factors at work and musculoskeletal disease. Scand J Work Environm Health 1993; 19: 297-312.

Chapman SL. A review and clinical perspective on the use of EMG and thermal biofeedback for chronic headache. Pain 1986; 27: 1-43.

Cohen MJ, McArthur DL, Rickles WH. Comparison of four biofeedback treatments for migraine headache: physiological and headache variables. Psychosom Med 1980; 42: 463-80.

Cram JR. Clinical EMG for Surface Recordings. Vol. 2. Nevada City: Clinical Resources 1990.

Flor H, Birbaumer N. Comparison of the efficacy of electromyographic biofeedback, cognitive-behavioral therapy, and conservative medical interventions in the treatment of chronic musculoskeletal pain. J Consult Clin Psychol 1993; 61: 653-8.

Flor H, Herrmann C. Psychophysiologische Verfahren (Biofeedbackverfahren) in der Behandlung chronischer Schmerzsymdrome. In: Psychologie des Schmerzes. Geissner E, Jungnitsch G, Hrsg. Weinheim: Psychologie Verlags-Union 1992; 349-68.

Gauthier J, Doyon J, Lacroix R, Drolet M. Blood volume pulse biofeedback in the treatment of migraine headache: a controlled evaluation. Biofeedback and Self-Regulation 1983; 8: 427-42.

Gauthier J, Coté G, French D. The role of home practice in the thermal biofeedback treatment of migraine headache. J Consult Clin Psychol 1994; 62: 180-4.

Gerber WD. Verhaltensmedizin der Migräne. Weinheim: VCH Verlagsgesellschaft 1986.

Gerber WD, Kropp P, Schoenen J, Siniatchkin MS. „Born to be wild, oder doch gelernt?". Neue verhaltensmedizinische Erkenntnisse zur Ätiopathogenese der Migräne. Verhaltenstherapie 1996; 6: 210-20.

Gerhards F, Florin I, Rojahn J. Vasotonuskontrolle, körperliche Entspannung und kognitive Variablen bei einem Biofeedbacktraining zur Migränebehandlung. In: Verhaltensmedizin: Ergebnisse und Perspektiven interdisziplinärer Forschung. Gerber WD, Miltner W, Mayer K, Hrsg. Berlin: Spinger 1985.

Göbel H. Kopfschmerzen. Leiden, die man nicht hinnehmen muß. Berlin: Springer 1994.

Göbel H. Die Kopfschmerzen. Ursachen, Mechanismen, Diagnostik und Therapie in der Praxis. Berlin: Springer 1997.

Gothe L. Verhaltenstherapie der Migräne – Wirkfaktoren des Vasokonstriktionstrainings. In: Psychotherapeutische Medizin bei chronischem Schmerz. Wahl R, Hautzinger M, Hrsg. Köln: Deutscher Ärzte-Verlag 1994; 113-20.

Hart JD, Cichanski KA. A comparison of frontal EMG biofeedback and neck EMG biofeedback in the treatment of muscle-contraction headache. Biofeedback and Self-Regulation 1981; 6: 663-74.

Hatch JP, Fisher JG, Rugh JD. Biofeedback: Studies in Clinical Efficacy. New York: Plenum Press 1987.

Hermann C, Kim M, Blanchard EB. Behavioral and prophylactic pharmacological intervention studies of pediatric migraine: an exploratory meta-analysis. Pain 1995; 60: 239-56.

Heuser J, Rief W. Physiologische Korrelate der Migränebehandlung mit Vasokonstriktionstraining. Vortrag auf dem 6. Kongreß der Deutschen Gesellschaft für Verhaltensmedizin und Verhaltensmodifikation in Jena, 19.-22. März 1997.

Holroyd KA, Penzien DB, Hursey KG, Tobin DL, Rogers L, Holm JE, Marcille PJ, Hall JR, Chila AG. Change mechanisms in EMG-biofeedback training: cognitive changes underlying improvements in tension headache. J Consult Clin Psychol 1984; 52: 1039-53.

Holroyd KA, Penzien DB. Client variables and the behavioral treatment of recurrent tension headache: a meta-analytic review. J Behav Med 1986; 9: 515-36.

Kröner-Herwig B, Sachse R. Biofeedbacktherapie. 2. Aufl. Stuttgart: Kohlhammer 1988.

Kröner-Herwig B. Biofeedback. In: Psychologische Schmerztherapie: Grundlagen, Diagnostik, Krankheitsbilder, Behandlung. Basler HD, Franz C, Kröner-Herwig B, Rehfisch HP, Seemann H, Hrsg. Berlin: Springer 1990; 469-81.

Lacroix JM, Clarke MA, Bock JC, Doxey NC. Physiological changes after biofeedback and relaxation training for multiple pain tension-headache patients. Perceptual and Motor Skills 1986; 63: 139-53.

Lisspers J, Öst LG. BVP-Biofeedback in the treatment of migraine: the effects of constriction and dilatation during different phases of the migraine attack. Behavior Modification 1990; 14: 200-21.

Olesen J, Jensen R. Getting away from simple muscle contraction as a mechanism of tension-type headache. Pain 1991; 46: 123-4.

Peterson AL, Talcott GW, Kelleher WJ, Haddock CK. Site specifity of pain and tension in tension-type headaches. Headache 1995; 35: 89-92.

Rief W, Heuser J, Fichter M. Biofeedback – ein therapeutischer Ansatz zwischen Begeisterung und Ablehnung. Verhaltenstherapie 1996; 6: 43-50.

Rokicki LA, Holroyd KA, France CR, Lipchik GL, France JL, Kvaal SA. Change mechanisms associated with combined relaxation/EMG biofeedback training for chronic tension headache. Appl Psychophysiol Biofeedback 1997; 22: 21-41.

Schwartz MS. Headache: selected issues and considerations in evaluation and treatment. Part A: Evaluation. In: Biofeedback: A Practitioner´s Guide. Schwartz MS et al., eds. New York: Guilford Press 1995; 313-53.

Schwartz NM, Schwartz MS. Definitions of biofeedback and applied psychophysiology. In: Biofeedback: A Practitioner´s Guide. Schwartz MS et al, eds. New York: Guilford Press 1995; 32-44.

Turk DC, Meichenbaum DH, Berman WH. Application of biofeedback for the regulation of pain: a critical review. Psychological Bulletin 1979; 86: 1322-38.

Vaitl D. Biofeedback. In: Handbuch der Entspannungsverfahren. Bd. 1: Grundlagen und Methoden. Vaitl D, Petermann F, Hrsg. Weinheim: Psychologie Verlags-Union 1993; 272-315.

Whatmore GB, Kohli DR. Dysponesis: a neurophysiologic factor in functional disorders. In: Mind-Body Integration. Peper E, Ancoli S, Quinn M, eds. New York: Plenum Press 1983; 380-94.

4 Ein neuer Weg zur Behandlung der essentiellen Hypertonie: Integrative Biofeedback-Therapie

Michael Marwitz

Diagnostische und epidemiologische Aspekte der arteriellen Hypertonie

In ihrem frühen Stadium verursacht die Hypertonie keine Beschwerden. Im Gegensatz zu Personen mit niedrigem Blutdruck fühlen sich Personen, die unter Bluthochdruck leiden, oft belastbarer und vitaler. Die Diagnose Hypertonie wird deshalb oft erst im Rahmen von Routineuntersuchungen (z.B. bei Einstellungsuntersuchungen) gestellt, was ihr im Amerikanischen den Beinamen „silent killer" einbrachte (Herrmann et al. 1996). Im weiteren Verlauf der Hypertonie stellen sich dann Symptome wie Angina pectoris, Kopfschmerzen, Ohrensausen, Schwindel, Nervosität und andere mehr ein (Beechgaard 1960, Peart 1977).

Obgleich von einem nahezu linearen Zusammenhang zwischen den gemessenen Blutdruckwerten und der kardiovaskulären Morbidität und Mortalität auszugehen ist (Kannel 1977), erfolgte aufgrund populationsstatistischer und klinischer Kriterien die Bildung diagnostischer Subgruppen (Eisenblätter 1991).

Wie Tabelle 4-1 zu entnehmen ist, stellt die Grenzwerthypertonie eine Untergruppe der milden Hypertonie dar. Eine weitere Einteilung des Schweregrades der Hypertonie erfolgt aufgrund der Endorganschädigungen. Hierbei werden drei Stadien unterschieden:
- **1. Stadium:** Es lassen sich keine Zeichen von Organveränderungen nachweisen.
- **2. Stadium:** Organveränderungen wie Linksherzhypertrophie, Schädigungen des Gehirns, der Niere oder des Augenhintergrundes können diagnostiziert werden.
- **3. Stadium:** Aufgrund der Organschädigungen kommt es zu Funktionseinschränkungen (z.B. Niereninsuffizienz) oder Funktionsausfällen (z.B. Myokardinfarkt) der betroffenen Organe.

Im Hinblick auf die Variabilität des Blutdrucks soll eine Diagnose aufgrund von mindestens drei Messungen zu wenigstens zwei verschiedenen Gelegenheiten im Sitzen vorgenommen werden (De Leeuw u. Bikenhäger 1986, WHO 1978). Die Blutdruckmessung selbst wird von vielen Personen als emotional belastend erlebt und bedingt deshalb meist einen Blutdruckanstieg. Der reaktive Effekt der Blutdruckmes-

Tab. 4-1 Klassifikation des Blutdrucks für Erwachsene laut WHO (1978)

Systolischer Blutdruck[1]	Diastolischer Blutdruck[1]	Diagnose
140–159	90–94	Grenzwerthypertonie
140–180	90–104	milde Hypertonie
180–209	105–114	mittelschwere Hypertonie
>209	>114	schwere Hypertonie

[1] Die Zuordnung erfolgt jeweils aufgrund der systolischen und/oder diastolischen Blutdruckwerte.

sung wird im angloamerikanischen Sprachraum auch als „white coat hypertension" oder „office hypertension" bezeichnet (Abb. 4-1, vgl. auch Herrmann et al. 1996). In verschiedenen Studien, die sich mit diesem Phänomen beschäftigen, wurden die durch einen Arzt gemessenen Blutdruckwerte mit Selbstmessungen der Patienten oder den Ergebnissen von 24-Stunden-Blutdruckregistrierungen verglichen (Geradi et al. 1985, Julius et al. 1992, Pickering et al. 1988, Pickering et al. 1990, Siegel et al. 1990). Wie die Ergebnisse dieser Studien belegen, liegt der Anteil der „white coat hypertensives" bei 20% bis 50%. Besonders bei grenzwertig erhöhten Blutdruckwerten sollte die Diagnose einer Hypertonie deshalb die Durchführung einer ambulanten 24-Stunden-Blutdruckregistrierung einschließen (Eliot 1988).

Bei der arteriellen Hypertonie handelt es sich um eine weit verbreitete Erkrankung, an der weltweit ca. 15% bis 20% aller Erwachsenen leiden (Eisenblätter 1991). Bis ins 5. Lebensjahrzehnt hinein leiden mehr Männer als Frauen an Hypertonie; später sind Frauen häufiger betroffen (Paul 1977). Die meisten Hypertonien beginnen im Alter zwischen 20 und 45 Jahren.

Es wird geschätzt, daß an den Folgen der Hypertonie dreimal mehr Menschen sterben als an Krebs. Damit stellen die mit der Hypertonie einhergehenden Komplikationen die häufigste Todesursache dar (Herrmann et al. 1996).

> 15% bis 20% aller Erwachsenen leiden unter Bluthochdruck. An den Folgen der Hypertonie sterben dreimal mehr Menschen als an Krebs.

Ätiopathogenese der essentiellen Hypertonie

Ätiologisch wird zwischen primärer (Synonym: essentieller) und sekundärer Hypertonie unterschieden. Bei der sekundären Hypertonie lassen sich neuroendokrine, renale oder toxische Ursachen finden. Im Gegensatz hierzu sind die Ursachen der essentiellen Hypertonie, die mit 85% bis 95% den überwiegenden Anteil aller Hypertonien ausmacht, unbekannt (Folkow 1982, Manger u. Page 1986).

Die essentielle Hypertonie wird heute als eine multifaktoriell bedingte Erkrankung ange-

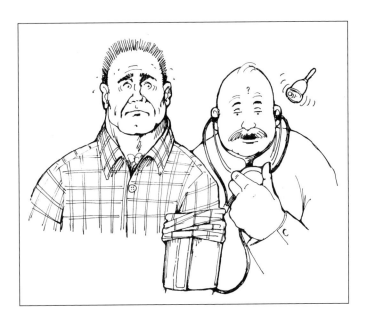

Abb. 4-1 Ein typischer Fall von „white coat hypertension"

sehen, bei deren Genese unterschiedliche Faktoren zu unterschiedlichen Zeitpunkten von Bedeutung sind (Manger u. Page 1986). Es werden eine ganze Reihe von biologischen, soziokulturellen und psychologischen Risikofaktoren postuliert, die mit der essentiellen Hypertonie assoziiert sein sollen. Diskutiert werden hereditäre Belastung, ethnische Zugehörigkeit, Übergewicht, Streß, erhöhter Salz- und Alkoholkonsum, Koffein, Rauchen, Bewegungsmangel und bestimmte Persönlichkeitsmerkmale. Während die Autoren verschiedener Überblicksarbeiten zu dieser Thematik hereditäre Belastung, ethnische Zugehörigkeit, Übergewicht, Persönlichkeitsmerkmale und Streß als empirisch gut belegte Risikofaktoren einschätzen, divergieren die Einschätzungen bezüglich der verbleibenden Faktoren (Marwitz 1997).

> Hereditäre Belastung, ethnische Zugehörigkeit, Übergewicht, Persönlichkeitsmerkmale und Streß stellen die wichtigsten Risikofaktoren für die Entstehung einer essentiellen Hypertonie dar.

Empirisch bestätigen ließ sich auch ein Zusammenhang zwischen Hypertonie und Aggressivität/Feindseligkeit (Chesney u. Rosenman 1985, Schwenkmezger u. Lieb 1991, Vaitl 1985). Hierbei ist jedoch unklar, ob die Unterdrückung von Ärger, wie von Alexander (1951) prototypisch postuliert, oder aber der überzogene und zu häufig zum Ausdruck gebrachte Ärger für die Hypertonie-Genese von Bedeutung ist (Stemmler et al. 1992).

Sowohl Streß (z.B. Lärm, berufliche Überforderung) als auch emotionale Belastungen bedingen einen Blutdruckanstieg, der jedoch zeitlich begrenzt ist. Unklar ist, wie episodische Blutdruckerhöhungen zur Ausbildung einer fixierten Hypertonie führen können. Eine mögliche Erklärung hierfür bietet die viel beachtete Theorie der „strukturellen Autoregulation" von Folkow (1982). Gemäß dieser Theorie sollen drei ätiologische Komponenten bei der Hypertonie-Genese von Bedeutung sein:

1. Das Vorliegen einer genetischen Prädisposition (die Folkow als eine notwendige Bedingung einschätzt),
2. bestimmte Umwelteinflüsse,
3. physiologische Adaptationsprozesse.

Ein erhöhter Salzkonsum soll bei genetisch prädisponierten Personen in Kombination mit belastenden Umwelteinflüssen zu einem erhöhten Blutdruck führen. Besonders bedeutsam sind solche Stressoren, die in der Lage sind, die Abwehrreaktion auszulösen. Hierbei handelt es sich um ein phylogenetisch altes Reaktionsmuster, das sich heute jedoch oft als dysfunktional erweist, da es auf Reaktionen vorbereitet – Kampf oder Flucht –, die in den meisten sozialen Situationen unangemessen sind und deshalb unterdrückt werden müssen. Während die motorischen Komponenten dieser Reaktion blockiert werden, persistieren die durch das autonome Nervensystem gesteuerten physiologischen Reaktionsanteile, zu denen unter anderen ein Anstieg des Blutdrucks gehört (vgl. Schmidt 1982).

> Häufige Blutdruckerhöhungen stellen nach Folkow eine Belastung für die Widerstandsgefäße dar und bedingen eine Hypertrophie der glatten Muskulatur der Media (sog. strukturelle Autoregulation). Hierdurch kommt es zu einer positiven Rückkopplung: Um eine ausreichende Versorgung des Gewebes zu gewährleisten, muß der Blutdruck einen größeren Widerstand überwinden; die hierzu notwendige Blutdruckerhöhung führt wiederum zu einem weiteren Zuwachs der Media, usw.

Folkows Theorie würde auch erklären, warum während des initialen Stadiums der Hypertonie-Genese oft ein Volumenhochdruck (erhöhtes Herzzeitvolumen und normaler, nur relativ erhöhter peripherer Widerstand) und im Stadium der fixierten Hypertonie ein Widerstandshochdruck (erniedrigtes Herzzeitvolumen und erhöhter peripherer Widerstand) bestimmend sind. Geht man davon aus, daß nicht nur die im

Rahmen der Abwehrreaktion ausgelösten, sondern auch emotional bedingte Blutdruckerhöhungen bei genetisch prädisponierten Individuen den Prozeß der strukturellen Autoregulation in Gang setzen können, dann würde dies erklären, wie episodische Blutdruckerhöhungen die Ausbildung einer Hypertonie bedingen können.

Häufige, im Rahmen der sogenannten Abwehrreaktion ausgelöste Blutdruckerhöhungen sollen gemäß der Theorie von Folkow (1982) bei genetisch prädisponierten Personen morphologische Veränderungen der Widerstandsgefäße zur Folge haben und damit zur Ausbildung einer fixierten arteriellen Hypertonie führen.

Die Regulation des Blutdrucks

Eine bedarfsgerechte Gewebeperfusion setzt eine variable und der jeweiligen Belastung angemessene Regulation des mittleren arteriellen Blutdrucks voraus. Dieser wird durch das Herzzeitvolumen (das Produkt aus Herzfrequenz und Schlagvolumen) und den totalen peripheren Widerstand, der durch die Elastizität der großen Arterien und den Durchmesser der Arteriolen bedingt wird, determiniert.

An der Regulation des Herzzeitvolumens und des totalen peripheren Widerstands sind kurz-, mittel- und langfristige Regulationsmechanismen beteiligt. Der wichtigste kurzfristige Regulationsmechanismus ist der Barorezeptoren-Reflex. Die Barorezeptoren sind in der Aorta und in der Arteria carotis lokalisierte drucksensible Rezeptoren, die durch Blutdruckerhöhungen stimuliert werden und über Afferenzen zum vasomotorischen Zentrum in der Medulla oblongata eine reflektorisch vermittelte Dilatation der Arteriolen bei gleichzeitiger Verminderung des Herzzeitvolumens bedingen. Zu den mittelfristigen Regulationsmechanismen gehört unter anderen das Renin-Angiotensin-System. Zu den langfristigen gehören diejenigen, die direkt das Blutvolumen beeinflussen: das renale Volumenregulationssystem, das Adiuretinsystem und das Aldosteronsystem (Schmidt u. Thews 1990). Normalerweise wirken die verschiedenen Regulationssysteme einer dauerhaften Erhöhung des Blutdrucks entgegen. Lang anhaltende Blutdruckerhöhungen aufgrund von Streß und/oder erhöhtem Salzkonsum können insbesondere bei genetisch prädisponierten Individuen jedoch zu einem sogenannten Resetting der Barorezeptoren und der Nieren führen. Das heißt, diese passen sich an den erhöhten Blutdruck an und stellen sich auf erhöhte Werte ein (Folkow 1982, Herrmann et al. 1996).

Bei der Regulation des Blutdrucks spielen kurz-, mittel- und langfristige Regulationssysteme in komplexer Weise zusammen. Eine lang anhaltende Blutdruckerhöhung kann unter bestimmten Umständen zu einer Sollwertverstellung der Regulationssysteme führen.

Die Messung des Blutdrucks

Bei der nicht-invasiven Blutdruckmessung kann man intermittierende und kontinuierliche Meßverfahren unterscheiden. Während die auf dem Markt verfügbaren Geräte zur kontinuierlichen Blutdruckmessung relativ teuer sind, sind die weit verbreiteten Instrumente zur intermittierenden Blutdruckmessung relativ preiswert. In der Regel kommt hierbei das Manschettendruckverfahren nach Riva-Roci (der dieses Verfahren 1896 entwickelte) zur Anwendung (vgl. Fahrenberg u. Foerster 1989, Schandry 1996, Shapiro et al., in press).

Bei der Blutdruckmessung sollten eine ganze Reihe von Punkten beachtet werden (vgl. auch McGrady et al. 1995):
- Zu Beginn sollten Blutdruckmessungen an beiden Armen vorgenommen werden, um mögliche Seitendifferenzen aufzudecken.

Ergeben sich Differenzen, dann sollte in Zukunft stets an dem Arm mit den höheren Blutdruckwerten gemessen wurden. Der in der Ellenbeuge leicht gebeugte Unterarm sollte sich in Herzhöhe befinden, der Arm sollte gestützt werden. Zwischen Meßwiederholungen sollte ein Zeitintervall von mindestens 2 min liegen. Die Maße der Blutdruckmanschette richten sich nach dem Oberarmumfang des Patienten (Tab. 4-2).

- Es ist darauf zu achten, wie der Patient die Blutdruckmessung erlebt, bzw. welche Einstellung er hierzu hat, und in welcher psychischen (z.B. aufgeregt, übermüdet) und physischen (z.B. außer Atem) Verfassung er sich befindet. Des weiteren muß erfragt werden, ob er innerhalb der letzten 30 Minuten Kaffe getrunken oder geraucht hat. Eine Messung sollte erst nach mindestens 5 min ruhigen Sitzens durchgeführt werden. Während der Blutdruckmessung sollte zumindest der Therapeut nicht sprechen und auf behaviorale Anzeichen von Aufregung beim Patienten achten (z.B. Veränderungen des Atemmusters).

Eine reliable Messung des Ruheblutdrucks wird um so eher möglich, wenn
- eine vertrauensvolle Therapeut-Patient-Beziehung besteht,
- der Patient an das Setting und die Meßprozedur gewöhnt ist,
- der Patient kurz vor der Messung keine aktivierenden Substanzen zu sich genommen hat und
- der Patient vor der Messung keinen psychischen und/oder physischen Stressoren ausgesetzt war (vgl. McGrady et al. 1995)

Tab. 4-2 Oberarmumfang und Manschettengröße

Oberarmumfang	Manschattengröße
<30 cm	12 * 24 cm
33–41 cm	15 * 30 cm
>41 cm	18 * 36 cm

Je weniger diese Bedingungen erfüllt sind, um so eher spiegeln die Meßwerte einen Zustand psychophysischer Aktivierung unbekannter Intensität wider. Anders als bei der Diagnostik der Hypertonie sind beim Biofeedback zwar sowohl der Ruhe- als auch der Belastungsblutdruck von Interesse, wichtig ist jedoch, abschätzen zu können, wodurch die Meßwerte bedingt werden.

Eine reliable Messung des Ruheblutdrucks wird durch eine Vielzahl möglicher Störungsquellen erschwert. Wiederholte Blutdruckmessungen sind bei der Hypertonie-Diagnostik deshalb unumgänglich.

Im Gegensatz zur intermittierenden gestaltet sich die nicht-invasive kontinuierliche Blutdruckmessung ungleich schwieriger. Eine elegante Methode der kontinuierlichen Blutdruckmessung geht auf eine von Penaz (1973) entwickelte Technik zurück. Hierbei wird eine Manschette um ein bestimmtes Körpergebiet (meist Mittelglied des Mittel- oder Ringfingers) gelegt und durch die Anwendung eines Druckes dafür gesorgt, daß keine Blutvolumenveränderungen mehr auftreten (Abb. 4-2). Dies wird erreicht, indem das Blutvolumen ständig mit Hilfe eines fotoelektrischen Meßverfahrens (Pletyhsmographie) gemessen wird. Über einen computergesteuerten Servomechansimus wird der Manschettendruck so gesteuert, daß Volumenschwankungen eliminiert werden. Die Folge ist, daß die Gefäßwände keine Pulsation mehr aufweisen, obwohl die Durchblutung der Fingerbeeren kaum beeinträchtigt wird. Unter diesen Bedingungen entspricht der angelegte Manschettendruck dem intraarteriellen Druck, der auf die Gefäßwände einwirkt (Wesseling et al. 1986).

Die Geräte, bei denen das beschriebene Verfahren realisiert ist (u.a. „Finapres" und „Portapres"), sollten jedoch nicht zu diagnostischen Zwecken verwendet werden, da sich teilweise große Abweichungen zu den nach dem Riva-Roci-Verfahren gemessenen Werten ergeben. Dies erschwert auch den interindividuellen

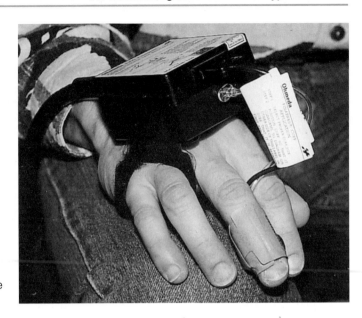

Abb. 4-2 Blutdruckmanschette am Mittelfinger

Vergleich der gemessenen Blutdruckwerte: Individuen, deren nach dem Riva-Roci-Verfahren gemessene Blutdruckwerte vergleichbar sind, weisen teilweise große Differenzen in den kontinuierlich gemessenen Blutdruckwerten auf (vgl. Marwitz 1997). Die Anwendung der kontinuierlichen Technik für das Biofeedback kann hingegen uneingeschränkt empfohlen werden, da hier in der Regel nur die intraindividuellen Meßwerte von Bedeutung sind und die Messung selbst als kaum beeinträchtigend erlebt wird (Marwitz 1997). Im deutschsprachigen Raum wurde von Piesbergen et al. (1995, 1996) für die Finapres-2300-Anlage (Ohmeda-Medizintechnik) eine entsprechende Biofeedback-Software entwickelt. Hierbei wird dem Patienten für jeden zweiten Herzschlag in graphischer Form sein diastolischer Blutdruck mit einer Zeitverzögerung von einer Sekunde in Form einer variierenden Säule (ähnlich einem Thermometer) zurückgemeldet (Abb. 4-3). Es ist möglich, den systolischen, den diastolischen und den mittleren Blutdruck sowie die Herzfrequenz zu speichern. Die gespeicherten Rohdaten können dann statistisch weiterverarbeitet und/oder in graphischer Form dargestellt werden.

Die Behandlung der essentiellen Hypertonie

Pharmakologische Therapie

Bei der medikamentösen Behandlung der essentiellen Hypertonie kommen unter anderem Alpha- und Beta-Rezeptorenblocker (blockieren die noradrenergen bzw. adrenergen Rezeptoren), Diuretika (senken das Plasmavolumen), Kalziumkanalblocker (vermindern die Kontraktilität der glatten Gefäßmuskelzellen) oder Angiotensin-Konversionsenzym-Hemmer (ACE-Hemmer, die die Bildung des vasokonstringierenden Angiotensin 2 hemmen) zum Einsatz. Die Therapie erfolgt stufenweise: Zunächst wird mit einem Diuretikum oder einem Beta-Rezeptorenblocker begonnen. Bewirken diese keine ausreichende Blutdrucksenkung, werden die oben genannten Präparate in zwei- oder dreifacher Weise miteinander kombiniert (Mutschler 1996). Hierbei wird eine Senkung des diastolischen Blutdrucks um 5 bis 6 mmHg als klinisch bedeutsam gewertet, da sich hierdurch bereits das Risiko, eine koronare Herzkrankheit zu entwickeln, deutlich vermindern läßt (MacMahon et al. 1990).

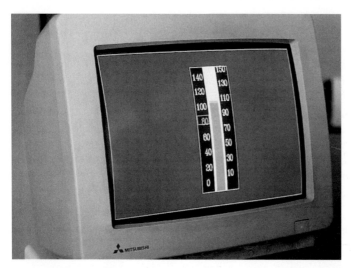

Abb. 4-3 Blutdrucksäule auf PC-Bildschirm

Veränderungen der Lebensgewohnheiten

Als einen ersten Schritt der Hypertonie-Behandlung empfiehlt das Joint National Committee (1993), folgende Veränderungen durchzuführen: Reduktion des Kochsalzkonsums, Gewichtsreduktion bei Übergewicht, regelmäßige körperliche Betätigung, Reduktion des Alkoholkonsums, Beendigung des Zigarettenkonsums sowie Reduktion von fetten und cholesterinhaltigen Speisen. Empirisch am besten belegt ist die blutdrucksenkende Wirkung einer Gewichtsreduktion, die für den systolischen Blutdruck bei 2–3 mmHg und für den diastolischen bei 1–2 mmHg pro Kilogramm liegt (Jacob et al. 1987).

Psychologische Behandlungsverfahren

Zu den Verfahren, die am häufigsten zur Behandlung der essentiellen Hypertonie eingesetzt werden, gehören Entspannungsverfahren (Autogenes Training, Progressive Muskelentspannung, Yoga, Transzendentale Meditation, Atemtherapie, Hypnose), Biofeedback und verschiedene Formen von Streß-Management sowie unterschiedliche Kombinationen der genannten Verfahren (Köhler 1989, McGrady et al. 1995). Die Effektivität dieser Verfahren wurde in einer Vielzahl von Studien überprüft. So identifizierten Eisenberg et al. (1993) bei der Literaturrecherche ihrer Metaanalyse 857 Arbeiten, die zwischen 1970 und 1991 publiziert wurden und die Anwendung psychologischer Verfahren bei der Hypertonie-Behandlung zum Inhalt haben. Detaillierte Informationen zu den Studien können den vorliegenden Überblicksarbeiten entnommen werden (z.B. Eisenberg et al. 1993, Chesney u. Black 1986, Frumkin et al. 1978, Glasgow u. Engel 1987, Jacob et al. 1977, Jacob et al. 1987, Jacob et al. 1991, Kröner-Herwig u. Sachse 1988, Linden u. Chambers 1994, McGrady et al. 1995, Pickering 1982, Reeves u. Shapiro 1978, Ward et al. 1987).

Eine ausführliche Darstellung auch nur eines Bruchteils der vorliegenden Studien würde den Rahmen dieser Arbeit bei weitem sprengen. Statt dessen soll summarisch auf einige Fragen eingegangen werden, die im Zusammenhang mit der Biofeedback-Behandlung der essentiellen Hypertonie für den Praktiker und den von ihm behandelten Patienten von Bedeutung sind.

▶ **Wie effektiv ist Biofeedback bei der Behandlung der essentiellen Hypertonie?**
Die durch Biofeedback erreichte Reduktion des

Blutdrucks (Prä-Post-Differenzwerte) liegt gemäß Glasgow und Engel (1987) für den systolischen Blutdruck zwischen 4 und 22 mmHg (M = 12 mmHg) und für den diastolischen zwischen 4 und 15 mmHg (M = 9 mmHg). Pickering (1982) und Jacob et al. (1987) gelangen zu vergleichbaren Ergebnissen.

Wie Tabelle 4-3 zu entnehmen ist, fallen diese Effekte im Kontrollgruppenvergleich ähnlich groß aus. Dies gilt vor allem dann, wenn die Baseline-Werte (= Prä-Werte) an einem Tag gemessen wurden. Es kann sein, daß wiederholte Blutdruckmessungen eine Habituation an die Meßprozedur zur Folge haben und somit niedrigere Meßwerte bedingen. In Studien, in denen die Baseline-Werte der Kontrollgruppe nur an einem Tag gemessen wurden, käme dieser Habituationseffekt nur in der Experimental-, nicht aber in der Kontrollgruppe zum Tragen; entsprechend größer fallen die Gruppenunterschiede zugunsten der Experimentalgruppe aus. Kommt der Habituationseffekt hingegen in beiden Untersuchungsgruppen zum Tragen, so fallen die Unterschiede deut-

Tab. 4-3 Die Effektivität psychologischer Behandlungsverfahren bei der Behandlung der essentiellen Hypertonie. Differenzen der Prä-Post-Werte zwischen Experimental- und Kontrollgruppe[1]

	1-Tages-Baseline[2]	>1-Tages-Baseline
Biofeedback		
SBP	12.1 (-10.4[3]–34.7)	-2.6 (-11.8–6.6)
DBP	8.4 (-7.6–24.4)	0.2 (-5.9–6.3)
Anzahl der Vergleiche/N	2/73	1/27
Streßbewältigung		
SBP	14.1 (7.5–20.8)	
DBP	11.1 (7.1–15.1)	
Anzahl der Vergleiche/N	3/88	
Meditation		
SBP		6.5 (0.3–12.7)
DBP		11.1 (7.4–14.8)
Anzahl der Vergleiche/N		2/41
Entspannungsverfahren		
SBP	9.6 (1.7–17.6)	2.3 (0.2–4.4)
DBP	6.5 (-1.6–14.7)	1.0 (-0.5–2.5)
Anzahl der Vergleiche/N	2/63	6/299
Kombinationstherapie[4]		
SBP	17.4 (8.7–26.1)	6.8 (0.1–13.5)
DBP	9.7 (-1.4–20.8)	5.3 (1.1–9.5)
Anzahl der Vergleiche/N	1/20	5/403

[1] Übersetzt und zitiert nach Eisenberg et al. (1993). In die Metaanalyse gingen nur Studien mit randomisierter Gruppenzuweisung ein (insgesamt 17 Studien mit 22 Vergleichen). Bei den Probanden handelte es sich um milde Hypertoniker (DBP 90 bis 114 mmHg). SBP = systolischer Blutdruck (systolic blood pressure), DBP = diastolischer Blutdruck (diastolic blood pressure).
[2] Die Baseline-Blutdruckwerte der Probanden wurden in einigen Studien an einem, in den anderen Untersuchungen an mehreren Tagen gemessen.
[3] Negative Werte bedeuten, daß die Blutdrucksenkungen in der Kontrollgruppe größer ausfielen als diejenigen der Experimentalgruppe.
[4] Unterschiedliche Kombinationstherapien der aufgeführten Therapieverfahren.

lich geringer aus. Akzeptiert man eine Reduktion des diastolischen Blutdrucks um 5 mmHg als einen klinisch signifikanten Effekt, so ist jedoch auf jeden Fall davon auszugehen, daß sich dieser auch mittels Biofeedback erzielen läßt (s. Tab. 4-4).

Biofeedback stellt zwar keine Alternative zur medikamentösen Behandlung der essentiellen Hypertonie dar, kann diese jedoch ergänzen und unterstützen (Glasgow u. Engel 1987, McGrady et al. 1995). So konnte in zwei methodisch anspruchsvoll angelegten Studien gezeigt werden, daß bei milden Hypertonikern durch Biofeedback oder Kombination von Biofeedback und Entspannung eine substantielle Reduktion der antihypertensiven Medikation erreicht werden konnte (Glasgow et al. 1982, Glasgow et al. 1989, Leinert et al. 1987). In weiteren Studien konnte durch Biofeedback eine Reduktion der Blutdruckreaktivität bei einem Streßtest (Aivazyan et al. 1988), eine Senkung des Plasma-Aldosteron-Spiegels (McGrady 1994) und des Cortisolspiegels sowie eine Abnahme von Trait-Angst (McGrady et al. 1991) erreicht werden.

▶ **Wieviele Sitzungen sind nötig, um eine substantielle und stabile Reduktion des Blutdrucks zu erreichen?** In den meisten Studien, in denen stabile Blutdrucksenkungen erzielt werden konnten, wurden zwischen 8 und 20 Biofeedback-Sitzungen durchgeführt (Eisenberg et al. 1993, Glasgow u. Engel 1987).

▶ **Welche Art von Biofeedback ist am effektivsten?** Bei der Therapie der essentiellen Hypertonie kamen direktes Blutdruck-, Hautleitfähigkeits-, Fingertemperatur-, Fußtemperatur- sowie EMG-Biofeedback zum Einsatz. Zwischen den einzelnen Verfahren ließen sich jedoch keine replizierbaren Unterschiede hinsichtlich der Reduktion des Blutdrucks finden (Glasgow u. Engel 1987, Jacob et al. 1987, McGrady et al. 1995). Allerdings wurde bisher nur in wenigen Studien der Blutdruck kontinuierlich gemessen und rückgemeldet, wie es weiter oben beschrieben wurde. Aufgrund der großen Blutdruckvariabilität scheint dieses Verfahren jedoch sehr vielversprechend, zumal dieser Methode auch in den Augen der Patienten die größte Plausibilität zukommt.

▶ **Wie effektiv ist Biofeedback im Vergleich zu anderen psychologischen Behandlungsverfahren?** In einigen Studien, in denen ein direkter Vergleich zwischen Biofeedback und verschiedenen anderen Interventionsverfahren realisiert wurde, konnte der Nachweis erbracht werden, daß Biofeedback anderen Interventionsverfahren überlegen ist (z.B. Aivazyan et al. 1988), in anderen gelang dieser Nachweis nicht (z.B. Chesney et al. 1987). Die hierzu vorliegenden Ergebnisse sind insgesamt als inkonsistent einzuschätzen (Glasgow u. Engel 1987, Jacob et al. 1987). Die Ergebnisse der Metaanalyse von Eisenberg et al. (1993) tendieren dahin, daß die Effekte der Biofeedback-Therapie geringer ausfallen als diejenigen von Meditation, Streßmanagement und kombinierten Ansätzen. Sie fallen jedoch etwas größer aus als diejenigen von Entspannungsverfahren (Tab. 4-4). Insgesamt muß bezüglich solcher Vergleiche jedoch die oftmals geringe Stichprobengröße relativierend berücksichtigt werden.

Generell deuten die Ergebnisse der von Linden und Chambers (1994) durchgeführten Metaanalyse darauf hin, daß monotherapeutische Verfahren weniger effektiv sind als individuell ausgerichtete kognitive Behandlungsansätze, wobei die monotherapeutischen Ansätze jedoch annähernd genauso effektiv sind wie die simple (sozusagen additive) Kombination dieser Behandlungsverfahren.

Dies gilt möglicherweise nicht, wenn Biofeedback mit einem Entspannungsverfahren kombiniert wird, wie es in neueren Studien meist der Fall ist (z.B. McGrady et al. 1991, McGrady 1994, McGrady 1996). Glasgow et al. (1982) kommen in ihrer Studie unter anderem zu dem Ergebnis, daß die (sukzessive eingeführte) Kombination von Biofeedback und

Tab. 4-4 Die Effektivität verschiedener Behandlungsverfahren im Vergleich (Effektgrößen als Korrelationskoeffizient r)[1]

Therapieform	Anzahl der Studien	N	Ausgangs-werte (mm Hg)	Veränderungs-werte[2] (mm Hg)	Effekt-größe	Adjustierte Effekt-größe
Medikamentöse Therapie						
Diuretika						
SBP	10	667	154.7	-14.3	.55	.59
DBP	10	667	101.4	-7.9	.77	.77
Beta-Blocker						
SBP	10	509	150.2	-17.5	.42	.50
DBP	10	509	101.7	-12.3	.76	.76
Physiologische Maßnahmen						
Gewichtsreduktion						
SBP	8	221	152.4	-10.8	.49	.57
DBP	8	221	97.3	-7.8	.50	.59
Kochsalzreduktion						
SBP	6	268	148.9	-15.5	.36	.45
DBP	6	268	93.9	-7.5	.38	.49
Sport						
SBP	13	272	146.9	-13.4	.50	.65
DBP	13	272	94.0	-9.0	.44	.56
Psychologische Therapien						
Unimodal						
SBP	53	812	145.1	-9.0	.35	.47
DBP	53	812	94.2	-6.1	.31	.40
Multimodal						
SBP	25	519	145.2	-9.7	.38	.51
DBP	25	519	95.2	-7.2	.33	.41
Individualisierte Verfahren						
SBP	12	320	147.4	-15.2	.51	.65
DBP	12	320	92.7	-9.2	.49	.69

[1] Übersetzt und zitiert nach Linden und Chambers (1994). In die Metaanalyse gingen nur Studien mit randomisierter Gruppenzuweisung ein. Unimodal: Studien, in denen die Wirkung von jeweils einem Verfahren untersucht wurde (z.B. Biofeedback). Multimodal: Studien, in denen die Kombination veschiedener Verfahren untersucht wurde (z.B. Biofeedback und Meditation). Individualisierte Verfahren: Studien, in denen komplexe kognitiv-behaviorale Ansätze untersucht wurden (z.B. Streßbewältigungstraining, Ehetherapie usw.).
[2] Post-Prä-Differenzwerte
[3] Adjustierung der Effektgrößen aufgrund der Ausgangswerte

Entspannung effektiver ist als eines der beiden Verfahren allein. Darüber hinaus erwies sich die Sequenz Biofeedback-Entspannung gegenüber Entspannung-Biofeedback als überlegen. Die größten Effekte ließen sich jedoch durch Behandlungsansätze erzielen, in denen Entspannungsverfahren, Biofeedback und Streßmanagement miteinander kombiniert wurden (z.B. Canino et al. 1994, Patel et al. 1981).

▶ **Wie stabil sind die durch Biofeedback entweder allein oder in Kombination mit anderen Verfahren erzielten Effekte?** Die durch Biofeedback allein oder in Kombination mit anderen Behandlungsverfahren erzielten Effekte sind in Zeiträumen zwischen ½ und 4 Jahren als relativ stabil einzuschätzen (Jacob et al. 1987). Als stabil erweist sich hierbei nicht nur die erzielte Blutdruckreduktion, sondern auch die Reduktion der antihypertensiven Medikation (Glasgow et al. 1989) sowie hormonelle (McGrady et al. 1991) und psychologische Veränderungen (Aivazyan et al. 1988, Canino et al. 1994, McGrady et. al. 1991).

▶ **Läßt sich vorhersagen, welche Patienten vom Biofeedback profitieren?** Bereits in den frühen, kasuistisch angelegten Biofeedback-Studien wurde deutlich, daß Patienten unterschiedlich gut auf die Behandlung ansprechen (vgl. Kristt u. Engel 1975). Weaver und McGrady (1995) gehen davon aus, daß 50% bis 80% der mit Biofeedback und Entspannung behandelten Patienten eine klinisch signifikante Blutdruckreduktion erreichen können. Dennoch liegen bisher nur relativ wenige Arbeiten vor, die sich explizit mit der Frage beschäftigen, wodurch Patienten, die von Biofeedback profitieren, charakterisiert sind. In ihrer Überblicksarbeit gelangt McGrady (1996) zu dem Schluß, daß Patienten, die durch eine Hyperreaktivität des sympathischen Nervensystems, angezeigt durch eine hohe Herzfrequenz, kalte Hände, hohe Anspannungswerte der Muskulatur und eine hohe Plasma-Renin-Aktivität, gekennzeichnet sind, gut auf die Biofeedback-Therapie ansprechen (s. a. Weaver u. McGrady 1995).

Besonders große Blutdrucksenkungen sind bei Patienten mit hoher Trait-Angst und hohen Urin-Cortisol-Werten zu erwarten (McGrady u. Higgins 1989). Diese Ergebnisse lassen sich vor dem Hintergrund der bereits 1967 von von Eiff postulierten Hypothese interpretieren, wonach bei Hypertonikern eine genetisch determinierte Hyperreaktivität des hypothalamischen Sympathikuszentrums vorliege. Denn diese Zentren steuern die vegetativen Komponenten der Abwehrreaktion (Brod 1982), der gemäß der Theorie von Folkow (1982) bei der Hypertonie-Genese eine zentrale Bedeutung zukommt (s. Kap. 4.2).

In der Praxis halten McGrady et al. (1995) eine Biofeedback-Therapie unter anderem bei folgenden Patienten für indiziert:
1. Patienten, die unter den Nebeneffekten der medikamentösen Therapie leiden oder eine solche verweigern,
2. junge Patienten, die sich in einem frühen Stadium der Hypertonie-Entwicklung befinden,
3. Patienten mit großer Behandlungsmotivation,
4. Patienten, die in ihrem Alltag viel Streß ausgesetzt sind und über einen längeren Zeitraum hinweg einen stetigen Blutdruckanstieg erkennen lassen,
5. als präventive Maßnahme, wenn ein Patient aufgrund einer hereditären Belastung für eine Biofeedback-Therapie motiviert ist.

▶ **Welche physiologischen Veränderungen bedingen die Reduktion des Blutdrucks durch Biofeedback?** Daß durch Biofeedback eine direkte Kontrolle des Blutdrucks erlernt wird, ist unwahrscheinlich. So wurde in der methodisch aufwendig angelegten Placebo-Studie von Hunyor et al. (1997) einer Gruppe von milden Hypertonikern der Blutdruck kontinuierlich und kontingent rückgemeldet, wohingegen die Rückmeldung in der Kontrollgruppe nicht-kontingent erfolgte. Dabei wurde darauf geachtet, daß die nicht-kontingente Rückmeldung nicht als solche zu erkennen war. Die Untersuchung war als Doppelblindstudie angelegt, so daß weder die Probanden noch der Versuchsleiter wußten, welcher Gruppe die Probanden zugeordnet waren. Die Ergebnisse zeigen, daß es sowohl der Experimental- als auch der Kontrollgruppe gelang, ihren Blutdruck zu senken, und daß sich keine Unterschiede zwischen den Gruppen nachweisen ließen. Damit legt diese Studie den Schluß nahe, daß die durch Biofeedback erzielten Blutdrucksenkungen durch Entspannung vermittelt werden, wobei insbesondere auch durch die Art der Rückmeldung eine positive Erwartungshaltung erzeugt wird (vgl. auch Blanchard 1990).

Unklar ist, welche physiologischen Veränderungen die Blutdrucksenkungen bedingen. Es wird davon ausgegangen, daß durch Biofeedback bzw. Entspannung die Reaktivität und/oder der Tonus des Sympathikus reduziert wird (McGrady 1996). Obrist (1981) vermutet, daß dieser Effekt durch einen Anstieg der vagalen Aktivität bedingt wird, was zu einer Verbesserung der autonomen Balance führt (vgl. Wenger u. Cullen 1972). Dies würde auch erklären, warum Studien, in denen atemtherapeutische Entspannungsverfahren eingesetzt wurden, relativ gute Effekte erzielten (Aivazyan et al. 1988, Patel et al. 1981). Physiologisch gesehen beeinflußt die Art der Atmung in hohem Maße die vagale Aktivität (Stemmler 1992).

Glasgow et al. (1982) vermuten, daß Entspannungsverfahren und Biofeedback unterschiedlich wirken. Entspannungsverfahren bewirken primär eine Abnahme der Herzfrequenz und des Schlagvolumens, wohingegen Biofeedback eine Senkung des totalen peripheren Widerstandes bedingt. Aus diesem Grund seien die beiden Verfahren als Ergänzungen und nicht als Alternativen anzusehen (s. auch McGrady et al. 1995).

> Biofeedback ist als effektive Methode zur Behandlung der milden essentiellen Hypertonie anzusehen. Allerdings sollte Biofeedback mit weiteren medizinischen (vor allem Pharmakotherapie) und psychologischen Behandlungsmethoden (Entspannungsverfahren, Streß- und Ärgermanagement) kombiniert werden. Stabile Treatment-Effekte lassen sich durch die Rückmeldung verschiedener Biosignale erreichen, wobei der kontinuierlichen Rückmeldung des Blutdrucks in den Augen der Patienten (und des Therapeuten) die größte Plausibilität zukommt. Insbesondere ängstliche Hypertoniker, das heißt Patienten, die durch hohe Trait-Angst und eine sympathische Hyperreaktivität charakterisiert sind, scheinen vom Biofeedback zu profitieren. Zur Zeit ist noch unklar, welche physiologischen Prozesse die durch Biofeedback induzierten Blutdrucksenkungen bedingen.

Wirkfaktoren des Biofeedbacks bei der Therapie der essentiellen Hypertonie

Wie die Metaanalyse von Eisenberg et al. (1993) belegt, fallen die Unterschiede zwischen Experimental- und Kontrollgruppe dann gering aus, wenn die Kontrollgruppen plausible Behandlungselemente einschließen. Neben den Effekten von Biofeedback und/oder Entspannung kamen in den verschiedenen Untersuchungen eine ganze Reihe unspezifischer Effekte zum Tragen, die ebenfalls eine substantielle Reduktion des Blutdrucks bewirken können (Chesney u. Black 1986). Im einleitenden Kapitel dieses Buches wurde bereits auf die Bedeutung von weiteren Wirkfaktoren außer der physiologischen Veränderung hingewiesen. Im folgenden sollen deshalb die verschiedenen *Wirkfaktoren* nochmals am Beispiel der Hypertonie-Behandlung konkret dargestellt werden.

● *Die wiederholte Messung des Blutdrucks geht mit einer Abnahme der Meßwerte einher.* Unklar ist, wodurch dieses Phänomen bedingt wird. Wahrscheinlich spielen stati-

stische Regressionseffekte, Habituation und durch die Ergebnisse der Messungen hervorgerufene Verhaltensänderungen, entweder allein oder in Kombination, eine Rolle. McGrady et al. (1995) und Glasgow et al. (1982) halten deshalb insbesondere bei milden Hypertonikern ein gestuftes Vorgehen für sinnvoll: Vor Beginn der Biofeedback-Therapie soll der Blutdruck etwa zwei bis vier Wochen lang regelmäßig gemessen werden. Erst wenn sich die Werte dann nicht normalisieren, wird mit der eigentlichen Therapie begonnen.
- *Positive Erwartungen hinsichtlich der Wirksamkeit der Biofeedback-Therapie erhöhen deren Effektivität.* Wittrock et al. (1988) konnten zeigen, daß eine positive Erwartungshaltung gegenüber der Biofeedback-Therapie positiv mit einer Blutdruckreduktion bei Abschluß der Behandlung korrelierte. Blanchard (1990) geht davon aus, daß eine positive Erwartungshaltung einen motivierenden Effekt hat, was sich günstig auf die Behandlung auswirkt und damit eine erfolgreiche Beeinflussung der gemessenen physiologischen Variablen wahrscheinlich macht. Dies wirkt sich wiederum positiv auf die Selbsteffizienzerwartung aus.
- *Die Erfahrung, physiologische Prozesse beeinflussen zu können, führt zur Erfahrung von Selbsteffizienz.* Blanchard (1990) und Wittrock et al. (1988) betonen, daß eine erfolgreiche Beeinflussung der rückgemeldeten Parameter die Selbsteffizienzerwartung der Patienten erhöht, was wiederum einen motivierenden Effekt hat.
- *Übung erhöht den Erfolg der Biofeedback-Therapie.* In einigen Studien konnte gezeigt werden, daß regelmäßiges Üben von Entspannung im häuslichen Umfeld positiv mit der Höhe der Blutdruckreduktion nach der Behandlung kovariiert (Blanchard 1990, Jacob et al. 1987).
- *Biofeedback bedingt eine Blutdruckreduktion.* Wahrscheinlich begünstigt Biofeedback das Erlernen von Entspannung, indem es erstens schneller zu Erfolgen führt (Glasgow et al. 1982, Kröner-Herwig u. Sachse 1988) und zweitens Patienten für Erfolge unmittelbar belohnt. Möglicherweise werden durch Temperatur- oder kontinuierliches Blutdruck-Biofeedback bestimmte Komponenten der Entspannungsreaktion, insbesondere der Vasomotorik, differentiell verstärkt und somit schneller und ausgeprägter gelernt (Glasgow et al. 1982).
- *Die Biofeedback-Behandlung der essentiellen Hypertonie ist erfolgreicher, wenn sie Bestandteil eines individualisierten, multimodalen Therapieverfahrens ist.* Sowohl die Ergebnisse empirischer Studien (s. Tab. 4-3) als auch die Empfehlungen von Praktikern (McGrady et al. 1995) konvergieren dahingehend, daß bei der psychologischen Behandlung der essentiellen Hypertonie ein individualisiertes Vorgehen standardisierten Behandlungsansätzen vorzuziehen ist. Hierbei können bewährte standardisierte Behandlungselemente (z.B. Autogenes Training, Streßimpfung) einbezogen und, dem jeweiligen Einzelfall entsprechend, modifiziert werden.

Wie sollte ein solches Behandlungsverfahren aussehen? Allgemein gesagt sollte es so konzipiert werden, daß es die genannten Wirkfaktoren maximiert. Vor Beginn der Behandlung sind über einen längeren Zeitraum hinweg regelmäßig Blutdruckmessungen (wenn möglich Fremd- und Selbstmessungen) und gegebenenfalls eine ambulante 24-Stunden-Blutdruckregistrierung durchzuführen. Bei Beginn der Behandlung sollte zunächst eine positive Erwartungshaltung und eine gute Therapiemotivation aufgebaut werden. Anschließend ist dem Patient zu vermitteln, wie er mittels Biofeedbacks seinen Blutdruck senken kann. Verglichen mit anderen Formen des Biofeedbacks dürfte in den Augen des Patienten der kontinuierlichen Rückmeldung des Blutdrucks die höchste Plausibilität zukommen. Der Patient sollte außerdem ein Entspannungsverfahren bzw. Elemente eines solchen lernen, wobei insbesondere einer entspannungsfördernden Atemtechnik eine wichtige Rolle zukommt. Der Patient sollte lernen, sich sowohl in Ruhe als auch unter Streß entspannen zu können. Anschließend sollte er ein Verfahren der Streßimpfung erlernen, das Raum bietet, auf individuelle Themen bzw. Stressoren einzugehen. Schließlich sollte er darin unterstützt werden, in angemessener Weise mit seinem Ärger umzugehen, da dieser bei der Pathogenese der essentiellen Hypertonie von Bedeutung ist (s. Kap. Ätiopathogenese). Idealerweise umfaßt ein solches Programm zwischen 10 und 16 Sitzungen. Im folgenden soll die konkrete Ausgestaltung eines solchen Therapieprogramms vorgestellt werden.

Blutdrucksenkungen durch Biofeedback lassen sich auf eine ganze Reihe von Wirkfaktoren zurückführen. Die stärksten Effekte lassen sich dann erzielen, wenn die Biofeedback-Therapie Bestandteil eines individualisierten, multimodalen Therapieprogrammes ist.

Die Hypertonie-Behandlung durch Biofeedback – ein integrativer Ansatz

Dem hier beschriebenen Programm zur Blutdruck-Biofeedback-Therapie liegt ein Behandlungskonzept zugrunde, das sich als *integrativ*, *strukturiert*, *fallzentriert* und *pragmatisch* beschreiben läßt. Da Biofeedback oft im stationären und nur selten im ambulanten Setting durchgeführt wird, ist davon auszugehen, daß Biofeedback Teil eines multimodalen Behandlungskonzeptes ist, wie es zum Beispiel in verhaltensmedizinisch ausgerichteten Kliniken realisiert wird (vgl. Zielke u. Mark 1994), jedoch auch im Kontext anderer Therapierichtungen möglich wäre. Es ist deshalb nur konsequent, die Fertigkeiten, die ein Patient durch die Teilnahme an anderen Therapieangeboten erwirbt, auch beim Biofeedback systematisch einzubeziehen. Biofeedback wird im folgenden bei Hypertonikern *zusätzlich* zu allgemein üblichen Therapieverfahren (Einzeltherapie, Gruppentherapie usw.) vorgeschlagen.

Integrativ ist die Behandlung auch deshalb, weil sie die unterschiedlichen Forschungsergebnisse zur Pathogenese und zur Therapie der essentiellen Hypertonie berücksichtigt. Das Therapieprogramm ist strukturiert, das heißt, die Abfolge der Sitzungen ist weitgehend festgelegt und für jede Sitzung lassen sich bestimmte Ziele formulieren und Methoden angeben, wie diese Ziele erreicht werden sollen. In dem Maße, in dem sich eine tragfähige Therapeut-Patient-Beziehung ausbildet, werden auch die Anforderungen, die an beide gestellt werden, komplexer. Der Patient muß sich zunehmend mehr öffnen, bisher gültige Einstellungen hinterfragen, neue Verhaltensweisen entwickeln und erproben. Der Therapeut muß seinerseits ein entsprechendes Fallverständnis entwickeln, um den Patienten darin unterstützen zu können. Fallzentrierung bedeutet, daß sich der Therapeut in jeder Sitzung an den individuellen Bedürfnissen und Fertigkeiten des Patienten orientiert. Zwar sind die Ziele und deren methodische Umsetzung weitgehend vorgegeben, ihre inhaltliche Ausgestaltung orientiert sich jedoch am einzelnen Patienten. Das Therapieprogramm ist pragmatisch, weil es nicht nur das Ziel verfolgt, den Blutdruck zu senken, sondern so konzipiert ist, daß es möglichst viele im Sinne der Therapie wünschenswerte Effekte erreicht, wie zum Beispiel die Verbesserung der Compliance hinsichtlich der Einnahme von Antihypertensiva, die Motivation für eine eventuell indizierte Gewichtsreduktion, den Aufbau entspannungsfördernder Aktivitäten usw.

Das Behandlungsprogramm enthält in seiner Vollform fünf Module, die jeweils 2–3 Sitzungen à 50 min umfassen. Diese Module bauen jeweils aufeinander auf und sind so konzipiert, daß ein Patient auch dann von der Behandlung profitiert, wenn aufgrund kurzer Aufenthaltszeiten beispielsweise nur das erste Modul zur Anwendung gelangt. Tabelle 4-5 gibt einen Überblick der im folgenden ausführlich beschriebenen Module.

Tab. 4-5 Übersicht über die Behandlung der essentiellen Hypertonie mittels Biofeedback

Beschreibung des Moduls	Anzahl der Sitzungen	Ziele	Methodische Umsetzung
1. Diagnostik und Informationsvermittlung	2	Anamneseerhebung, Informationsvermittlung und Demonstration psychophysischer Zusammenhänge	• diagnostisches Interview • Vermittlung psychophysiologischer Grundbegriffe • Entspannungskontrolle und Streßtest • Einführung eines ätiopathogenetischen Modells der essentiellen Hypertonie
2. Entspannung	2–3	Erwerb bzw. Verbesserung der Entspannungsfähigkeit	• Informationsvermittlung bezüglich Psychophysiologie der Entspannungsreaktion • Kontinuierliches Blutdruck-Biofeedback • Entwicklung einer effektiven, individuellen Form der Entspannung
3. Identifikation von Blutdruckspitzen	1–2	Blutdruckspitzen durch Interozeption und kontextuelle Bewertung erkennen können	• Lernen, körperliche Veränderungen wahrzunehmen, die mit einem Blutdruckanstieg einhergehen • Analyse von Situationen, die einen besonders starken Anstieg des Blutdrucks bewirken
4. Streßreduktion und -bewältigung	2–3	Bewältigung belastender Situationen, die einen intensiven Blutdruckanstieg bedingen	• Streßimpfung sensu Meichenbaum (1979) • Kurzentspannung lernen • Einüben der Streßbewältigung durch Rollenspiele und gelenkte In-sensu-Expositionen
5. Umgang mit Ärger und Durchsetzung	2–4	situationsangemessener Umgang mit und Ausdruck von Ärger	• Informationsvermittlung zur Rolle von Ärger/Aggressivität bei der Hypertonie-Genese • Konsensuelle Festlegung des Interventionsschwerpunktes • lernen, adäquat mit Ärger umzugehen • Übung im Rollenspiel und mit gelenkter In-sensu-Exposition

1. Modul (2 Sitzungen): Diagnostik und Informationsvermittlung

In den ersten Sitzungen erfolgt eine kurze Anamneseerhebung (ca. 10–25 min), die zum einen der Etablierung eines Arbeitsbündnisses (vgl. Kanfer et al. 1990), zum anderen der Gewinnung von für die Biofeedback-Therapie relevanten Informationen dient. Um ein Arbeitsbündnis zu etablieren, wird eine empathische und ressourcenorientierte (vgl. Grawe 1995) Weise der Gesprächsführung realisiert (z.B. könnte man einer Patientin, die ganztags berufstätig war, den Haushalt führte und ihre bettlägrige Mutter pflegte, folgendes zurückmelden: „Das alles zu schaffen, muß Sie viel Kraft gekostet haben. Es zeigt aber auch, über wieviel Energie Sie verfügen, daß Sie dies all die Jahre über durchgehalten haben!").

Die Informationserhebung bezieht sich sowohl auf Basisdaten (Alter, Art und Dauer der Hauptbeschwerden, soziale und berufliche Lebenssituation) als auch auf Daten, die speziell für das Blutdruck-Biofeedback von Bedeutung sind: hereditäre Belastung, Diagnose, Dauer und Art der Behandlung, Compliance und Nebenwirkungen einer medikamentösen Therapie, psychosomatisches Modell (welche Vorstellungen hat der Patient hinsichtlich der Ursachen seiner Hypertonie, und welche Belastungsfaktoren, Stressoren, Konflikte sind für den Alltag des Patienten charakteristisch). In der weiteren Exploration wird dann überprüft, inwieweit solche Belastungssituationen Ärger und/oder Angst auslösen und wie der Patient damit umgeht. Schließlich wird der Patient in knapper Form über das Vorgehen und die Ziele des Biofeedbacks informiert.

Im Anschluß an die Anamneseerhebung werden bei dem Patienten die Elektroden für eine Mehrkanalableitung angebracht, da sich hierbei die verschiedenen psychophysiologischen Grundbegriffe und Konzepte am besten erläutern lassen. Die kontinuierliche Rückmeldung des Blutdrucks erfolgt dann ab der dritten Sitzung. Registriert werden das EMG des M. trapezius und des M. frontalis, Hautleitfähigkeit, Fingertemperatur und die Herzfrequenz. Die Signale werden in der genannten Reihenfolge auf dem PC-Bildschirm dargestellt. Damit einhergehend wird dem Patienten veranschaulicht, in welcher Weise er die Signale beeinflussen kann. Gleichzeitig werden ihm folgende psychophysiologische Grundbegriffe erläutert: die Unterscheidung zwischen willkürlichem und autonomem Nervensystem, der Antagonismus von Sympathikus und Parasympathikus sowie die Entstehung und die Auswirkungen von Streß bzw. Aktivierung und Entspannung. Es wird hervorgehoben, daß sowohl die Streß- als auch die Entspannungsreaktion (vgl. Vaitl 1993) komplexe, integriert ablaufende physiologische Reaktionsmuster darstellen, die ihren Ursprung in unserer Stammesgeschichte haben. Vom Bild einer Waage ausgehend definieren wir Gesundheit als Gleichgewicht von sympathisch vermittelter Anspannung/Streß und parasympathisch vermittelter Entspannung (vgl. hierzu Wenger u. Cullen 1972). Im Gegensatz hierzu werden psychosomatische Erkrankungen als Folge eines länger anhaltenden Ungleichgewichts dargestellt. Diese allgemeine Darstellung wird dann durch Informationen, die während der Anamnese erhoben wurden, konkretisiert.

Zum Abschluß der Sitzung wird dann eine ca. 10-minütige Entspannungskontrolle durchgeführt. Hierbei wird der Patient aufgefordert, sich so gut es geht zu entspannen. Während der Entspannung werden die abgeleiteten Biosignale gespeichert, nicht aber rückgemeldet. Anschließend werden die Ergebnisse mit dem Patienten besprochen, wobei insbesondere auf mögliche Diskrepanzen zwischen der subjektiven Einschätzung der Entspannungstiefe, nach der wir den Patienten zuerst fragen, und physiologischen Meßwerten eingegangen wird. Dem Patienten wird dann das Informationsblatt zur Biofeedback-Therapie (s. Anhang) mitgegeben, in dem die in der Sitzung vermittelten Informationen zusammengefaßt sind und das er im Sinne einer Hausaufgabe durchlesen soll.

Wenn der Patient Fragen zu diesem Informationsblatt aus der ersten Sitzung hat, werden diese zu Beginn der zweiten Sitzung besprochen. Danach wird ein Streßtest durchgeführt. Dieser beginnt mit einer ca. 5- bis 7-minütigen Entspannungsphase, der sich drei bis vier Belastungssituationen von jeweils 2 bis maximal 5 min Dauer anschließen, unterbrochen durch Ruhephasen von jeweils ca. 2 min Dauer. Während dieser Ruhephasen wird der Patient gebeten, sich möglichst wenig zu bewegen, die Augen geöffnet zu lassen und nicht zu sprechen. Eine nochmalige Entspannungsphase schließt den Streßtest ab. Im Streßtest kommen sowohl Standardstressoren wie Kopfrechnen unter Zeitdruck als auch individuelle Stressoren zum Einsatz. Letztere prägen den Alltag des Patienten und werden durch Imagination, in Form eines Rollenspiels (z.B. Umgang mit Kundenreklamationen beim Sachbearbeiter für Versicherungen) oder durch ein kurzes Streßinterview aktualisiert. Ziel ist es, herauszufinden, welche Stressoren die stärkste Aktivierung hervorrufen, inwieweit sich die Erregung in den Ruhephasen zurückbildet, wie gut dem Patienten die Entspannung vor und nach dem Streßtest gelingt, und welche physiologischen Parameter am stärksten reagieren.

Zusätzlich zu den oben genannten Biosignalen wird nach Beendigung der Entspannungs- und der Streßphasen der Blutdruck mittels des Riva-Roci-Verfahrens gemessen. Dies hat sich aus zwei Gründen bewährt: Zum einen engt die simultane Registrierung des kontinuierlichen Blutdrucks und der anderen Variablen den Bewegungsspielraum des Patienten zu sehr ein. Zum anderen divergieren die Ergebnisse der kontinuierlichen Blutdruckmessung mittels „Finapres" oft mit denjenigen, die sich aufgrund des Riva-Roci-Verfahrens ergeben (vgl. Marwitz 1997).

Im Anschluß an den Streßtest werden die Ergebnisse zusammen mit dem Patienten gemäß dem Prinzip des geleiteten Entdeckens besprochen (das heißt, es werden Fragen gestellt, die die Aufmerksamkeit des Patienten auf bestimmte Veränderungen lenken, um ihn hierdurch zum Nachdenken anzuregen, z.B.:

„Was fällt Ihnen auf, wenn Sie diese Kurven sehen?" „Warum fällt die Hautleitfähigkeitskurve bei der Anfangsentspannung, nicht aber bei der Abschlußentspannung ab?" usw.). Schließlich werden die Ergebnisse des Streßtests mit Hilfe der in der ersten Sitzung eingeführten psychophysiologischen Grundbegriffe interpretiert (und damit zugleich wiederholt).

In den verbleibenden 10–15 min wird dem Patienten dann das ätiopathogenetische Modell der essentiellen Hypertonie von Folkow (1982) vermittelt. Dabei wird auch auf das erhöhte Morbiditäts- und Mortalitätsrisiko der essentiellen Hypertonie eingegangen. Auch wird die Relevanz einer adäquaten Therapie besonders im Frühstadium der Hypertonie-Genese hervorgehoben. Standen Probleme der Compliance einer angemessenen Behandlung bisher im Wege, so werden diese thematisiert (z.B. keine Gewichtsreduktion bei Übergewicht, unregelmäßige Einnahme verordneter Antihypertensiva usw.). Je nach Kenntnisstand wird der Patient dazu angehalten, sich mit dem betreuenden Arzt in Verbindung zu setzen, um sich über die verschiedenen Behandlungsmöglichkeiten der Hypertonie informieren zu lassen. In Rücksprache mit dem behandelnden Arzt wird in manchen Fällen außerdem die Durchführung einer ambulanten 24-Stunden-Blutdruckregistrierung mit dem Patienten vereinbart.

> Der Aufbau einer tragfähigen Therapeut-Patient-Beziehung unter anderem durch eine ressourcenorientierte Anamneseerhebung, das Schaffen von Behandlungsmotivation durch die Demonstration psychophysischer Zusammenhänge sowie Informationsvermittlung bezüglich der Hypertonie-Genese stellen die zentralen Elemente der ersten Behandlungsphase dar.

2. Modul (2–3 Sitzungen): Entspannung

In der dritten Sitzung werden mit dem Patienten zunächst nochmals die wichtigsten Elemente der vorangegangenen Sitzung besprochen. Gegebenenfalls werden die Ergebnisse der 24-Stunden-Blutdruckregistrierung besprochen. Anschließend wird der Patient über den Einsatz von Entspannungstechniken bei der Hypertonie-Behandlung unterrichtet. Hierbei wird hervorgehoben, daß Entspannungsverfahren eine wissenschaftlich überprüfte Ergänzung oder sogar Alternative zur medikamentösen Therapie darstellen und darüber hinaus zur Steigerung der Lebensqualität beitragen können. Betont wird, daß der Erfolg dieses Verfahrens jedoch von der aktiven Mitarbeit des Patienten abhängt und somit häufiges Üben unerläßlich ist.

Dann wird eine Unterscheidung von tonischer und phasischer Entspannung eingeführt: Die tonische Entspannung dauert mindestens 15 min und sollte unter optimalen Bedingungen, das heißt einer entspannungsfördernden Atmosphäre, durchgeführt werden (z.B. in einem ruhigen, abgedunkelten Zimmer, im Liegen usw.). In der Aneignungsphase sollte diese Art der Entspannung zweimal täglich, später mindestens einmal täglich durchgeführt werden. Ziel ist es, hierdurch ein Absinken des Blutdruckniveaus zu erreichen. Im Gegensatz hierzu dauert die phasische Entspannung nur 30 sec bis maximal 5 min und soll vor, während oder nach Belastungssituationen durchgeführt werden. Ziel ist es, das Auftreten von Blutdruckspitzen, die gemäß der Theorie von Folkow bei der Hypertonie-Pathogenese eine wichtige Rolle spielen, entweder zu verhindern oder aber in ihrer Intensität abzuschwächen.

Nach diesen Erklärungen wird den Patienten die Funktionsweise der kontinuierlichen Blutdruckmessung mittels „Finapres" erklärt, um dann die Fingermanschette anzulegen. In der sich anschließenden Entspannungsphase wird der Patient zum Experimentieren ermutigt, um herauszufinden, auf welche Weise es ihm am besten gelingt, den (diastolischen) Blutdruck zu senken. Anregungen durch den Therapeuten erhält der Patient in dieser Phase nur dann, wenn es ihm überhaupt nicht gelingt, seinen Blutdruck zu senken (was sehr selten der Fall ist). Es werden zwei ca. 10-minütige Durchgänge durchgeführt. Anschließend werden die hierbei gemachten Erfahrungen des Patienten besprochen. Als Hausaufgabe soll er von nun an täglich zweimal mindestens 15 min lang Entspannung üben und hierüber Protokoll führen. Wann immer möglich, wird dem Patienten ein ambulantes Biofeedback-Gerät mitgegeben, das die visuelle und/oder akustische Rückmeldung der Hautleitfähigkeit ermöglicht.

In der vierten Sitzung werden zunächst die Entspannungsprotokolle besprochen. Es folgt eine 10-minütige Entspannungsphase mit Nachbesprechung. An die bisherigen Erfahrungen des Patienten anknüpfend wird nun an der Optimierung der Entspannungsfähigkeit gearbeitet. Hierbei können die inzwischen erworbenen Techniken der Progressiven Muskelentspannung mit Elementen anderer Entspannungsverfahren (z.B. Autogenes Training, Atemtherapie, Phantasiereisen) kombiniert werden. Ziel ist es, ein auf den jeweiligen Einzelfall zugeschnittenes Entspannungsverfahren zu entwickeln, das mit einer größtmöglichen Blutdrucksenkung einhergeht. Als Hausaufgabe soll der Patient weiter üben, sich zu entspannen, und außerdem eine Liste derjenigen (alltäglichen) Situationen anfertigen, die er als belastend einschätzt.

Das durch Biofeedback unterstützte Erlernen und Optimieren von Entspannung, gegebenenfalls durch die Kombination verschiedener Komponenten aus unterschiedlichen Entspannungsverfahren, stellt das Ziel der zweiten Behandlungsphase dar.

3. Modul (1–2 Sitzungen): Identifikation von Blutdruckspitzen

Nach einer 10-minütigen Entspannungsphase und der Durchsicht der Entspannungsprotokolle wird anhand der vom Patienten angefertigten Liste der Belastungssituationen erarbeitet, welche Merkmale den Situationen gemeinsam sind und wodurch sie für den Patienten zur Belastung werden. Sofern möglich, werden zwei oder drei dieser Situationen in der Sitzung realisiert. Da sich der Blutdruck, von Extremfällen abgesehen, der Interozeption entzieht, wird der Patient dazu angehalten, darauf zu achten, welche psychischen (z.B. ein Gefühl der Anspannung) und/oder physischen (z.B. vermehrtes Schwitzen, Muskelanspannungen u.a.m.) Veränderungen er im Verlauf der Streßexposition bemerkt. Sofern diese mit einem Blutdruckanstieg verbunden sind, wird der Patient dazu angehalten, diese Veränderungen als diskriminative Stimuli für die Ausführung eines Coping-Verhaltens zu verwenden (s. hierzu 4. Modul). Eine andere Möglichkeit besteht darin, aufgrund des situativen Kontextes (z.B. Interaktionen mit gefürchteten Autoritätspersonen) Aufschluß darüber zu erhalten, ob und, wenn ja, wann der Blutdruck in bedeutsamer Weise ansteigt (vgl. Fahrenberg et al. 1995). Wurde eine ambulante 24-Stunden-Blutdruckregistrierung durchgeführt, so werden auch deren Ergebnisse mit einbezogen. Auf diese Weise soll der Patient dazu befähigt werden, kritische Situationen in seinem Alltag zu erkennen. Die Bewältigung dieser Situationen stellt das Ziel des 4. Moduls dar. Als Hausaufgabe soll der Patient sich überlegen, welche Belastungssituationen er in Zukunft vermeiden kann (z.B. durch Delegieren von Arbeit) und welche entspannungsfördernden Tätigkeiten er in sein Leben einbauen könnte (z.B. Sport).

> Die Identifizierung von Blutdruckspitzen durch bewußte Wahrnehmung interozeptiv zugänglicher Begleitsymptome (z.B. vermehrtes Schwitzen) und/oder die Berücksichtigung situativ-kontextueller Hinweisreize stehen im Mittelpunkt der dritten Behandlungsphase.

4. Modul (2 Sitzungen): Streßreduktion und -bewältigung

Im Anschluß an die obligatorische 10-minütige Entspannungsphase werden mit dem Patienten die Hausaufgaben besprochen. Wenn der Patient keine Möglichkeit für sich sieht, die ihn belastenden Situationen zu reduzieren, wird er dazu aufgefordert, dieses Problem in anderen Therapieverfahren (z.B. Einzel- oder allgemeine Gruppentherapie) zu besprechen, um dann in einer der nächsten Stunden darüber zu berichten. Im weiteren Verlauf der Sitzung wird der Patient mit dem Verfahren der Streßimpfung sensu Meichenbaum (1979) vertraut gemacht. Hierzu wird zunächst ein Streßtest (meist Kopfrechnen unter Zeitdruck und Lärmbelastung) durchgeführt. Anschließend wird gemeinsam mit dem Patienten herausgearbeitet, wodurch diese Aufgabe für ihn zur Belastung wurde. Anhand dieses Beispiels wird dem Patienten dann veranschaulicht, wie vor, während und nach der Streßexposition durch positive Selbstverbalisationen und -instruktionen sowie eine gezielt durchgeführte Kurzentspannung eine verbesserte Streßbewältigung möglich wird. Dabei wird darauf geachtet, daß Bewältigungsansätze, die der Patient bereits spontan einsetzte, explizit berücksichtigt und theoretisch eingeordnet werden. Danach wird die Streßexposition wiederholt; allerdings wendet der Patient diesmal die erarbeitete Streßbewältigungstechnik an. Oft steigt beim zweiten Durchgang der Blutdruck weniger stark an als beim ersten Durchgang.

Als Hausaufgabe soll sich der Patient für zwei wichtige Situationen bzw. Situationsklassen seiner Stressorenliste bewältigungsorientierte Selbstverbalisationen und Selbstinstruktionen überlegen. Außerdem sollte er täglich mindestens dreimal eine Kurzentspannung (s. Modul 2) durchführen und hierfür eine der beiden längeren Entspannungsübungen weglassen.

In der achten Sitzung werden dann 2–4 Kurzentspannungen von maximal 5-minütiger Dauer durchgeführt. Analog dem oben bereits beschriebenen Vorgehen beim Aufbau von Entspannungsfähigkeit wird auch hier wieder ein individuelles (Kurz-)Entspannungsverfahren entwickelt, das dem Patienten ermöglichen soll, seinen Blutdruck in kurzer Zeit soweit wie möglich zu senken. Anschließend werden die Hausaufgaben zur Streßimpfung besprochen und die Lösungen optimiert.

Bezüglich der positiven Selbstverbalisationen sind individuell erarbeitete gegenüber allgemein gängigen Formulierungen (wie z.B. „In der Ruhe liegt die Kraft", „Ich weiß, daß ich es schaffen werde" usw.) vorzuziehen. Idealerweise sollten in solchen Verbalisationen in komprimierter Form neue Einstellungen und Vorsätze zum Ausdruck kommen, die einen angemessenen Umgang mit den Streßsituationen ermöglichen, da sie mit den bisherigen, in der Situation auftretenden aktivierenden Gedanken unvereinbar sind (z.B. anstatt „Ich muß das perfekt hinkriegen" sagt sich der Patient jetzt: „Auch ich habe das Recht, Fehler zu machen"). Ihre Überzeugungskraft erhält diese Einstellung aus neu gewonnen Einsichten und Erfahrungen, wie sie zum Beispiel bei psychologischen Einzel- und Gruppentherapien erworben wurden. Wenn möglich, wird die Bewältigung eines Stressors in Form eines Rollenspiels mit dem Patienten erprobt und, unter Berücksichtigung der hierbei auftretenden Blutdruckveränderungen, besprochen.

Als Hausaufgabe wird der Patient dazu angehalten, sich für die verbleibenden Situationen seiner Stressorenliste ebenfalls bewältigungsorientierte Selbstverbalisationen und Selbstinstruktionen zu überlegen. Außerdem sollte er auf diskriminative Stimuli (kontextueller oder interozeptiver Art, s. 3. Modul) achten, die einen intensiven Blutdruckanstieg ankündigen oder begleiten, um dann die Streßbewältigung durchzuführen. Entsprechend werden auch zu Beginn der folgenden Sitzungen zunächst eine Kurzentspannung durchgeführt und die Ergebnisse besprochen.

Der durch Biofeedback unterstützte Erwerb von Techniken der Streßbewältigung (Streßimpfung) und deren Anwendung stellen das Ziel der vierten Behandlungsphase dar.

5. Modul (2–4 Sitzungen): Umgang mit Ärger und Durchsetzung eigener Bedürfnisse

Die im 4. Modul beschriebene Form der Streßbewältigung greift am besten in solchen Situationen, die der Patient kaum zu seinen Gunsten aktiv umgestalten kann (z.B. schmerzhafte Zahnbehandlung, Stau auf der Autobahn, lange Schlangen vor der Kasse eines Supermarktes, Arbeit unter Zeitdruck usw.). Wenn man den Stressor nicht beeinflussen kann, bleibt nur die Möglichkeit, seine Einstellung ihm gegenüber zu verändern („changing the self", s. Kanfer et al. 1990). Im Gegensatz hierzu erfordern viele interpersonelle Situationen eine aktive Auseinandersetzung mit dem Gegenüber. Dabei spielen Emotionen eine zentrale Rolle, da in ihnen eine Bewertung der Situation zum Ausdruck kommt und sie die motivationale Basis für bestimmte Handlungen bilden (vgl. Izard 1981). Wie in Kap. 4.2 dargestellt, scheint bei der Pathogenese der essentiellen Hypertonie Ärger und Ärgerausdruck von Bedeutung zu sein. Wir greifen die dem Patienten bereits bekannte Theorie von Folkow auf und erläutern dem Patienten, daß besonders dann extreme, der jeweiligen Situation nicht angemessene Blutdruckspitzen auftreten, wenn es nicht gelingt, Ärger in angemessener Weise auszudrücken und Bedürfnisse in angemessener Form durchzusetzen. Betont wird, daß sowohl ein cholerisches „Zuviel" als auch ein konfliktvermeidendes „Zuwenig" einen ausgeprägten Blutdruckanstieg bedingen können.

Da der Biofeedback-Therapeut den Patienten inzwischen relativ gut kennt, gegebenenfalls Rücksprache mit dem behandelnden Arzt oder Psychotherapeuten gehalten hat und über Fragebogenergebnisse (z.B. des FPI-R, der SCL-90-R) informiert ist, hat er bereits einige Hypothesen darüber gebildet, wie der Patient mit Ärger umgeht. Zur Planung weiterer Interventionen hat es sich bewährt, eine Typisierung des Ärgerausdrucksverhaltens im Sinne eines Verhaltensexzesses (der Ärger wird zu intensiv ausgedrückt) oder eines Verhaltensdefizits (der Ärger wird unterdrückt) vorzunehmen (vgl. Kanfer u. Grimm 1977). Außerdem nehmen wir eine Einschätzung vor, ob der Ärger typischerweise berechtigt oder unberechtigt auftritt. Hieraus ergibt sich ein Vier-Felder-Schema (Tab. 4-6).

Es ist evident, daß Patienten sich relativ leicht einem der beiden oberen Quadranten zuordnen können, wohingegen die meisten Menschen Schwierigkeiten haben dürften, ihren Ärger als unberechtigt einzuschätzen. Bewährt hat sich deshalb ein Vorgehen, bei dem den Patienten dieses Vier-Felder-Schema vorgegeben wird, wobei die Qudranten leer bleiben. Der Patient wird dann gebeten, prozentual einzuschätzen, wie häufig sein Ärger berechtigt ist oder nicht, bzw. wie er damit umgeht (z.B. 5 % berechtigt, jedoch überzogen, und 95% berechtigt, jedoch unterdrückt). Ergeben sich hierbei allzu markante Abweichungen von den Einschätzungen des Therapeuten, was meist dann der Fall ist, wenn der Patient den Ärger als berechtigt, der Therapeut hingegen als unberechtigt einschätzt, so wird dieser Dissens anhand konkreter Beispiele diskutiert. Da sich inzwischen meist eine tragfähige Therapeut-Patient-Beziehung entwickelt hat, müßte es gelingen, zumindest einen Kompromiß zu schließen. Das bedeutet, daß der Patient eine Revision seiner Prozentangaben vornehmen wird.

Der Interventionsschwerpunkt wird an dem Quadranten angesetzt, wo der Patient (und der Therapeut) die höchsten Prozentangaben macht. Die hierzu notwendigen Einsichten und Fertigkeiten können natürlich nicht im Biofeedback erarbeitet werden, sondern müssen in der psychologischen Einzeltherapie, der Problemlösegruppe, dem Gruppentraining sozialer Kompetenzen und in der Depressionsbewältigungstherapie erworben werden (zum Gesamtkonzept s. Rief 1999). In der Biofeedback-Therapie wird dann auf diese Fertigkeiten rekurriert und im Hinblick auf eine maximal blutdrucksenkende Wirkung modifiziert. Hierzu kommen Rollenspiele und In-sensu-Expositionen analog der systematischen Desensibilisierung (vgl. Fliegel et al. 1989) zum Einsatz. In einem „Trockenlauf" wird eine Ärger-Situation, die der Patient erlebte, zunächst im Rollenspiel so gespielt, wie sie sich tatsächlich ereignete.

Alternativ hierzu kann der Patient dem Therapeuten auch eine Situation schildern, die dieser dann dem Patienten in sensu darbietet. Die hierbei auftretenden Blutdruckveränderungen werden gespeichert. Dabei ist darauf

Tab. 4-6 Klassifikation ärgerbezogener Erlebens- und Verhaltensweisen

	Verhaltensexzeß (übertriebener Ärgerausdruck)	Verhaltensdefizit (Ärgerunterdrückung)
Ärger berechtigt	cholerische Wutausbrüche	Konfliktvermeidung, oft autoaggressive,bzw. selbstabwertend-depressive Verarbeitung
	Intervention: Ärgermanagement durch ärgerreduzierende Selbstinstruktion und Kurzentspannung	**Intervention:** Ärger wahrnehmen lernen, selbstsicheres Verhalten aufbauen und zeigen
Ärger unberechtigt	manchmal Wutausbrüche, oft Abwertung bzw. Bestrafung anderer	Konfliktvermeidung, oft jedoch ausgeprägte Rachephantasien, u.U. den anderen verdeckt zu schädigen
	Intervention: kognitive Umstrukturierung narzißtischer Grundannahmen bezüglich der eigenen Person, Verbesserung der Empathiefähigkeit und kommunikativer Fertigkeiten	**Intervention:** analog der linken Spalte, zusätzlich Gedankenstop beim Auftreten von Rachephantasien und Kurzentspannung

zu achten, daß auch die 2–5 min nach Beendigung des Rollenspiels bzw. der In-sensu-Exposition gemessenen Blutdruckwerte gespeichert werden, da sich oft erst in der Phase der Erregungsrückbildung Unterschiede im Blutdruckverhalten ergeben. Analog den genannten Interventionen werden dann alternative Selbstverbalisationen und Verhaltensweisen erarbeitet und in einem erneuten Rollenspiel bzw. einer In-sensu-Exposition ausgeführt („Probelauf"). Die anschließende Besprechung schließt sowohl das subjektive Erleben des Patienten als auch die Blutdruckveränderungen ein. Oft lassen sich zunächst keine Unterschiede zwischen Trocken- und Probelauf finden, was verständlich ist, da der Patient ein neues, ungewohntes Verhalten zeigt, was meist eine aktivierende Wirkung hat. Deshalb wird mehrfach „geprobt", bis sich gegenüber dem „Trockenlauf" sichtbare Blutdrucksenkungen ergeben.

Das beschriebene Vorgehen wird im weiteren Therapieverlauf dann auch auf andere Ärger-Situationen angewendet. Hierbei werden sowohl Situationen einbezogen, die häufig im Alltag des Patienten auftreten (z.B. Auseinandersetzungen mit Mitarbeitern), als auch solche, die ihm vom Therapeuten vorgegeben werden und die für ihn relativ neu und überraschend sind. (Z.B. soll sich der Patient vorstellen, daß er, unter Zeitdruck stehend, auf einem vollen Parkplatz wartet und ein frei werdender Parkplatz dann jedoch unberechtigterweise von einem anderen Auto besetzt wird. Der Patient soll dann, gedanklich in der Szene bleibend, laut beschreiben, ob er sich ärgert und wie er reagiert.)

In der letzten Sitzung erfolgt dann ein Abschlußgespräch, in dem der Patient zusammenfaßt, was an der Biofeedback-Therapie für ihn am wichtigsten war und wie er das Gelernte in seinem Alltag umsetzen wird.

Gerade bei den Rollenspielen lassen sich Bewegungsartefakte bei der Blutdruckmessung nicht vermeiden. Aus diesem Grund hat es sich bewährt, die Beurteilung darüber, wie gut es dem Patienten gelungen ist, in angemessener Weise mit seinem Ärger umzugehen, aufgrund der Phase der Erregungsrückbildung vorzunehmen, da sich der Patient während dieser Phase motorisch ruhig verhält.

Der angemessene Umgang mit und Ausdruck von Ärger sowie die Durchsetzung eigener Bedürfnisse stehen in der Abschlußphase der Behandlung im Zentrum. Dabei bestimmt der Anstieg des Blutdrucks die Angemessenheit des Ärgermanagements.

Fallbeispiel

Herr P., ein 32jähriger Sachbearbeiter, leidet seit drei Jahren unter einer depressiven Störung und war deshalb bereits zweimal in stationärer Behandlung. Vor zwei Jahren wurde bei ihm ein labiler (essentieller) Hypertonus diagnostiziert, der bisher jedoch nicht behandelt wurde. Herr P. lebt allein, pflegt nur noch wenige soziale Kontakte und ist seit 1½ Jahren krankgeschrieben. Depressionsauslösend war eine länger anhaltende berufliche Überforderungssituation: Die Firma, in der Herr P. arbeitet, führte ein neues Computersystem ein, wodurch ein erhebliches Maß an Mehrarbeit anfiel. Darüber hinaus fühlte sich Herr P. in dieser Zeit von seinem Vorgesetzten im Stich gelassen. Die erwartete Anerkennung für die Leistungen, die Herr P. über Monate hinweg erbrachte, blieb ebenso aus wie die fachliche Unterstützung. Die Enttäuschung und Wut von Herrn P. über seinen Vorgesetzen wird auch während der Anamneseerhebung noch deutlich spürbar.

Die Aufgaben des Streßtests ging Herr P. mit viel Ehrgeiz an. Die Ruheblutdruckwerte von 145/88 mmHg stiegen um 20/8 mmHg an (gemessen nach dem Riva-Rocci-Verfahren). Entspannen konnte sich Herr P. hingegen kaum. Die Fingertemperatur blieb während der Entspannungsphase konstant, und die Hautleitfähigkeit sank nur geringfügig ab. Die Ergebnisse der

Streßtests lösten bei Herrn P. Betroffenheit aus, da ihm klar wurde, wie sehr er dazu neigte, sich unter Leistungsdruck setzen zu lassen. Die Informationsvermittlung bezüglich der Hypertonie-Genese schuf bei Herrn P. die motivationale Basis für die sich anschließende Biofeedback-Therapie. Es wurde mit Herrn P. vereinbart, daß er zunächst versuchen sollte, durch Entspannung und Sport seinen Blutdruck zu senken und, sollte dies nicht gelingen, Antihypertensiva einzunehmen.

Anschließend wurde mit Herrn P. an der Verbesserung seiner Entspannungsfähigkeit gearbeitet. Hierzu wurde ihm auch ein tragbares Hautleitfähigkeitsfeedback-Gerät zur Verfügung gestellt. Nach vier Sitzungen gelang es Herrn P., seinen Blutdruck durch Entspannung um ca. 15/7 mmHg zu senken. Dabei erlebte er es als ausgesprochen hilfreich, daß ihm der Blutdruck kontinuierlich rückgemeldet wurde und er ausprobieren konnte, durch welche Art von Entspannung er seinen Blutdruck am besten senken konnte. In der letzten Therapiephase wurde mit Herrn P. dann der adäquate Umgang mit Ärger und Enttäuschungen thematisiert. Er wurde dazu ermutigt, seinen Ärger nicht in vorwurfsvoller und drohender Art wie bisher auszudrücken, sondern ihn in direkter und klarer Weise auszusprechen. In Rollenspielen übte Herr P. den angemessenen Ausdruck von Ärger. Mit Erstaunen stellte er fest, daß sein Blutdruck um 20/9 mmHg anstieg, als er seinen Ärger in der bisherigen Weise ausdrückte, jedoch nur um 12/5 mmHg, als er seinen Ärger in adäquater Weise zum Ausdruck brachte. Obgleich mit Herrn P. aus Zeitgründen nicht das gesamte oben dargestellte Therapieprogramm durchgeführt werden konnte, war er mit der Biofeedback-Therapie sehr zufrieden und gab an, verglichen mit den anderen Therapiekomponenten mit am meisten vom Biofeedback profitiert zu haben. Seine Ruheblutdruckwerte bei Entlassung lagen bei 135/83 mmHg (gemessen nach dem Riva-Rocci-Verfahren), und auch seine Entspannungsfähigkeit hatte sich deutlich verbessert. Auch hat die Motivation von Herrn P., seinen Blutdruck regelmäßig zu messen und sich gegebenenfalls auch medizinisch behandeln zu lassen, deutlich zugenommen.

Literatur

Achmon J, Granek M, Golomb M, Hart J. Behavioral treatment of essential hypertension: a comparison between cognitive therapy and biofeedback of heart rate. Psychosom Med 1989; 51: 152-64.

Aivazyan TA, Zaitsev VP, Salenko BB, Yurenev AP, Patrusheva IF. Efficacy of relaxation techniques in hypertensive patients. Health Psychol 1988; 7 (Suppl.): 193-200.

Alexander F. Psychosomatische Medizin. Grundlagen und Anwendungsgebiete. Berlin: de Gruyter 1951.

Beechgaard P. Der Spontanverlauf der benignen Hypertonie. In: Essentielle Hypertonie. Bock KD, Cottier P, Hrsg. Berlin: Springer 1960.

Blanchard EB. Biofeedback treatments of essential hypertension. Biofeedback and Self-Regulation 1990; 15: 209-28.

Blanchard EB, Eisele G, Vollmer A, Payne A, Gordon M, Cornish P, Gilmore L. Controlled evaluation of thermal biofeedback in treatment of elevated blood pressure in unmedicated mild hypertension. Biofeedback and Self-Regulation 1996; 21: 167-90.

Brod J. Emotionelle pressorische Reaktionen und etablierter Hochdruck beim Menschen. In: Essentielle Hypertonie. Vaitl D, Hrsg. Berlin: Springer 1982; 25-61.

Canino E, Cardona R, Monsalve P, Acuna FP, Lopez B, Fragachan F. A behavioral treatment program as a therapy in the control of primary hypertension. Acta Cientifica Venezolana 1994; 45, 23-30.

Chesney MA, Black GW. Behavioral treatment of borderline hypertension: an overview of results. J Cardiovasc Pharmacol 1986; 8, Suppl. 5: 57-63.

Chesney MA, Rosenman RH, eds. Anger and Hostility in Cardiovascular and Behavioral Disorders. New York: Harper & Row 1985.

Chesney MA, Black GW, Swan GE, Ward MM. Relaxation training for essential hypertension at the worksite. 1. The untreated mild hypertensive. Psychosom Med 1987; 49: 250-63.

De Leeuw PW, Birkenhäger WH. Arterieller Blutdruck – der variable Parameter. In: Arterielle Hypertonie: Ätiopathogenese, Diagnostik, Therapie. Rosenthal J, Hrsg. 3. Aufl. Berlin: Springer 1986; 504-16.

Eiff AW v. Essentielle Hypertonie. Stuttgart: Thieme 1967.

Eisenberg DM, Delbanco TL, Berkey CS, Kaptchuk TJ, Kupelnick B, Kuhl J, Chalmers TC. Cognitive behavioral techniques for hypertension: are they effective? Ann Int Med 1993; 118: 964-72.

Eisenblätter D. Epidemiologie des Blutdrucks und der arteriellen Hypertonie im Erwachsenenalter. In: Arterielle Hypertonie: Nachschlagewerk für die Praxis. Linss G, Wedler B, Hrsg. Berlin: Akademie-Verlag 1991; 21-48.

Eliot RS. Lessons learned and future directions. Am Heart J 1988; 116: 682-6.

Fahrenberg J, Foerster F. Nicht-invasive Methodik für die kardiovaskuläre Psychophysiologie. Frankfurt: Peter Lang 1989.

Fahrenberg J, Franck M, Baas U, Jost E. Awareness of blood pressure: interoception or contextual judgement? J Psychosom Res 1995; 39: 11-8.

Fliegel S, Groeger W, Künzel R, Schulte D, Sorgatz H. Verhaltenstherapeutische Standardmethoden. 2. Aufl. München: Urban & Schwarzenberg 1989.

Folkow B. Physiological aspects of primary hypertension. Physiological Reviews 1982; 62: 347-504.

Frumkin K, Nathan RJ, Prout MF, Cohen MC. Nonpharmacological control of essential hypertension in man: a critical review of the experimental literature. Psychosom Med 1978; 40: 294-320.

Geradi RJ, Blanchard EB, Andraski F. Psychological dimensions of „office hypertension". Behav Res Ther 1985; 23: 609-12.

Glasgow MS, Engel BT. Clinical issues in biofeedback and relaxation therapy for hypertension. In: Biofeedback: Studies in Clinical Efficacy. Hatch JP, Fisher JG, Rugh JD, eds. New York: Plenum Press 1987; 88-121.

Glasgow MS, Engel BT, D'Lugoff BC. A controlled study of a standardized behavioral stepped treatment for hypertension. Psychosom Med 1989; 51: 10-26.

Glasgow MS, Gaarder KR, Engel BT. Behavioral treatment of high blood pressure. 2: Acute and sustained effect of relaxation and systolic blood pressure biofeedback. Psychosom Med 1982; 44: 155-70.

Grawe K. Grundriß einer allgemeinen Psychotherapie. Psychotherapeut 1995; 40: 130-45.

Herrmann JM, Rassek M, Schäfer N, Schmidt TH, Uexküll T v. Essentielle Hypertonie. In: Psychosomatische Medizin. Uexküll T v, Hrsg. München: Urban & Schwarzenberg 1996; 743-68.

Hunyor SN, Henderson RJ, Lal SKL, Carter NL, Kobler H, Jones M, Bartrop RW, Craig A, Mihailidou AS. Placebo-controlled biofeedback blood pressure effect in hypertensive humans. Hypertension 1997; 29: 1225-31.

Izard CE. Die Emotionen des Menschen. Weinheim: Beltz 1981.

Jacob RG, Chesney MA, Williams DM, Ding Y, Shapiro AP. Relaxation therapy for hypertension: design effects and treatment effects. Ann Behav Med 1991; 13: 5-17.

Jacob RG, Kraemer HC, Agras WS. Relaxation therapy and the treatment of hypertension: a review. Arch Gen Psychiat 1977; 34, 1417-27.

Jacob RG, Wing R, Shapiro AP. The behavioral treatment of hypertension: long-term effects. Behav Ther 1987; 18: 325-52.

Joint National Committee, ed. The fifth report of the Joint National Committee on the detection, evaluation and treatment of high blood pressure. Arch Int Med 1993; 153: 154-83.

Julius S, Jamerson K, Gudbrandson T, Schork N. White coat hypertension: a follow-up. Clinical And Experimental Hypertension – Theory and Practice 1992; A14 (1&2): 45-53.

Kanfer FH, Grimm LG. Behavioral analysis: selecting target behaviors in the interview. Behav Modific 1977; 1: 7-28.

Kanfer FH, Reinecker H, Schmelzer D. Selbstmanagement-Therapie. Ein Lehrbuch für die klinische Praxis. Berlin: Springer 1990.

Kannel WB. Importance of hypertension as a major risk factor in cardiovascular disease. In: Hypertension. Physiopathology and treatment. Genest J, Koiw E, Kuchel O, eds. New York: McGraw-Hill 1977; 3-12.

Köhler T. Psychosomatische Krankheiten. 2. Aufl. Stuttgart: Kohlhammer 1989.

Kristt DA, Engel BT. Learned control of blood pressure in patients with high blood pressure. Circulation 1975; 51: 370-8.

Kröner-Herwig B, Sachse R. Biofeedbacktherapie: Klinische Studien – Anwendung in der Praxis. Stuttgart: Kohlhammer 1988.

Lehnert H, Kaluza K, Vetter H, Losse H, Dorst K. Long-term effects of a complex behavioral treatment of essential hypertension. Psychsom Med 1987; 49: 422-30.

Linden W, Chambers BA. Clinical effectiveness of non-drug treatment for hypertension: a meta-analysis. Ann Behav Med 1994; 16(1): 35-6.

MacMahon S, Peto R, Cutler J, Collins R, Sorlie P, Neaton J. et al. Blood pressure, stroke, and coronary heart disease. Part 2: Short-term reductions in blood pressure: overview of randomised drug trials in their epidemiological context. Lancet 1990; 335: 827-38.

Manger WM, Page IH. Zur Pathogenese und Pathophysiologie der essentiellen Hypertonie. In: Arterielle Hypertonie: Ätiopathogenese, Diagnostik, Therapie. Rosenthal J, Hrsg. 3. Aufl. Berlin: Springer 1986; 3-49.

Marwitz M. Psychophysiologische Aspekte der normotonen und der labil-hypertonen Blutdruckregulation. Frankfurt: Peter Lang 1997.

McGrady A, Olson RP, Kroon JS. Biobehavioral treatment of essential hypertension. In: Biofeedback: A Practitioner's Guide. Schwartz MS, ed. 2. ed. New York: Guilford Press 1995; 445-67.

McGrady A, Higgins J. Prediction of response to biofeedback-assisted relaxation in hypertensives: development of a hypertensive predictor profile (HYPP). Psychosom Med 1989; 51: 277-84.

McGrady A. Effects of group relaxation training and thermal biofeedback on blood pressure and related psychophysiological variables in essential hypertension. Biofeedback and Self-Regulation 1994; 19: 51-66.

McGrady A. Good news – bad press: applied psychophysiology in cardiovascular disorders. Biofeedback and Self-Regulation 1996; 21: 335-46.

McGrady A, Nadsady PA, Schumann-Brzezinski C. Sustained effects of biofeedback-assisted relaxation therapy in essential hypertension. Biofeedback and Self-Regulation 1991; 16: 399-411.

Meichenbaum D. Kognitive Verhaltensmodifikation. München: Urban & Schwarzenberg 1979.

Mutschler E. Arzneimittelwirkungen. Stuttgart: Wissenschaftliche Verlagsgesellschaft 1996.

Obrist PA. Cardiovascular Psychophysiology: A Perspective. New York: Plenum Press 1981.

Patel C, Marmot MG, Terry D. Controlled trial of biofeedback-aided behavioural methods in reducing mild hypertension. Br Med J 1981; 282: 2005-8.

Paul O. Epidemiology of hypertension. In: Hypertension: Physiopathology and Treatment. Genest J, Koiw E, Kuchel O, eds. New York: McGraw-Hill 1977; 613-30.

Peart W. Generalities on hypertension. In: Hypertension. Physiopathology and Treatment. Genest J, Koiw E, Kuchel O, eds. New York: McGraw-Hill 1977; 3-12.

Penaz J. Photoelectric Measurement of Blood Pressure Volume and Flow in the Finger. Digest of the International Conference on Medicine and Biological Engineering. Dresden: Conference Comittee of the 10th International Conference on Medicine and Biological Engineering 1973; 104.

Pickering TG. Nonpharmacologic methods of treatment of hypertension: promising but unproved. Cardiovasc Rev Rep 1982; 3: 82-8.

Pickering TG, Devereux RB, Gerin WG, James GD, Pieper C, Schlussel YR, Schnall PL. The role of behavioral factors in white coat and sustained hypertension. J Hypertension 1990; 8, Suppl 1: 141-7.

Pickering TG, James GD, Boddie C, Harsfield GA, Blank S, Laragh JH. How common is white coat hypertension? J Am Med Ass 1988; 259: 225-8.

Piesbergen C, Middeke M, Butollo W. On-line-Feedback des Blutdrucks mittels nichtinvasiver, kontinuierlicher Blutdruckmessung. Nieren- und Hochdruckkrankheiten 1995; 24 (3): 154-6.

Piesbergen C, Middeke M, Butollo W. Diagnostik und Therapie von Bluthochdruck durch kontinuierliche Messung und Rückmeldung. Hypnose und Kognition 1996; 13 (1+2): 211-23.

Reeves JL, Shapiro D. Biofeedback and relaxation in essential hypertension. Int Rev Appl Psychol 1978; 27: 121-36.

Rief W. Psychologie in der Klinik. Stuttgart: Schattauer 1999.

Schandry R. Lehrbuch Psychophysiologie: Körperliche Indikatoren psychischen Geschehens. 3. Aufl. Weinheim: Psychologie Verlags-Union 1996.

Schmidt RF, Thews G. Physiologie des Menschen. 24. Aufl. Berlin: Springer 1990.

Schmidt, T. H. Die Situationshypertonie als Risikofaktor. In: Essentielle Hypertonie. Vaitl D, Hrsg. Berlin: Springer 1982; 77-111.

Schwenkmezger P, Lieb R. Emotion und psychosomatische Erkrankungen: Ärger und Ärgerausdruck bei koronaren Herzerkrankungen und essentieller Hypertonie. In: Verhaltensmedizin: Ergebnisse und Anwendungen. Hellhammer DH, Ehlert U, Hrsg. Bern: Huber 1991; 21-33.

Shapiro D, Jamner D, Lane JD, Light KC, Myrtek M, Sawada Y, Steptoe A. Blood pressure – Publication Guidelines [in press].

Siegel WC, Bumenthal JA, Divine GW. Physiological, psychological and behavioral factors and white coat hypertension. Hypertension 1990; 16: 140-6.

Stemmler G. Differential Psychophysiology: Persons in Situations. Berlin: Springer 1992.

Stemmler G, Schäfer H, Marwitz M. Zum Konzept und den Operationalisierungen von Stilen der Ärgerverarbeitung. In: Ärger und Ärgerausdruck. Hodapp V, Schwenkmezger P, Hrsg. Bern: Huber 1992; 71-107.

Vaitl D. Persönlichkeitsmerkmale und psychosoziale Faktoren bei der primären Hypertonie. In: Lehrbuch der Hypertonie. Ganten D, Ritz E, Hrsg. Stuttgart: Schattauer 1985; 95-101.

Vaitl D. Psychophysiologie der Entspannung. In: Handbuch der Entspannungsverfahren: Grundlagen und Methoden. Vaitl D, Hrsg. Bd. 1. Weinheim: Beltz-Psychologie Verlags-Union 1993; 25-63.

Ward MM, Swan GE, Chesney MA. Arousal reduction treatments for mild hypertension: a meta-analysis of recent studies. In: Behavioral Factors in Hypertension. Julius S, Bassett DR, eds. New York: Elsevier North Holland Publishers 1987; 285-302.

Weaver MT, McGrady A. A provisional model to predict blood pressure response to biofeedback-assisted relaxation. Biofeedback and Self-Regulation 1995; 20: 229-40.

Wenger E, Cullen TD. Studies of autonomic balance in children and adults. In: Handbook of Psychophysiology. Greenfield NS, Sternbach RA, eds. New York: Holt, Rinehart & Winston 1972; 535-69.

Wesseling KH, Settels JJ, de Wit B. The measurement of continuous finger arterial pressure non-invasively in stationary subjects. In: Biological and Psychological Factors in Cardiovascular Disease. Schmidt TH, Dembrowski M, Blümchen G, eds. Berlin: Springer 1986; 355-76.

World Health Organization, ed. Arterial Hypertension (Technical Report Series No. 628). Geneva: World Health Organization 1978.

Wittrock DA, Blanchard EB, McCoy CC. Three studies on the relation of process to outcome in the treatment of essential hypertension with relaxation and thermal biofeedback. Behav Res Ther 1988; 26: 53-66.

Zielke M, Mark N. Struktur der therapeutischen Versorgung. In: Handbuch stationärer Verhaltenstherapie. Zielke M, Sturm J, Hrsg. Weinheim: Psychologie Verlags-Union 1994; 250-64.

5 Biofeedback bei Somatisierungspatienten: Die Brücke zwischen organmedizinischem und psychosomatischem Krankheitsbild

Alexandra Nanke, Winfried Rief

Was sind somatoforme Störungen?

Kennzeichen somatoformer Störungen ist das Vorliegen körperlicher Beschwerden, die durch organische oder pathophysiologische Faktoren nicht oder nicht ausreichend erklärt werden können. Die Symptomatik verursacht beim Betroffenen erhebliches Leid oder führt zu bedeutsamer Beeinträchtigung seiner sozialen, beruflichen oder anderen Funktionsbereiche. Bei somatoformen Beschwerden handelt es sich um tatsächlich erlebte Beschwerden, die weder eingebildet noch vorgetäuscht sind. Dabei können das Erscheinungsbild und die Art und Anzahl der vom Patienten beklagten körperlichen Beschwerden sehr unterschiedlich sein.

> Gemeinsames Merkmal der somatoformen Störungen sind körperliche Symptome, die eine körperliche Störung nahelegen, jedoch weder durch einen generellen medizinischen Befund noch durch direkte Substanzeinwirkung vollständig erklärt werden können (DSM-IV, APA 1994).

Bei einem Teil der Patienten stehen das Unwohlsein, die Mißempfindungen und die Beeinträchtigung durch die körperlichen Beschwerden im Vordergrund. So wird die *Somatisierungsstörung* dann diagnostiziert, wenn zahlreiche somatische Beschwerden (Schmerzen, gastrointestinale Beschwerden, Symptome im Bereich der Sexual- oder reproduktiven Organe, pseudoneurologische Symptome) vorliegen. Viele Betroffene entwickeln aufgrund der eigenen Unerklärbarkeit der Beschwerden die Angst, ihren körperlichen Symptomen könne eine ernsthafte Erkrankung zugrunde liegen. Wird die Beschäftigung bzw. Überzeugung, unter einer schweren Krankheit zu leiden, dominierend, erreichen die Ängste *hypochondrischen* Krankheitswert.

Das amerikanische Diagnosesystem DSM-IV (APA 1994) unterscheidet in der Kategorie „somatoforme Störungen" insgesamt sieben Untergruppen.

> **Somatoforme Störungen nach DSM-IV (American Psychiatric Association, 1994):**
> - Somatisierungsstörung (multiple körperliche Beschwerden)
> - Undifferenzierte somatoforme Störung (einzelne körperliche Beschwerden)
> - Konversionsstörung („pseudoneurologische Symptome")
> - Schmerzstörung
> - Hypochondrie (Angst vor schweren Krankheiten)
> - Körperdysmorphe Störung (vermeintliche Körper-Mißbildungen)
> - Nicht näher bezeichnete somatoforme Störung

Wenn Personen unter **multiplen somatoformen Symptomen** leiden, das heißt eine Krankheitsgeschichte von mehreren Beschwerden in verschiedenen Körperregionen über einen längeren Zeitraum aufweisen, ohne daß die sehr restriktiv gefaßten Kriterien der Somatisierungsstörung (vgl. Kasten) erfüllt sind, spricht man auch von einem **Somatisierungssyndrom**. Es erscheint sinnvoll, eine vergleichbare Klassifikationskategorie, die so nicht in DSM-IV oder ICD-10 repräsentiert ist, hinzuzufügen, da multiple somatoforme Symptome zu den häufigsten psychischen Störungen zählen (Rief 1995). Nach Schätzungen wird davon ausgegangen, daß 4 bis 11% aller Personen in westlichen Industrienationen unter einem behandlungsbedürftigen somatoformen Beschwerdebild leiden. Gerade in medizinischen Behandlungseinrichtungen treten körperliche Beschwerden unklarer Genese noch um ein Vielfaches häufiger auf als in der Allgemeinbevölkerung (vgl. Rief u. Hiller 1992). Die Notwendigkeit, effektive Behandlungsansätze zu finden, wird zusätzlich durch die Tatsache unterstrichen, daß diese Personengruppe das Gesundheitswesen finanziell überdurchschnittlich beansprucht (Smith et al. 1986).

Diagnosekriterien der Somatisierungsstörung (nach DSM-IV 300.81):
A. Vorgeschichte mit vielen körperlichen Beschwerden
Beginn vor dem 30. Lebensjahr und Dauer über mehrere Jahre
verursachte Behandlung oder deutliche Beeinträchtigung
B. 1. *vier Schmerzsymptome:* z.B. betreffend: Kopf, Abdomen, Rücken, Gelenke, Extremitäten, Brust, Rektum, während Menstruation, beim Geschlechtsverkehr, während Wasserlassen
2. *zwei gastrointestinale Symptome:* z.B. Übelkeit, Völlegefühl, Erbrechen (außerhalb der Schwangerschaft), Durchfall, Unverträglichkeit von Speisen
3. *ein sexuelles Symptom:* sexuelle Gleichgültigkeit, Erektions-/Ejakulationsstörungen, unregelmäßige oder sehr starke Menstruationsblutung, Erbrechen während der gesamten Schwangerschaft
4. *ein pseudoneurologisches Symptom:* d.h. einen neurologischen Krankheitsfaktor nahelegend, z.B. Koordinations- oder Gleichgewichtsstörung, Lähmung oder Muskelschwäche, Schluckschwierigkeiten, Kloßgefühl, Aphonie, Harnverhaltung, Halluzinationen, Verlust der Berührungs-/Schmerzempfindung, Sehen von Doppelbildern, Blindheit, Taubheit, (Krampf-)Anfälle, dissoziative Symptome (z.B. Amnesie)
C. kann nicht bzw. nicht ausreichend durch medizinischen Krankheitsfaktor oder Substanzeinwirkung erklärt werden
D. Symptome werden nicht absichtlich erzeugt oder vorgetäuscht

---

Katastrophisierende Bewertung von Körpersymptomen und erhöhte Selbstbeobachtung

In multifaktoriellen Modellen zur Entstehung und Aufrechterhaltung somatoformer Störungen werden genetische Prädisposition, Lernerfahrungen (u.a. Krankheitsmodelle, kindliche Krankheitserfahrungen), kritische Lebensereignisse, soziodemographische Variablen, Bewältigungsstrategien und Persönlichkeitsmerkmale integriert. Das Wissen über genaue ätiologische Bedingungen der sehr heterogenen Störungsgruppe ist noch begrenzt. Der interessierte Leser sei hier auf ausführliche Darstellungen bei Rief und Hiller (1992, 1998) und Mayou et al. (1995) verwiesen.

Seit kürzerer Zeit werden Wahrnehmungs- und Bewertungsspezifika von Körpersymptomen neben den anderen einflußnehmenden Faktoren als relevant erachtet: Somatisierende und hypochondrische Patienten tendieren dazu, ihre Aufmerksamkeit verstärkt auf körperliche Empfindungen zu lenken, das heißt Körperfunktionen intensiver und ängstlicher zu beobachten. Dies hat zur Folge, daß sie Veränderungen eher wahrnehmen. Werden die so wahrnehmbaren Symptome katastrophisierend fehlinterpretiert (z.B. als Zeichen einer schweren oder unerkannten Krankheit), bringen hierdurch intensivierte Ängste neue physiologische Reaktionen hervor (Sharpe u. Bass 1992) und münden schließlich in einer weiteren Selbstbeobachtung, die zur verstärkten Symptomwahrnehmung führen kann.

> Es wird davon ausgegangen, daß an der Entstehung und Aufrechterhaltung somatoformer Beschwerden Wahrnehmungsbesonderheiten beteiligt sind: Selektive Aufmerksamkeit für körperliche Empfindungen erhöht die Wahrscheinlichkeit, körperliche Veränderungen wahrzunehmen.

Diese sogenannte **somatosensorische Verstärkung** (somatosensory amplification) wird von Barsky und Mitarbeitern (1988) als störungsspezifischer Wahrnehmungsstil beschrieben. Hinweise für die Gültigkeit dieses Ansatzes resultieren zum Beispiel aus einer Studie von Barsky und Wyshak (1990). Sie stellten in ihrer korrelativen Querschnittsuntersuchung einen bedeutsamen Zusammenhang zwischen dem selbst eingeschätzten Wahrnehmungsstil und dem Ausmaß hypochondrischer Ängste bzw. der Somatisierungstendenz fest. Auch Lupke und Ehlert (1998) finden in ihrer experimentalpsychologischen Studie bei somatoform gestörten Patienten Hinweise für selektive Aufmerksamkeitslenkung auf körperlich bedrohliche Worte, verglichen mit organisch erkrankten Patienten eines Allgemeinkrankenhauses. Die Erwartung, es könnten körperliche Empfindungen auftreten, erhöht die Aufmerksamkeit, so daß die Wahrscheinlichkeit für die Symptomwahrnehmung steigt (Pennebaker 1982, Smith et al. 1994). Kritisch ist anzumerken, daß Längsschnittuntersuchungen noch ausstehen, um die Frage zu klären, ob diese Wahrnehmungs- und Bewertungsspezifika prädisponierende Faktoren darstellen, an der Chronifizierung des Störungsbildes beteiligt sind oder die Folge der Krankheitsgeschichte darstellen.

Der beschriebene Teufelskreis wird unterstützt durch dysfunktionale Einstellungen zu Körperfunktionsweisen und Gesundheit: Die Überzeugung, unter einer schweren Krankheit zu leiden, gehört zu den DSM-IV-Diagnosekriterien für Hypochondrie (APA 1994), während sie in den Kriterien der Somatisierungsstörung nicht explizit aufgeführt wird. Die Überzeugung, daß Gesundheit mit Symptomfreiheit gleichzusetzen sei und demgemäß eigene bestehende Beschwerden dem Vorliegen einer Krankheit entsprechen, wurde bei Patienten mit Hypochondrie empirisch festgestellt (Barsky et al. 1993).

> Kognitive Fehlbewertungen von Körperempfindungen, organmedizinische Krankheitskonzepte und ängstliche Beobachtung können zur Symptomverstärkung beitragen. Im Rahmen einer kognitiv-verhaltenstherapeutischen Behandlung wird der Patient dazu angeleitet, diese Bewertungen selbst zu identifizieren, zu hinterfragen und zu modifizieren.

Bei Personen mit multiplen somatoformen Symptomen spricht einiges dafür, daß kognitive Verzerrungen und katastrophisierende Befürchtungen störungsrelevant sind. Lieb (1998) stellte fest, daß Probanden der Somatisierungsgruppe (mit mindestens vier somatoformen Symptomen) eine höhere Neigung aufweisen, normale Körperempfindungen als Anzeichen einer körperlichen Schwäche oder Erkrankung zu interpretieren, als die der Kontrollgruppe. Zugleich interpretierten sie Alltagssituationen nicht als bedrohlicher als die Kontrollgruppe. Dies kann als Hinweis darauf aufgefaßt werden, daß Personen mit somatoformen Beschwerden insbesondere körperliche Empfindungen spezifisch bewerten. Einen weiteren Beleg hierfür ergab eine Studie an Patienten einer psychosomatischen Klinik, bei der verschiedene Untergruppen (Somatisierungssyndrom mit und ohne Hypochondrie, Hypochondrie allein, Probanden mit anderen psychischen Störungen als klinische Kontrollgruppe und gesunde Kontrollgruppe) hinsichtlich kognitiver Spezifika unterschieden wurden (Rief et al. 1998). Nicht nur bei Patienten mit Hypochondrie, bei der kognitive Verzerrungen als gut belegt gelten, wurden dysfunktionale Bewertungen identifiziert, sondern ebenso bei Patienten mit multiplen somatoformen Beschwerden. Sowohl verglichen mit gesunden Personen als auch mit Patienten, die unter anderen psychischen Erkrankungen leiden, zeigten die Somatisierer stärker das Selbstkonzept, körperlich schwach zu sein, Belastungen weniger standhalten zu können, geringfügige Körpersensationen eher wahrzunehmen und Körpersymptome katastrophisierend zu bewerten (Abb. 5-1).

Biofeedback-Behandlung bei somatoformer Störung

Da Patienten mit somatoformen Beschwerden in der Regel eine Behandlung wegen ihrer körperlichen Beeinträchtigung aufsuchen, kann das Biofeedback genutzt werden, um einerseits den Behandlungsauftrag des Patienten ernst zu nehmen, ihm Möglichkeiten im Umgang mit den chronischen Beschwerden zu vermitteln, und um für ihn andererseits durch psychophysiologische Demonstrationen die „Brücke" zur Psychotherapie zu schlagen.

Ziele der Biofeedback-Behandlung sind:
- die Verbesserung der Motivation zur psychotherapeutischen Behandlung,
- die Modifikation des organmedizinischen Krankheitskonzeptes und kognitiver Verzerrungen,
- die Steigerung der Selbstwirksamkeitserwartung und Kontrollüberzeugung.

Der Einsatz von Biofeedback ist hier konzipiert als zusätzlicher Bestandteil eines integrativen Behandlungsansatzes, der an mehreren Ebenen des Krankheitsgeschehens ansetzt. Nach unserem Verständnis umfaßt dies nicht nur den rein apparativen Einsatz von computergesteuerter Rückmeldung physiologischer Funktionen, sondern schließt Wissensvermittlung über psychophysiologisches Geschehen und kognitiv-behaviorale Interventionen mit ein.

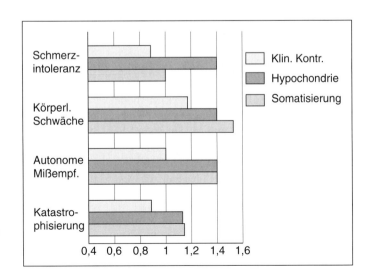

Abb. 5-1 Fragebogen zu Körper und Gesundheit (Rief et al., Journal of Abnormal Psychology 1998)

Motivation zur psychotherapeutischen Behandlung

Viele Patienten suchen aufgrund der wiederholt oder wechselnd auftretenden Beschwerden über Jahre hinweg rein medizinische Behandlungseinrichtungen auf, da sie als Ursache ihrer Beschwerden eine organische Erkrankung befürchten bzw. für wahrscheinlich halten. Dabei machen viele von ihnen die Erfahrung, nicht ernst genommen zu werden, zum Beispiel, indem ihnen der Behandler vermittelt: „Ihnen fehlt nichts – Sie sind gesund!" Bei Fortbestehen der Beschwerden suchen die Patienten häufig – immer frustrierter – viele verschiedene Ärzte und medizinische Einrichtungen auf („doctor shopping") und unterziehen sich selbst invasiven diagnostischen Methoden (mit der Gefahr iatrogener Schädigungen), um doch noch die Ursache ihrer Beschwerden feststellen zu können. Gerade Patienten, die in der Vergangenheit die Erfahrung machten, daß ihnen nicht geglaubt wurde, sollte man das Gefühl vermitteln, verstanden zu werden (Mayou et al. 1995).

Nach Wickramasekera (1989) besteht das Haupthindernis, das sich einer Psychotherapie bei somatisierenden Patienten entgegenstellt, in der geringen Plausibilität von psychologischer Diagnostik und Interventionsverfahren. Personen mit primär körperlichen Beschwerden erwarten eine ärztlich-medizinische Behandlung, da sie körperliche und seelische Prozesse „verschiedenen Abteilungen" zuordnen und nicht glauben, daß mentale oder emotionale Veränderungen biologische Funktionen beeinflussen können. Die Biofeedback-Methode ermöglicht einen besseren Therapieeinstieg, da sie für Patienten eine höhere Augenscheinvalidität als konventionelle psychologische Gespräche hat und mit ihr direkt und objektiv physiologische Funktionen beobachtet werden können (Wickramasekera 1989).

> Um die Motivation zum psychotherapeutischen Behandlungsansatz zu erhöhen, kann Biofeedback hilfreich sein, da hiermit körperliche Funktionen gemessen und „sichtbar" gemacht werden können.

Modifikation des organmedizinischen Krankheitskonzeptes und kognitiver Verzerrungen

Bei der Behandlung von Patienten mit somatoformen Symptomen wird die Vermittlung eines Krankheitsmodells als zentraler Bestandteil erachtet (Sharpe et al. 1995). Als Voraussetzung hierfür sollte zunächst die subjektive Krankheitstheorie des Patienten herausgefunden werden, das heißt, wie er sich seine Beschwerden erklärt. Klar und eindeutig sollte ihm die Abwesenheit einer ernsthaften organischen Erkrankung erläutert werden. Erneute medizinische Untersuchungen sollten nur dann veranlaßt werden, wenn sie unbedingt nötig sind (Mayou et al. 1995), um etwa vorhandene organmedizinische Erklärungsmodelle des Patienten nicht weiter zu verstärken. Wenn erforderlich, sollten sie daher möglichst *vor* einer psychotherapeutischen Behandlung erfolgen.

Bei der Vermittlung der Mechanismen, die zur Entstehung des Beschwerdebildes beitragen, sollten sowohl physiologische als auch psychologische Faktoren miteinbezogen und vom Patienten geschilderte Erfahrungen soweit wie möglich integriert werden. Das erarbeitete Krankheitsmodell und vorgeschlagene Behandlungsansätze gewinnen durch Demonstrationen der Wirkmechanismen, durch Verhaltensexperimente oder Biofeedback an Plausibilität.

Ziel ist, daß der Patient persönlich und wiederholt die Erfahrung macht, daß psychische Prozesse biologische Funktionen verändern. Die persönliche Erfahrung und Konfrontation mit dem „sichtbaren Beweis" ist gerade bei skeptischen Patienten viel mehr wert als reine verbale Erklärungen (Wickramasekera 1989).

Die Zusammenhänge zwischen psychischen Prozessen und physiologischen bzw. körperlichen Veränderungen werden mit Unterstützung der Biofeedback-Technik demonstriert: Während der kontinuierlichen Mehrkanalableitung physiologischer Parameter werden verschiedene Provokationstests durchgeführt (zum Vorgehen s. Therapiebeschreibung und Fallbeispiel). Auf diese Weise kann der Patient unmittelbar nachvollziehen, wie sensibel sein Körper auf unterschiedliche Bedingungen reagiert. Beispielsweise erhält der Patient durch die Visualisierung der Wirkung eines Streßtests auf die EMG-Aktivität (Anstieg der Werte bzw. anschließende Zeit bis zur Reduktion auf Baseline-Niveau) eine plausible Erklärung für seine körperlichen Beschwerden.

Außerdem werden die an der Intensivierung der Symptome beteiligten physiologischen Mechanismen (autonome Erregungsprozesse, Muskelanspannung, Hyperventilation, vaskuläre Veränderungen) veranschaulicht (Mayou et al. 1995) und die Verbindung zwischen Aufmerksamkeitsfokussierung und Symptomwahrnehmung abgeleitet.

Den Patienten wird hierbei vermittelt, daß die Wahrnehmung körperlicher Veränderungen eine universelle und alltägliche Erfahrung darstellt. Wenn aber die ängstliche Erwartung einer Krankheit bzw. die Interpretation der Symptome als etwas bedrohliches erfolgt, so kann dies zur Aufschaukelung (Teufelskreis) führen und an der Symptomaufrechterhaltung beteiligt sein (s. Therapiebeschreibung).

Die Tendenz, die Aufmerksamkeit verstärkt auf gesundheitlich bedrohliche Reize zu richten, nahm bei somatisierenden Patienten in der Folge eines standardisierten Therapieprogramms ab (Lupke u. Ehlert 1998). Bestandteil der Behandlung war es, Wissen zur psychosomatischen Genese somatoformer Beschwerden zu vermitteln. Dies weist auf die Möglichkeit hin, bei somatoform gestörten Patienten eine Veränderung der angenommenen, zugrunde liegenden pathogenen Mechanismen zu erzielen.

> Lassen sich bei Patienten mit somatoformen Beschwerden katastrophisierende Bewertungen, Fehlinterpretationen ihrer Körperfunktionen oder falsche bzw. unrealistische Annahmen über physiologische Abläufe identifizieren, kann der Prozeß kognitiver Reattribution durch Demonstration psychophysiologischer Wirkzusammenhänge unterstützt werden.

Verbesserung der eigenen Bewältigungsmöglichkeiten und Kontrollüberzeugung

Nach ausreichender Demonstration der psychophysiologischen Wirkfaktoren besteht der dritte Schwerpunkt der Biofeedback-Therapie darin, die physiologischen Parameter selbst zu beeinflussen. Ableitungsmaße und Rückmeldemodalität werden in Abhängigkeit von der individuell vorherrschenden Symptomatik gewählt. Mit Hilfe der physiologischen Mehrkanalableitung kann das „Vulnerabilitätsfenster", das heißt der physiologische Parameter, der zum Beispiel durch Streßinduktion am stärksten reagiert (bzw. dessen Rückbildung lang dauert), identifiziert werden (Wickramasekera 1989). Wenn bei der beschriebenen Demonstration des Einflusses mentaler Vorgänge ein erhöhtes physiologisches Aktivierungsniveau erkennbar wurde, läßt sich hieraus das – für den Patienten nachvollziehbare – Therapieziel ableiten, auf die veränderten Anspannungsprozesse Einfluß zu nehmen. Dies kann durch direkte Symptombeeinflussung (z.B. Erlernen von EMG-Reduktion bei Schmerzsymptomen, Regulation von Atmungsprozessen bei Unterbauchkrämpfen) oder über die Verbesserung allgemeiner Entspannungsfähigkeit erreicht werden.

> Das Erleben eigener Einfluß- und Kontrollmöglichkeiten vermittelt dem Patienten Erfolgserlebnisse und kann direkt zur Symptomverbesserung führen.

Der Vorteil dieser Intervention besteht darin, daß Beeinflussungserfolge des Patienten immer direkt, konkret und objektiv zurückgemeldet werden. Durch den Einsatz von Shaping-Prozeduren (steigender Schwierigkeitsgrad) und kontingente Rückmeldung (visuell oder akustisch) ist es möglich, Lernerfahrungen positiv und motivierend zu gestalten. Da die erzielten Veränderungen unmittelbar beobachtbar sind, erfährt der Patient, wie er auf die zugrunde liegenden physiologischen Prozesse positiv einwirken kann. Hierdurch kann – nach oftmals langjährigen erfolglosen Behandlungsversuchen – sein Vertrauen wieder aufgebaut werden, selbst etwas im Umgang mit seinen Beschwerden tun zu können. Ziel ist es also, seine Kontrollüberzeugung bzw. Selbstwirksamkeitserwartung zu verbessern.

Dabei wird die Veränderung physiologischer Funktionen nicht als notwendige Vorbedingung für die Veränderung der Symptomatik betrachtet (Vaitl 1993). Bereits Einstellungsänderungen in Richtung einer besseren Kontrollierbarkeit der Symptomatik können zur Verbesserung des Beschwerdebildes führen, da der Patient sich weniger hilflos fühlt. Hiermit wird dem Teufelskreis aus negativen Gedanken und Gefühlen, die zu körperlicher Verspannung und Symptomsteigerung führen, entgegengewirkt. Umgekehrt führen positive Gedanken und Selbstanweisungen zu mehr Zuversicht und begünstigen körperliche Entspannung, so daß bestimmte körperliche Symptome in ihrer Intensität nachlassen können.

Zusammenfassend kann das Biofeedback als Methode genutzt werden, um die Motivation zu psychotherapeutischer Behandlung und damit deren Effektivität zu steigern: Einerseits wird der Patient mit seiner körperlichen Symptomatik ernst genommen und fühlt sich nicht „als psychisch krank abgestempelt", andererseits „sieht" er die Wirkung psychischer Einflüsse und erlebt eigene Kontrollmöglichkeiten.

Therapeutisches Vorgehen im Rahmen der Biofeedback-Behandlung

Anamnese und Diagnosestellung

Soweit relevante Angaben zu Symptomatik, Diagnostik, Krankheitsgeschichte und Beeinträchtigungen nicht bereits vor Beginn der Biofeedback-Behandlung vorliegen, sollten diese in einer gesonderten Sitzung erhoben werden.

Kurzanleitung für die Exploration
Leitfaden zur Erhebung der relevanten Informationen vor Behandlungsbeginn nach Rief und Hiller (1998):
1. Anlaß und Umstände der Kontaktaufnahme mit dem/der Therapeuten/in
2. vollständige Erhebung der körperlichen Befunde, Vorbehandlungen und weiterer anamnestischer Angaben; testpsychologische Untersuchungen; Abklärung organischer Ursachen und Komplikationen
3. Diagnostik der Untergruppe der somatoformen Störung
4. Diagnostik komorbider Störungen
5. bisherige Erklärungsmodelle für die Beschwerden
6. subjektive Beeinträchtigungen durch die Beschwerden; Zusammenhänge mit Lebensplänen
7. Verhaltensaspekte: z.B. Krankheitsverhalten, Schonverhalten, Kontrollverhaltensweisen, Rückversicherungsbestreben, Vermeidungsstrategien, Bewältigungsversuche
8. kognitive Aspekte: z.B. Aufmerksamkeitsfokussierung, Gesundheitsbegriff, katastrophisierende Bewertung körperlicher Mißempfindungen, Selbstkonzept
9. Verstärkungsbedingungen und Gratifikation: Reaktion der Umgebung auf Beschwerdeäußerung, Arbeitsunfähigkeit und Rentenbegehren

10. Krankheitsmodelle und Vorerfahrungen (z.B. Modelle für Kranksein in der Familie), relevante Lebensereignisse, allgemeine Lebensbedingungen, Belastungen und Konflikte

Besonders wichtig ist es, die Hauptbeschwerden (einschließlich Voruntersuchungen, Erstmanifestation, resultierender Beeinträchtigung) vollständig zu erheben. Wenngleich diese systematische Exploration zeitlich sehr intensiv sein kann, hat sie doch den Vorteil, daß der Patient sich ernst genommen fühlt, da der Fokus zunächst bei den von ihm vorgebrachten Beschwerden bleibt, ohne den Eindruck zu bekommen, „psychologisiert" zu werden.

Dem Patienten sollte nicht nur die Frage gestellt werden, was ihm Vorbehandler zur Ätiologie vermittelten, sondern in jedem Falle auch die Frage, wie er sich selbst seine Beschwerden erklärt bzw. auf welche Ursache er sie zurückführt (subjektive Krankheitstheorie, Krankheitsüberzeugungen). Es kann hilfreich sein, gezielt nachzufragen, ob bestimmte Krankheitsängste vorliegen. Manche der Betroffenen äußern diese nicht spontan, da sie hierauf in der Vorgeschichte Abweisung erfuhren.

Therapeut*: „Als Ihnen Ihr Arzt nach der Untersuchung sagte, er könne nichts Schlimmes finden, hatten Sie dann noch Befürchtungen? Was, dachten Sie, könnte den Beschwerden schlimmstenfalls zugrunde liegen?"

Da Patienten mit somatoformer Störung dazu tendieren, Gesundheit mit dem Fehlen von körperlichen Mißempfindungen gleichsetzen, ist es sinnvoll, sie nach ihrem Gesundheitsbegriff zu fragen:

Therapeut: „Was bedeutet für Sie, gesund zu sein?"; „Woran merken Sie, daß Sie gesund sind?"

Um ein Bild der funktionalen Zusammenhänge der somatoformen Symptome zu erhalten, wird der Patient gefragt, in welchen Situationen er beobachtet hat, daß es zur Entstehung oder Verstärkung der Beschwerden kommt. Andererseits wird auch erhoben, unter welchen Bedingungen die Symptome geringer wurden oder weniger beeinträchtigten. Zur Vorbereitung auf die eigentliche Biofeedback-Behandlung werden individuelle Belastungs- oder Streßfaktoren und Vorerfahrungen bezüglich Entspannungstechniken erfragt.

Zusätzliche Informationen ergeben Fragen hinsichtlich des Selbstkonzeptes der Patienten bezüglich der eigenen Belastbarkeit und ihrer Streßtoleranz.

Überblick über die Behandlung

Im folgenden wird ein exemplarischer Stundenablauf über 6 Behandlungseinheiten à 50 min beschrieben. Im Einzelfall kann es sinnvoll sein, weitere Therapiestunden zu ergänzen, um zum Beispiel erzielte Übungseffekte weiter zu festigen. Die in tabellarischer Form dargestellten Therapieinhalte sind (einschließlich der Zeitangaben) als Strukturierungsvorschlag zu verstehen, der in Abhängigkeit von individuellen Erfordernissen im Therapieprozeß modifiziert werden kann.

Sinnvoll ist es, die Biofeedback-Behandlung in einen umfassenden integrativen Therapieplan mit weiteren verhaltenstherapeutischen Interventionen (Symptommanagement, kognitive Therapie, Bewältigung anderer Problembereiche) und bewegungstherapeutischen Maßnahmen (um körperliche Kondition unter Abbau von Schonhaltungen zu verbessern) einzubetten.

Auch und gerade bei Somatisierungspatienten benötigt der Biofeedback-Therapeut genügend Kenntnisse zur Anatomie, Psychophy-

---

* Alle nachfolgend mit „Therapeut" ausgezeichneten Passagen sind als Behandlungsbeispiele zu verstehen.

siologie und Meßtechnik. Deshalb sei hier auf die entsprechenden Arbeiten zum Beispiel von Schandry (1996) und Schwartz (1995) hingewiesen.

Inhalte der Biofeedback-Sitzungen sind:
- Informationsvermittlung zu psychophysiologischen Zusammenhängen
- Demonstration der Wirkung individuell belastender Gedanken und Streßprovokationstests
- Übungen zur Aufmerksamkeitsfokussierung
- Training der Regulationsfähigkeit der physiologischen Parameter
  - unter optimalen Entspannungsbedingungen
  - vor, während oder nach Belastungsphasen

Erste Sitzung: Demonstration des Einflusses mentaler Prozesse auf Körperreaktionen

Noch bevor die Trainingseinheit beginnt, wird der Patient über den Behandlungsansatz informiert (Tab. 5-1). Zugleich wird erfragt, ob und, wenn ja, welche Vorerfahrungen hinsichtlich Biofeedback und Entspannungsverfahren bestehen.

Therapeut: „In der Biofeedback-Therapie werden körperliche Prozesse (sogenannte Biosignale), die kaum oder ungenau wahrnehmbar sind, in sichtbare (oder hörbare) Signale verwandelt. Feedback bedeutet die Rückmeldung dieser Prozesse an Sie. Einerseits interessieren dabei hier vor allem die Körpersignale, die ganz allgemein im Zusammenhang mit menschlichem Erleben und Verhalten stehen, das heißt zum Beispiel Anspannung und Entspannung. Andererseits befassen wir uns speziell mit Ihren individuellen körperlichen Beschwerden.

Ziel ist es erstens, zu zeigen, durch welche Faktoren diese Körperreaktionen mitbeeinflußt werden. Auf diese Weise können Sie in den folgenden Sitzungen überprüfen, welche weiteren Erklärungsmöglichkeiten es für die Entstehung von körperlichen Mißempfindungen geben kann und inwiefern diese an Ihren Beschwerden mitbeteiligt sind.

In einem zweiten Schritt werden Möglichkeiten vermittelt, die Prozesse (willentlich) zu beeinflussen, das heißt eigene Einflußmöglichkeiten auf Ihre Symptomatik aufzubauen.

Zu den physiologischen Prozessen, die an der Entstehung und Aufrechterhaltung der Symptome beteiligt sein können, zählen zum Beispiel muskuläre Verspannung (bei Schmerzsymptomatik), ein allgemein erhöhtes Anspannungsniveau und innere Unruhe oder auch Besonderheiten der Atmung (z.B. bei Bauch- u. Unterbauchbeschwerden)."

Tab. 5-1 Stundenablauf der ersten Biofeedback-Sitzung

Information über Biofeedback (Methodik, Ablauf)	5 Min.
Erhebung relevanter Informationen (ggf.) und Zielbestimmung	10 Min.
Erläuterung und Anlegen der Meßfühler (Mehrkanalableitung)	5 Min.
Baseline-Messung	5 Min.
Leistungsstressor als mentaler Belastungsprovokationstest	5 Min.
Ruhephase	5–10 Min.
Besprechung der individuellen Streßreaktion, Informationsvermittlung zum Zusammenhang äußerer Belastungen, innerer Bewertungen und Körperreaktion	10 Min.
Hausaufgabe: Lesen des Informationsblattes zur körperlichen Streß- und Entspannungsreaktion	

Beim Patienten sollte nicht der Eindruck entstehen, daß er eine exakte Erklärung für seine Beschwerden bekommt, sondern eher, daß es darum geht, Einflußfaktoren zu testen und die zugrunde liegenden Mechanismen etwas verständlicher werden zu lassen. Bei der gemeinsamen Zielbestimmung mit dem Patienten kann sein Wunsch nach „Verschwinden der Beschwerden" als langfristiges Ziel aufgegriffen werden. Zugleich sollte betont werden, daß kurzfristige Unterziele, wie zum Beispiel, neue Einflußmöglichkeiten zur Verbesserung finden, sinnvoll sind, um eigene Behandlungsfortschritte wahrzunehmen.

Bei der Standard-Mehrkanalableitung während der ersten drei Sitzungen werden die Hautleitfähigkeit, periphere Hauttemperatur, Blutvolumenpuls-Veränderungen, Muskelanspannung des Stirn- und Nackenmuskels kontinuierlich aufgezeichnet. Andere Maße sind grundsätzlich in Abhängigkeit von der von den Patienten geschilderten Hauptsymptomatik möglich. Den Patienten erklären wir, welcher physiologische Prozeß mit welchen Sensoren registriert wird.

Die anfängliche Baseline-Phase dient einerseits der Gewöhnung des Patienten an das ungewohnte Setting, andererseits ermöglicht sie die Erfassung von Ausgangswerten. Ist der Patient sehr aufgeregt (und weist ein entsprechend erhöhtes physiologisches Aktivierungsniveau auf), ist es sinnvoll, diese Ruhephase um einige Minuten zu verlängern, bis der Therapeut an der Bildschirmanzeige erkennt, daß eine Habituation stattgefunden hat. Anschließend wird ein Leistungstest (z.B. lautes Kopfrechnen, Erfragen von Allgemeinwissen oder geschichtlicher Daten) als mentaler Belastungsprovokationstest vorgegeben. Um das Anspannungsniveau zu steigern, kann der Therapeut die Aufgabe mit der Instruktion einleiten, daß es jetzt darauf ankomme, möglichst schnell und korrekt zu antworten. Während der „Streßphase" wird meist ersichtlich, mit welchen der physiologischen Erregungsmaße der Patient besonders reagiert (z.B. vegetativ oder muskulär). Anschließend ist eine Entspannungsphase vorgesehen. An der Reaktion in diesem Abschnitt läßt sich erkennen, wie gut die Rückbildung der Erregungswerte verläuft. Anhaltend hohe Hautleitfähigkeit weist oft darauf hin, daß es dem Patienten nicht gelingt, gedanklich abzuschalten, bzw. daß er über die zuvor gestellten Aufgaben oder seine Leistungen weitergrübelt.

Im Anschluß an die Ableitungsphasen wird der gespeicherte Kurvenverlauf mit dem Patienten besprochen, und an den eigenen Reaktionen werden typische Spezifika der körperlichen Streßreaktion (nach Kaluza 1996) erklärt.

Therapeut: „In einer belastenden Situation laufen zahlreiche körperliche Prozesse ab, die innerhalb kurzer Zeit zu einer Aktivierung und Energiemobilisierung führen. Durch die sogenannte ‚Kampf- oder Fluchtreaktion' wird der Mensch optimal darauf vorbereitet, einer drohenden (physischen) Gefahr zu begegnen. ‚Überlebensnotwendige' Funktionen, die zur körperlichen Aktivierung nötig sind, wie beispielsweise Muskelanspannung, Herztätigkeit, Atmung, werden aktiver, gesteuert durch die Ausschüttung von Streßhormonen. Zugleich werden die Körperfunktionen, die im Umgang mit der Belastungssituation nicht wesentlich sind, in ihrer Funktion reduziert. Dies betrifft zum Beispiel den Bereich der Verdauung in Magen und Darm oder die Sexualorgane.

Es wird also viel Energie zur körperlichen Aktivierung zur Verfügung gestellt. Zugleich tritt diese Streßreaktion unspezifisch auch auf psychische Beanspruchung, Zeitdruck, in Konflikten und bei offenen Problemen – auch bei freudiger Erregung – auf und kann durch weiteres (ängstliches) Nachgrübeln nach einer Belastungssituation anhalten. Dabei wird diese Aktivierung des Körpers nicht unbedingt durch tatsächliche Bewegung abgebaut, so daß die momentan ausgelösten physiologischen Veränderungen zu Mißempfindungen führen können."

„Die durch einen Stressor ausgelöste körperliche Aktivierung ist nicht per se gesundheitsschädlich, auch wenn es zu körperlichen Mißempfindungen kommen kann. Im Gegenteil: Ein ständiger Wechsel von kurzfristiger Aktivierung und anschließenden Entspannungsphasen ist (positives) Kennzeichen menschlicher Reaktionen."

Wichtig ist, zu erklären, wie ein äußerer Reiz durch zentralnervöse Verarbeitung und Ausschüttung von Streßhormonen in normale, angeborene physiologische Veränderungen mündet, die, wenngleich sie auch einer „gutartigen" Reaktion des Organismus entsprechen, dennoch zur Wahrnehmung körperlicher Beschwerden führen können. Besonders skeptischen Patienten kann an dieser Stelle nochmals versichert werden, daß das Erleben ihrer Beschwerden in keinem Fall mit Einbildung gleichzusetzen ist, da sie ja nicht nur subjektiv leiden, sondern tatsächliche körperliche Veränderungen stattfinden, die an der Auslösung der Beschwerden beteiligt sein können. Bei vielen der betroffenen somatoform erkrankten Personen lösen die dargestellten Zusammenhänge und *sichtbaren* Veränderungen ihrer Körperfunktionen einen regelrechten „Aha-Effekt" aus. Unterstützt wird dabei die Entkatastrophisierung körperlicher Reaktionen, da sie als durch eine Belastungssituation ausgelöste *natürliche Mechanismen* dargestellt werden und nicht als Vorzeichen einer drohenden Krankheit oder Organschädigung.

Auch kann im Einzelfall ergänzend auf die weiteren Ebenen der Streßreaktion, die sich im Gefühl, in den Gedanken und Bewertungen (der Situationen und der eigenen Kompetenz, mit etwas fertig zu werden) sowie im Verhalten ausdrückt, eingegangen werden. Zum Sitzungsabschluß wird den Patienten eine schriftliche Zusammenfassung zur körperlichen Streßreaktion und dem Biofeedback-Behandlungsansatz gegeben. Dies hat sich als hilfreich erwiesen, da viele der in dieser Informationseinheit vermittelten Zusammenhänge für die meisten Patienten komplex und völlig neu sind. Zudem dienen die therapeutischen Hausaufgaben (insbesondere der folgenden Sitzungen) der Übertragung der vermittelten Inhalte in den Alltag.

Zweite Sitzung: Demonstration des Zusammenhangs zwischen mentalen Prozessen und Körperreaktion

Zu Beginn jeder folgenden Stunde wird dem Patienten die Frage gestellt, welche Inhalte bzw. Erkenntnisse aus der vorangegangenen Stunde für ihn wichtig waren und ob noch Unklarheiten oder Widersprüchlichkeiten vorhanden sind, deren Klärung es bedarf. Dieses Vorgehen ermöglicht eine knappe Wiederholung zentraler Therapieinhalte, und auf diese

Tab. 5-2 Stundenablauf der zweiten Biofeedback-Sitzung

Nachbesprechung, Klärung offener Fragen	5 Min.
Anlegen der Meßfühler (Mehrkanalableitung)	5 Min.
Baseline-Messung	5 Min.
Sozialer Stressor (z.B. Instruktion, Lied zu singen) als mentaler Belastungsprovokationstest	3 Min.
Ruhephase	7 Min.
Imagination / Erzählen über belastendes Ereignis, offenes Problem	3–5 Min.
Imagination angenehmer, entspannter Bilder (z.B. Phantasie-Reise)	5–10 Min.
Anschauen der Sitzungsinhalte und Besprechung der Wirkung von Gedanken / Bewertungen auf Gefühl und Symptomwahrnehmung	10 Min.
Hausaufgabe: Protokoll zur Selbstbeobachtung in belastenden Situationen	

Weise kann überprüft werden, ob der Patient die Inhalte in unverzerrter Weise verarbeitet hat.

Auch die zweite Sitzung (Tab. 5-2) hat zum Ziel, den Prozeß der Umattribution von einem organmedizinischen zu einem psychophysiologischen Störungsmodell zu fördern. So soll am Beispiel anderer mentaler Belastungfaktoren deren Auswirkung auf das Körpergeschehen demonstriert werden. Hierzu kann nach der initialen Baseline-Phase und im Wechsel zu Ruhephasen die Instruktion zu personenspezifischen Stressoren (sich an ein emotional belastendes Ereignis zu erinnern, Imagination von Alltagsbelastungen, Aufforderung, in Kürze ein Lied laut vorzusingen, Telefonklingeln, Lärmexposition usw.) gegeben werden.

Auch die Imagination positiver, entspannender Erlebnisinhalte ist wichtig, um die unterschiedliche somatische Reaktion zu visualisieren. Dazu kann dem Patienten die knappe Aufforderung, sich in den folgenden Minuten in Gedanken ein angenehmes Ereignis oder eine entspannende Situation auszumalen, gegeben werden. Alternativ dazu kann der Therapeut zur Unterstützung eine Imaginationsübung vorgeben (siehe „Phantasie-Reise an den Ort der Ruhe und Entspannung" nach Kaluza 1996). Wichtig ist, anschließend nachzufragen, ob die Vorstellung positiv erlebt wurde. Um mögliche Mißverständnisse mit dem Patienten zu vermeiden, ist es immer wieder sinnvoll, den Patienten danach zu fragen, welche Körperreaktionen er selbst beobachtete und wie er die Übung erlebte.

Phantasie-Reise „Ort der Ruhe und Entspannung" (nach Kaluza 1996)
„Lassen Sie nun bitte vor Ihrem inneren Auge das Bild eines Ortes entstehen ... eines Ortes, an dem Sie sich wohl fühlen, an dem Sie Ruhe und Entspannung finden ... . Dies kann ein Ort aus Ihrer Erinnerung sein ... oder auch ein Ort, den es nur in Ihrer Phantasie gibt. Zu Beginn fällt es oft gar nicht leicht, ein solches Bild zu finden ... . Vielleicht laufen vor Ihrem inneren Auge auch mehrere Bilder hintereinander ab ... wie in einem Film. Lassen Sie diese Bilder dann eine Zeitlang laufen ...
Versuchen Sie nun bitte, ein Bild festzuhalten ... Richten Sie Ihre Aufmerksamkeit nur auf dieses eine Bild ... auf diesen einen Ort, der Ruhe und Entspannung ausstrahlt.
Und nun gehen Sie bitte in dieses Bild hinein ... und schauen Sie sich um an Ihrem Ort der Ruhe und Entspannung ... Schauen Sie nach links ... und nach rechts ..., nach unten auf den Boden ... und nach oben zum Himmel ...
Achten Sie auch auf die Geräusche an diesem Ort ... Wenn Sie aufmerksam lauschen, können Sie vielleicht auch etwas hören ...
Vielleicht können Sie auch etwas spüren ... auf Ihrer Haut ... im Gesicht ...
Und wenn Sie die Luft durch die Nase einziehen, können Sie vielleicht auch etwas riechen ...
Verweilen Sie an diesem Ort der Ruhe und Entspannung und genießen Sie es, dort zu sein ... (ca. 3 min).
Verabschieden Sie sich nun allmählich von Ihrem Ort der Ruhe und Entspannung ... Nehmen Sie wieder Ihren Körper wahr ... Strecken Sie sich und räkeln Sie sich ... Atmen Sie ein paarmal kräftig tief durch ... und öffnen dann die Augen."

Bei der Nachbesprechung wird erneut verdeutlicht, daß negative Gedanken oder die innere Beschäftigung mit affektiv belastenden Themen oder mit sozialen Ereignissen Auswirkungen haben, und welche. Gleichzeitig kann die erfolgreiche Anwendung positiver Vorstellungsinhalte auf deren anspannungsreduzierende Wirkung deuten.

Der Bezug zu individuellen Vorerfahrungen kann hergestellt werden, indem der Patient gefragt wird, ob er sich erinnern kann, auf bestimmte Ereignisse, Bilder oder Gedanken mit körperlicher Anspannung, Nervosität oder bestimmten körperlichen Beschwerden reagiert zu haben. Von therapeutischer Seite sollte nicht versucht werden, das organmedizinische Konzept zu „widerlegen", sondern die Zusammenhänge sollten eher als ergänzende Erklärungsmöglichkeiten angeboten werden.

Als Übung bis zur nächsten Sitzung wird dem Patienten vorgeschlagen, im Alltag zu beobachten, ob er mit ähnlichen Körperreaktionen auf Belastungen reagiert. Zur Hilfestellung wird ihm ein Selbstbeobachtungsprotokoll-Bogen (mit Spalten zu äußerer Situation, Gedanken, Gefühlen und Körperreaktion) mitgegeben (Tab. 5-3).

Dritte Sitzung: Aufmerksamkeitsfokussierung und Symptomwahrnehmung

Mit der Besprechung der Selbstbeobachtungsaufgabe wird erneut der Bezug zu psychophysiologischen Wirkzusammenhängen hergestellt (Tab. 5-4). Bedeutsam ist, daß die Patienten nicht nur die Verbindung zwischen Auslösebedingungen und Körperreaktion erkennen, sondern daß ihnen auch deutlich wird, daß die gedankliche Verarbeitung (und nicht die belastenden Situationen per se) entscheidend für die weiteren Reaktionen ist. Hervorzuheben ist, daß im menschlichen Alltag in der Regel zahlreiche Auslösebedingungen zu momentanen Veränderungen des physiologischen Geschehens führen, welche häufig gar nicht bemerkt werden. Auf dieser Grundlage kann der Übergang zum aktuellen Sitzungsziel hergestellt werden: der Demonstration von Aufmerksamkeitszentrierung auf die Symptomwahrnehmung.

Die Wirkung von Ablenkung und Aufmerksamkeit kann zum Beispiel einleitend folgendermaßen erläutert werden:

Therapeut: „Bei der Wahrnehmung arbeitet unsere Aufmerksamkeit ähnlich wie ein Scheinwerfer, der auf einen Gegenstand gerichtet ist. Andere Dinge bzw. andere Empfindungen treten in den Hintergrund. ... Beispiel: Stellen Sie sich folgende Situation vor: Sie lesen ein spannendes Buch, sind ganz vertieft

Tab. 5-3 Selbstbeobachtungsprotokoll zum Zusammenhang zwischen Auslösebedingung, gedanklicher Bewertung und Körperreaktionen

Selbstbeobachtung in belastenden Situationen				
Situation	Gedanken	Gefühl	Körperreaktion	Verhalten

Tab. 5-4 Stundenablauf der dritten Biofeedback-Sitzung

Nachbesprechung der vorhergehenden Sitzung und Besprechen der Selbstbeobachtungsaufgabe	5 Min.
Anlegen der Meßfühler (Mehrkanalableitung)	5 Min.
Baseline-Messung	5 Min.
Übung zur Aufmerksamkeitsumlenkung	5–10 Min.
Ruhephase (ggf. bei Bedarf)	5 Min.
Anschauen der Sitzungsinhalte und Besprechung des Einflusses der Aufmerksamkeitsfokussierung auf die Symptomwahrnehmung	10 Min.
Ableitung eines psychophysiologischen Krankheitsmodells	10 Min.
Hausaufgabe: Übung zur Aufmerksamkeitsfokussierung versus -umlenkung auf körperliche Symptomatik	

und nehmen nichts wahr, was um Sie herum passiert. Plötzlich hören Sie ein lautes Geräusch. Sie schrecken auf. In diesem Moment schaltet Ihre Aufmerksamkeit um. Sie sehen nach oder lauschen, um herauszufinden, was passiert ist." (nach Rehfisch et al. 1989)

„Auch bei der Wahrnehmung von körperlichen Beschwerden und Schmerzen ist die Aufmerksamkeit zentral. Man kann seine Aufmerksamkeit darauf richten oder gezielt umlenken, so daß die Beschwerden (zumindest kurzfristig) weniger intensiv wahrgenommen werden."

Nach Einleitung, Anlegen der Meßfühler und Baseline-Messung wird der Patient eingeladen, sich auf eine Übung zur Rolle der Aufmerksamkeit einzulassen (zur Durchführung s. Kasten S. 82). Bei der folgenden Nachbesprechung wird erfragt, was der Patient beobachtet hat und ob er erlebt hat, daß er bestimmte Reize erst durch gezieltes Ansprechen (Aufmerksamkeitsfokussierung) wahrnahm, während andere Empfindungen in den Hintergrund traten.

Mit der Übung kann demonstriert werden, daß die Fokussierung der Aufmerksamkeit auf körperliche Prozesse an der Symptomwahrnehmung und – im Zusammenhang mit ängstlicher Bewertung – an der Aufrechterhaltung der Symptome beteiligt ist. Gegenüber dem Patienten wird hervorgehoben, daß dies nur manchmal ein bewußt gesteuerter Prozeß ist. Häufiger verläuft dieser Mechanismus nicht bewußt, da sich unsere Aufmerksamkeit automatisch auf für uns bedeutsame Reize lenkt. Es wird hinzugefügt, daß die Wahrnehmung körpereigener Signale unter Ruhebedingungen wahrscheinlicher ist, das heißt, wenn keine Ablenkung durch äußere Faktoren (wie z.B. Vertiefung in ein Gespräch, Anschauen eines spannenden Filmes) erfolgt. Dies kann beispielsweise dazu führen, daß während der Konzentration auf eine anstrengende oder belastende Aufgabe körperliche Veränderungen, die im Rahmen der sympathikotonen Erregung auftreten, noch nicht wahrgenommen werden, sondern erst in einer zeitlich folgenden Erholungsphase, wenn der Körper schon wieder dabei ist, die erhöhten physiologischen Aktivierungsmaße zu senken. Bei diesen Ausführungen ist es sinnvoll, immer wieder den Patienten mit seinen eigenen Erfahrungen mit einzubeziehen.

Aufzugreifen ist, wenn der Patient sich während der Übung zugleich entspannt hat. Durch die Aufmerksamkeitsumlenkung auf angenehme oder unbedrohliche, neutrale Körpersensationen wurde das Grübeln oder ängstliche Beobachten unterbunden. Im folgenden kann abgeleitet werden, daß diese Abläufe zur Beschwerdenbewältigung nutzbar gemacht werden können, indem innere und äußere Ablenkungsstrategien eingesetzt werden, um zumindest kurzfristig die Symptome weniger zu spüren. Wenn der Patient gefragt wird, unter welchen Bedingungen er eine Erleichterung seiner Beschwerden erlebte, erinnert er sich häufig an eine Situation, in der er durch andere Reize, Aktivitäten o.ä. abgelenkt wurde.

Zu äußeren Ablenkungsstrategien werden verschiedenste Aktivitäten, wie zum Beispiel ein Gespräch, ein Kinobesuch, ein Spaziergang usw., gezählt. Zu den inneren Strategien zählen beispielsweise Imaginationsübungen (vgl. obige Phantasie-Reise), die zusätzlich als Entspannungsübungen eingesetzt werden können.

Übung zur Wirkung von Aufmerksamkeitsumlenkung auf die Wahrnehmung körperlicher Beschwerden (nach Rehfisch et al. 1989)
„Nehmen Sie eine bequeme Sitzhaltung ein. Setzen Sie sich ganz entspannt hin, aber lassen Sie Ihre Augen geöffnet.
Lassen Sie Ihren Blick schweifen, und nehmen Sie wahr, was Sie sehen. Sagen Sie sich: Ich sehe... Seien Sie sich bewußt, was Sie sehen, und lassen Sie Ihren Blick noch etwas schweifen. (...) Schließen Sie nun langsam die Augen ...
Was nehmen Sie nun wahr, wo ist Ihre Aufmerksamkeit? Achten Sie darauf, was Sie wahrnehmen. (...)
Richten Sie Ihre Aufmerksamkeit nun auf das Gehör. Was hören Sie? Sind Sie mit Ihrer Aufmerksamkeit draußen oder hier im Raum? Nehmen Sie wahr, seien Sie sich bewußt, wo Sie jetzt mit Ihrem Gehör sind ...
Versuchen Sie, mit Ihrem Gehör zu wandern ...
Versuchen Sie nun, den Atem zu hören. (...) Haben Sie ihn auch schon vorher gehört? Welchen Geschmack spüren Sie auf der Zunge? ...
Wie fühlt sich Ihre rechte Hand an? Versuchen Sie, sie zu spüren, wahrzunehmen. Was spüren Sie dort alles? ...
Gehen Sie nun zu einer Stelle, an der Sie körperliche Beschwerden (Schmerzen) haben. Nehmen Sie die Beschwerden ganz bewußt wahr ... Haben Sie sie vorher auch so bemerkt? ...
Entspannen Sie sich nun wieder, und achten Sie auf Ihren Atem – darauf, wie Sie langsam und ruhig atmen, schauen Sie einfach nur zu, wie Sie atmen, ... ganz von alleine, ohne daß Sie etwas dazu tun müssen ...
Geht Ihre Aufmerksamkeit ohne Ihr Zutun weiter? ... Wohin? Registrieren Sie dies einfach ...
Öffnen Sie langsam wieder die Augen und sehen Sie wieder. Seien Sie wieder wach und frisch, und bewegen Sie sich."

Nach der Verdeutlichung der psychophysiologischen Wirkmechanismen kann mit den Patienten ein Bedingungsmodell für ihre somatoformen Beschwerden erstellt werden. Allgemein kann Patienten folgendes vermittelt werden:

Therapeut: „Zentrale Elemente des inneren Kreislaufes sind: Verschiedene Auslösebedingungen führen zu physiologischen Veränderungen. Werden diese gezielt oder auch spontan beobachtet und ängstlich als mögliches Krankheitszeichen bewertet oder eine erneute Verschlimmerung befürchtet, löst dies ein Gefühl der Beunruhigung aus, welches wiederum (autonome) Erregungsprozesse auslöst oder verstärkt. Wird die Aufmerksamkeit weiterhin auf körperliche Veränderungen konzentriert, ist es wahrscheinlicher, daß weitere Symptome beobachtet werden. Es setzt ein Kreislauf aus Wahrnehmung, spezifischen Bewertungsprozessen und Symptomverstärkung ein."

Von Vorteil ist es, gemeinsam mit dem Patienten ein individuelles Krankheitsmodell (Abb. 5-2) zu erarbeiten, um bekannte Vorerfahrun-

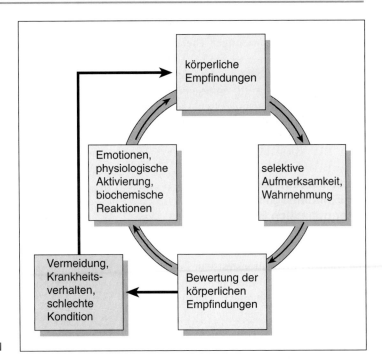

Abb. 5-2 Krankheitsmodell

gen und seine spezifische Symptomatik zu berücksichtigen, wobei andererseits nicht alle im allgemeinen Modell dargestellten Aspekte für den einzelnen zutreffen müssen. Dadurch gewinnen die dargestellten Zusammenhänge an Plausibilität. Für einige Beschwerdebereiche werden im folgenden beispielhaft Erklärungsansätze skizziert:
- Liegt beispielsweise hauptsächlich eine *Schmerzsymptomatik* vor, kann konkreter vermittelt werden, daß bei lang andauernder Muskelanspannung die Durchblutung so beeinträchtigt wird, daß sich im Gewebe Schlackstoffe ansammeln, wodurch Schmerzen (aufgrund einer Ischämie) entstehen. Schmerzen führen häufig zu unwillkürlichen Verspannungen der Muskulatur, was zur Intensivierung der Beschwerden führt. Kommt die Angst vor sich ankündigenden Schmerzen hinzu, werden körperliche Prozesse intensiver beobachtet, und die zugrunde liegenden Verspannungen werden erneut verstärkt.

- Werden primär *kardiovaskuläre Symptome* wie Herzrhythmusstörung, Schwindel, Sensibilitätsstörungen, Schwächegefühl und Brustschmerzen vorgebracht, ist es sinnvoll, den Zusammenhang zu sympathischen Erregungsprozessen und Veränderungen der Atmung bis zur Hyperventilation herzustellen.
- Bei *Globusgefühl* im Hals und *Schluckschwierigkeiten* wird vor allem die Bedeutung der Aufmerksamkeitsfokussierung sowie von Katastrophengedanken hervorgehoben.

Bei der Ableitung des Krankheitsmodells kommt es nicht darauf an, genaue Kausalketten für die Beschwerden darzustellen. Wichtiger ist, daß die an der Symptomwahrnehmung beteiligten Mechanismen verdeutlicht werden, so daß sie für den Patienten nachvollziehbar sind und zugleich den Prozeß der Entkatastrophisierung unterstützen. Gelingt es hierdurch, daß der Patient beginnt, seine dysfunktionalen

Krankheitsängste einer Realitätsprüfung zu unterziehen, ist ein wichtiger Therapieschritt erreicht.

Bis zur nächsten Sitzung wird dem Patienten zur Aufgabe gestellt, einerseits mit Aufmerksamkeitslenkungsprozessen zu experimentieren und andererseits die dargestellten Zusammenhänge zu überprüfen.

Vierte Sitzung: Verbesserung der Einflußmöglichkeiten unter optimalen Bedingungen

In den vorangegangenen Biofeedback-Sitzungen wurden Provokationstests zur Demonstration des Einflusses mentaler Vorgänge auf Körperfunktionen eingesetzt. Daraus läßt sich als weiteres Therapieziel ableiten, den Einfluß äußerer Bedingungen auszugleichen, indem beteiligte physiologische Prozesse (zuerst mit Hilfe der Rückmeldefunktionen) willentlich kontrolliert werden. Dies kann einerseits durch allgemeine Entspannungsverfahren erfolgen oder andererseits durch die Beeinflussung bestimmter physiologischer Maße, die an der Symptomentstehung beteiligt sind (Tab. 5-5).

Spätestens ab dieser Sitzung kommt es also darauf an, Einflußmöglichkeiten auf die physiologischen Prozesse zu erweitern. Hierzu trifft der Therapeut vorab die Entscheidung, ob es ihm sinnvoller erscheint, an der Verbesserung allgemeiner Entspannungsfähigkeit oder spezifischer Kontrollvorgänge anzusetzen. Die physiologischen Meßkanäle sollten in Abhängigkeit von vorangegangenen Reaktionsspezifika (welche Parameter waren erhöht?) und der Hauptsymptomatik (welche Parameter können an der Symptomentstehung beteiligt sein?) gewählt werden. Es ist sinnvoll, sich in den weiteren Übungseinheiten auf ein bis zwei Rückmeldesignale zu beschränken, um den Patienten nicht mit zu vielen Informationen zu verwirren. Parallel ist es durchaus möglich, weitere Parameter zur Kontrolle „im Hintergrund" zu registrieren.

Ziel ist, daß der Patient wiederholt die Erfahrung von Steuerungsmöglichkeiten macht, so daß sich seine Selbstwirksamkeitserwartung verbessert. Daher empfiehlt es sich, den Schwierigkeitsgrad langsam zu steigern, so daß zu Beginn positive Erfahrungen möglich sind. Mit Hilfe von sichtbaren Schwellenwerten (die in Anlehnung an Shaping-Prozeduren angepaßt werden können) und akustischen Signalen (z.B., wenn die periphere Hauttemperatur im Rahmen der Entspannung ansteigt, wird der zurückgemeldete Ton angenehmer) ist eine kontinuierliche Rückmeldung möglich. In den Übungssequenzen erhält der Patient die Instruktion, spezifische physiologische Vorgänge zu beeinflussen – abwechselnd mit und ohne Unterstützung der unmittelbaren Rückmeldung der beteiligten Parameter. Durch das Weglassen der unmittelbaren Rückmeldung kann

Tab. 5-5 Stundenablauf der vierten Biofeedback-Sitzung

Nachbesprechung der vorhergehenden Sitzung und Besprechen der Übung zur Aufmerksamkeitsumlenkung	5 Min.
Anlegen der Meßfühler (ausgewählter physiologischer Parameter)	5 Min.
Entspannungsphase	10 Min.
Anspannung reduzieren mit akustischer Rückmeldung	10 Min.
Anspannung reduzieren ohne Rückmeldung	5 Min.
Anschauen der Sitzungsinhalte und Informationsvermittlung zur Entspannungsreaktion	10 Min.
Hausaufgabe: Entspannungsübung bzw. Reduktion des ausgewählten Zielparameters (mit Unterstützung eines Trainingsprotokolls) zur Verbesserung des Alltagstransfers	

der Patient lernen, seine Einflußmöglichkeiten auch ohne „Hilfestellung" anzuwenden.

Bei der anschließenden gemeinsamen Besprechung des Kurvenverlaufs kann gezeigt werden, daß es nicht notwendigerweise darauf ankommt, besonders tief zu entspannen. Vielmehr kann vermittelt werden, daß eine relative Normalisierung der physiologischen Parameter, die zu einer besseren Leistungsbereitschaft und Linderung der körperlichen Symptome führt, völlig ausreichend ist. Notwendig ist dieser Hinweis insbesondere bei sehr leistungsorientierten bzw. perfektionistischen Patienten, die sich durch die „Entspannungsaufgabe" unter Druck setzen. Ebenso hilfreich ist dieser Hinweis, wenn Patienten Entspannung fast mystisch verklären und davon überzeugt sind, diesen Zustand noch nie erlebt zu haben.

Zur allgemeinen Entspannungsreaktion werden zum Beispiel folgende Zusatzinformationen vermittelt:

Therapeut: „Die körperliche Entspannungsreaktion gehört zum natürlichen, angeborenen Verhaltensrepertoire und ist genauso biologisch verankert wie die schon beschriebene Streßreaktion. Regelmäßig durchgeführte Entspannungsübungen führen zu einer Reduktion der (sympathischen) Erregungsbereitschaft und haben sowohl kurzfristig als auch langfristig wohltuende therapeutische Effekte. Neben der Veränderung der Körperfunktionen (z.B. Abnahme der Muskelanspannung, periphere Gefäßerweiterung, Wärmegefühl in Händen u. Füßen, Senkung des arteriellen Blutdrucks, Verlangsamung der Atemfrequenz, Gleichmäßigkeit der Atemzyklen, Senkung der Hautleitfähigkeit u.a.) wirkt es sich auf gedanklicher Ebene zum Beispiel in Konzentrationsverbesserung und einer Abnahme belastender Gedanken aus und kann Gefühle von Gelassenheit, Ausgeglichenheit und Wohlbefinden auslösen."

Wenn Schmerzen im Vordergrund der geschilderten Symptomatik stehen und ein erhöhter Muskeltonus in den relevanten Körperbereichen festgestellt wurde, kann gesondert darauf eingegangen werden, daß das Erlernen von Muskelentspannung den Aufschaukelungsprozeß aus psychischem Befinden, Verspannung und Schmerzen unterbrechen kann (vgl. Kap. 2).

Um von Anfang an die Übertragung in Alltagsbedingungen zu ermöglichen, werden die Patienten aufgefordert, bis zur nächsten Sitzung Übungen zur Steuerung der gewählten Parameter in Eigenregie (ohne apparative Rückmeldemöglichkeit) durchzuführen. Es hat sich als unterstützend erwiesen, ein Trainingsprotokoll (vgl. Tab. 5-6) vorzugeben, in dem der Patient erzielte Veränderungen und Beobachtungen eintragen kann.

Fünfte bis letzte Sitzung: Verbesserung der Einflußmöglichkeiten vor, während und nach Belastungsphasen

Zur Verbesserung der Selbstkontrolle ist es nicht nur wichtig, daß Patienten unter günstigen Bedingungen (im therapeutischen Setting) entspannen bzw. gezielt auf bestimmte Körperfunktionen einwirken können. Es ist ebenso wichtig, die erworbenen Fertigkeiten unter alltäglichen Einflüssen – bei Auftreten belastender Gedanken oder Situationen – nutzbringend einzusetzen. Um dies annäherungsweise im Biofeedback-Setting zu erreichen, werden die Übungsbedingungen zunehmend erschwert, indem bekannte Stressoren zur Aktivierung eingesetzt werden. Die Auswahl der Provokationstests orientiert sich wiederum an den individuellen Belastungsbedingungen des Patienten (Leistungsstressoren, Imaginationen, Konfliktgespräch, Lärmexposition, körperliche Aktivierung, Fokussierung auf körperliche Mißempfindungen, Hyperventilationsprovokationstest usw.).

Auch zeitlich kann variiert werden, ob der Patient vor, während oder nach einem Provokationstest versuchen soll, den Zielparameter zu beeinflussen. Leidet er beispielsweise unter

Tab. 5-6 Trainingsprotokoll für Übungen zwischen den Therapiesitzungen

Entspannungsprotokoll				
Situation	Wann? (von–bis)	Anspannung vorher (0–100 %)	Anspannung danach (0–100 %)	Bemerkung

der Erwartungsangst zukünftiger Ereignisse, unterstützt es ihn, auch unter vergleichbaren Bedingungen, seine Kontrollkompetenzen zu stärken. Die Instruktion hierzu könnte zum Beispiel lauten:

Therapeut: „Gleich werde ich nochmals einen sehr schwierigen Belastungstest vorgeben; versuchen Sie bis dahin, Ihre Muskelanspannung zu reduzieren."

Eine andere Person, die sich in ihrer Wohnung bereits durch eine minimale Geräuschkulisse aus der Ruhe bringen läßt, kann mit Unterstützung der Biofeedback-Rückmeldung die für sie sinnvolle Erfahrung machen, selbst während einer Lärmexposition (z.B. über eine Kassette mit Alltagsgeräuschen) zu entspannen.

Gegen Ende der Biofeedback-Therapie werden die Zielparameter häufiger bzw. über längere Zeiten nicht an den Patienten zurückgemeldet (z.B. durch Wegdrehen des Bildschirms, kein akustisches Signal). Dies ermöglicht die Kontrolle, ob der Patient eigene Steuerungsmöglichkeiten (einschließlich nötiger Interozeption) erworben hat und diese ohne die apparative Rückmeldung einsetzen kann.

Die Biofeedback-Behandlung wird mit einer Abschlußbesprechung beendet: Der Patient wird gebeten, zusammenzufassen, welche Aspekte ihm während der vergangenen Therapiesitzungen wichtig erschienen und wie er seine Einflußmöglichkeiten und zwischenzeitlichen Veränderungsschritte einschätzt (Tab. 5-7).

Fallbeispiel

Mit dem folgenden Fallbeispiel wird die Biofeedback-Therapie bei Patienten mit Somatisierungssyndrom genauer veranschaulicht:

Die Patientin ist 24 Jahre alt und leidet seit Beginn des 14. Lebensjahres zunehmend unter multiplen somatoformen Beschwerden. Hierzu zählen wiederkehrend auftre-

Tab. 5-7 Stundenablauf weiterer Biofeedback-Sitzungen

Nachbesprechung der vorhergehenden Sitzung und zwischenzeitlicher Erfahrungen	5 Min.
Anlegen der Meßfühler (ausgewähltes physiologisches Rückmeldesignal)	5 Min.
Baseline-Phase	5 Min.
Belastungsprovokationstest (z.B. Problemlöseaufgabe; Imagination; Hyperventilationstest)	5 Min.
Anspannung reduzieren mit und ohne akustische Rückmeldung	20 Min.
Anschauen der Sitzungsinhalte und Nachbesprechung	10 Min.
Hausaufgabe: Entspannungsübung bzw. Reduktion des ausgewählten Zielparameters (mit Unterstützung eines Trainingsprotokolls und ggf. eines tragbaren Übungsgerätes)	
Letzte Sitzung: Patienten befragen zu erzielten Veränderungen, für ihn bedeutsamen Informationen, Bewältigungsfertigkeiten und Kontrollüberzeugungen	

tende Kopfschmerzen, Schmerzen in Rücken, Armen und Beinen, abdominelle und menstruelle Schmerzen, häufige Übelkeit und Schluckschwierigkeiten. Seit mehr als einem Jahr trug sie eine medizinisch nicht notwendige Halskrause, um weniger unter Nacken- und Rückenschmerzen zu leiden. Im Rahmen der verhaltensmedizinisch orientierten stationären Behandlung nahm sie neben der Biofeedback-Behandlung an weiteren therapeutischen Angeboten (Einzel- und Gruppentherapie, Schmerzbewältigungsgruppe, Bewegungstherapie, Gestaltungstherapie und physikalische Maßnahmen) teil.

Die ersten drei Biofeedback-Sitzungen wurden genutzt, um psychophysiologische Zusammenhänge zu demonstrieren und um anschließend ein Krankheitsmodell abzuleiten. Hierzu wurde in den ersten Sitzungen eine Mehrkanalableitung (EMG, Hautleitfähigkeit und -temperatur, periphere Durchblutung) vorgenommen, um die Körperreaktionen auf mehreren Ebenen darzustellen und Reaktionsspezifika festzustellen. Da nach Möglichkeit auch Parameter, die eng mit aktuellen Beschwerden zusammenhängen, gemessen werden sollten, wurden bei dieser Patientin mit häufigen Kopf- und Rückenschmerzen sowohl im Stirn- als auch im Schulter-Nacken-Bereich EMG-Werte abgeleitet. Während der gesamten Meßzeit wurde der Patientin der Kurvenverlauf visuell über den Bildschirm „zurückgemeldet", so daß ihr veränderte Reaktionen der physiologischen Parameter unmittelbar wahrnehmbar wurden. Nach Erfassung der Ruhewerte (Baseline) wurden verschiedene Belastungstests (Leistungstests, sozialer Stressor, belastende Gedanken) durchgeführt. Ein kurzer Kopfrechentest führte zu einem Anstieg der Muskelanspannung im Schulter-Nacken-Bereich (Trapez-EMG) und korrespondierte mit einer subjektiven Schmerzzunahme. Gleichzeitig zeigten die anderen physiologischen Parameter (Anstieg der EDA, Abfall der Temperatur, Verengung der peripheren Blutgefäße) die körperliche Streßreaktion an (vgl. Abb. 5-3). Die nachfolgende Normalisierung der Meßwerte entsprach ihrer Entspannungsreaktion.

Die Patientin stellte überrascht fest, daß bereits Gedanken an belastende Ereignisse oder an ihre Schmerzen zu diesen veränderten Körperreaktionen führten und deren Wahrnehmung somit den Ausgangspunkt für die Intensivierung ihrer Beschwerden darstellen kann. Andererseits wurde ihr ebenso die Wirkung positiver, entspannender Gedanken und Bilder sichtbar gemacht.

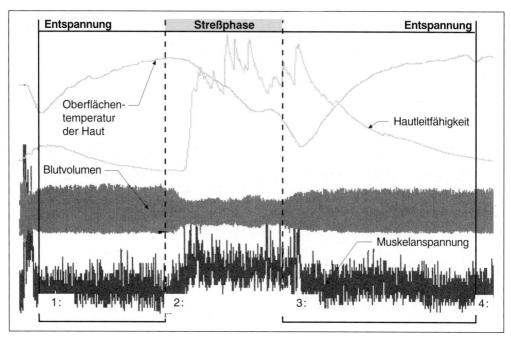

Abb. 5-3 Demonstration psychophysiologischer Zusammenhänge mit einem Streßprovokationstest

Im Rahmen der Informationsvermittlung zur körperlichen Streß- und Entspannungsreaktion wurde ihr verdeutlicht, daß körpereigene Signale auch Zeichen eines gut funktionierenden Anpassungsprozesses sein können. Sehr plausibel erschien ihr, wie die Aufmerksamkeitsfokussierung an der Wahrnehmung der körperlichen Beschwerden beteiligt ist, so daß ein individuelles Krankheitsmodell abgeleitet werden konnte. Insgesamt förderten diese Demonstrationen ihre Auseinandersetzung mit dysfunktionalen Symptombewertungen und Krankheitsüberzeugungen.

In den insgesamt 8 Biofeedback-Sitzungen gelang es der Patientin – entgegen ihrer vorhergehenden Erwartung – immer besser, die erhöhten Parameter (vor allem Muskelanspannung und EDA) zu reduzieren und sich entspannter zu fühlen. Um den Transfer in den Alltag zu erleichtern, wurden für die Zeiträume zwischen den Sitzungen Selbstbeobachtungs- und Entspannungsübungen vereinbart. Die Patientin gab ihre körperliche Schonhaltung, die an der muskulären Verspannung beteiligt war, auf und konnte auf ihre stützende Halskrause verzichten. Im abschließenden Evaluationsbogen schätzte die Patientin ihre Bewältigungsmöglichkeiten deutlich besser ein als zu Beginn dieser Intervention und gab an, weniger unter Schmerzen zu leiden.

Wissenschaftliche Ergebnisse zur Therapieevaluation

Ziel einer eigenen Therapieevaluationsstudie war es, zu überprüfen, ob eine wie oben beschriebene Biofeedback-Therapie bei Patienten mit Somatisierungssyndrom (mindestens acht Somatisierungssymptome in der Vorgeschichte) den Prozeß der Entkatastrophisierung körperlicher Beschwerden unterstützt. Um den Effekt gegenüber anderen stationären

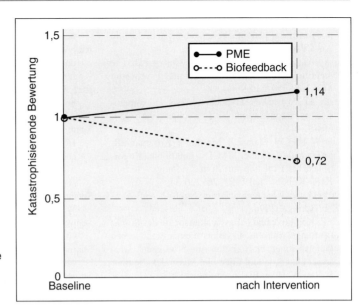

Abb. 5-4 Katastrophisierende Bewertung von Körpersensationen im FKG, Skala 1 (auf Ausgangswert 1 normalisierte Veränderungswerte), bei 50 Somatisierungspatienten (25 je Gruppe)

Therapiemaßnahmen abzugrenzen, verglichen wir den Interventionseffekt mit dem einer klinischen Kontrollgruppe, die im gleichen Therapiezeitraum ein Entspannungsverfahren (Progressive Muskelentspannung) erlernte. Als abhängiges Maß verwendeten wir ein Selbstbeurteilungsverfahren zur Erfassung von Einstellungen und Bewertungen von körperlichen Symptomen, den *Fragebogen zu Körper und Gesundheit (FKG)* (Hiller et al. 1997).

In einer früheren Studie ergaben die Selbsteinschätzungen von somatisierenden Patienten im FKG höhere Werte hinsichtlich katastrophisierender Bewertung (Skala 1), Intoleranz von körperlichen Beschwerden (Skala 2) und der Überzeugung, körperlich weniger belastbar zu sein (Skala 3) – verglichen sowohl mit gesunden Personen als auch mit klinischen Kontrollprobanden mit anderen psychischen Störungen (Hiller et al. 1997).

Vorläufige Ergebnisse der kontrollierten Therapievergleichsstudie weisen auf eine Abnahme der katastrophisierenden Bewertung von Körpersensationen nach einer sechsstündigen Biofeedback-Behandlung hin (Abb. 5-4). In der Biofeedback-Gruppe sinken die Werte bezüglich katastrophisierender Bewertung (FKG Skala 1), während sie in der Entspannungsgruppe tendenziell noch ansteigen. Auch nimmt die Beschwerdeintoleranz (körperlicher Mißempfindungen) in der Biofeedback-Gruppe ab, während sie in der Kontrollgruppe ansteigt. Somit wirkt Biofeedback gerade auf die symptomerhaltenden Prozesse spezifisch ein, während Entspannungsverfahren zwar von Patienten ebenfalls als sehr positiv erlebt werden, jedoch diesen spezifischen Effekt nicht haben. Eine ausführliche Darstellung der Ergebnisse findet sich in Nanke (in Vorber.).

> Somit kann festgehalten werden, daß der therapeutische Effekt von Biofeedback wissenschaftlich gesichert und spezifischer als bei einfachen Entspannungsverfahren ist.

Literatur

American Psychiatric Association, ed. Diagnostic and Statistical Manual of Mental Disorders. 4th edition. Washington (DC): American Psychiatric Association 1994.

Barsky AJ, Coeytaux RR, Sarnie MK, Cleary PD. Hypochondriacal patient's beliefs about good health. Am J Psychiat 1993; 150: 1085-9.

Barsky AL, Goodson JD, Lane RS, Cleary PD. The amplification of somatic symptoms. Psychosom Med 1988; 50: 510-9.

Barsky AL, Wyshak G. Hypochondriasis and somatosensory amplification. Br J Psychiat 1990; 157: 404-9.

Hiller W, Rief W, Elefant S, Margraf J, Kroymann R, Leibbrandt R, Fichter MM. Dysfunktionale Kognitionen bei Patienten mit Somatisierungssyndrom. Zschr Klin Psychol 1997; 26: 226-34.

Kaluza G. Gelassen und sicher im Streß. 2. Aufl. Berlin: Springer 1996.

Lieb R. Kognitive und behaviorale Aspekte des Somatisierungssyndroms: Ergebnisse einer empirischen Untersuchung. In: Somatoforme Störungen: Ätiologie, Diagnose und Therapie. Margraf J, Neumer S, Rief W, Hrsg. Berlin: Springer 1998.

Lupke U, Ehlert U. Selektive Aufmerksamkeitslenkung auf gesundheitsbedrohliche Reize bei Patienten mit einer Somatoformen Störung. Zschr Klin Psychol 1998; 27 (3): 163-71.

Mayou R, Bass C, Sharpe M. Overview of epidemiology, classification, and aetiology. In: Treatment of Functional Somatic Symptoms. Mayou R, Bass C, Sharpe M, eds. Oxford: Oxford University Press 1995.

Pennebaker JW. The Psychology of Physical Symptoms. New York: Springer 1982.

Peper E, Sandler LS. The metacommunications underlying biofeedback training. Clin Biofeedback and Health 1987; 10: 37-44.

Rehfisch HP, Basler HD, Seemann H. Psychologische Schmerzbehandlung bei Rheuma. Berlin: Springer 1989.

Rief W, Hiller W. Somatoforme Störungen. Bern: Huber 1992.

Rief W, Hiller W. Somatisierungsstörung und Hypochondrie. Fortschritte der Psychotherapie – Manuale für die Praxis. Bd. 1. Göttingen: Hogrefe 1998.

Rief W, Hiller W, Margraf J. Cognitive aspects of hypochondriasis and the somatization syndrome. J Abnorm Psychol 1998; 107: 587-95.

Schmidt AJM, Wolfs-Takens DJ, Oosterlaan J, van den Hout MA. Psychological mechanisms in hypochondriasis: Attention-induced physical symptoms without sensory stimulation. Psychother Psychosom 1994; 61: 117-20.

Schandry R. Lehrbuch Psychophysiologie. 3. Aufl. Weinheim: Psychologie Verlags-Union 1996.

Schwartz MS. et al. Biofeedback: A Practitioner's Guide. 2nd ed. New York: Guilford Press 1995.

Sharpe M, Bass C. Pathophysiological mechanisms in somatization. Int J Psychiat 1992; 4: 81-97.

Sharpe M, Bass C, Mayou R. An overview of the treatment of functional somatic symptoms. In: Treatment of Functional Somatic Symptoms. Mayou R, Bass C, Sharpe M, eds. Oxford: Oxford University Press 1995.

Smith GR, Monson RA, Ray DC. Patients with multiple unexplained symptoms. Their characteristics, functional health, and health care utilization. Arch Int Med 1986; 146: 69-72.

Vaitl D. Biofeedback. In: Handbuch der Entspannungsverfahren. Bd. 1: Grundlagen und Methoden. Vaitl D, Petermann F, Hrsg. Weinheim: Psychologie Verlags-Union 1993.

Wickramasekera I. Enabling the somatizing patient to exit the somatic closet: A high-risk model. Psychother 1989; 26: 530-44.

6 Biofeedback in der Therapie von Angststörungen

Reiner Kroymann

Einleitung

Die Angststörungen gehören zu den häufigsten Formen psychischer Erkrankungen in unserer Gesellschaft.

Bei Frauen ist die Angststörung die häufigste, bei Männern nach den Abhängigkeitserkrankungen die zweithäufigste psychische Erkrankung (Margraf u. Schneider 1996). Der Anteil der Gesamtbevölkerung, der einmal im Leben an einer Angststörung erkrankt, wird – je nach Untersuchung – auf 9,2% bis 24,9% (Median: 13,6%) geschätzt (Perkonigg u. Wittchen 1995).

Angsterkrankungen nach dem Diagnostischen und Statistischen Manual Psychischer Störungen (DSM-IV, APA 1994) sind im Kasten (s.u.) aufgeführt.

Die oben genannten Angststörungen stellen zwar eine heterogene Gruppe dar, als ihr gemeinsames Kennzeichen kann aber die Existenz von Angst ohne ersichtliche äußere Gefahr betrachtet werden. Aus dieser massiven irrationalen Angst ergeben sich für viele Betroffene erhebliche Einschränkungen in beruflichen, familiären und anderen sozialen Bereichen (Markowitz et al. 1989, Weissman 1991). Als stark beeinträchtigend gelten vor allem die Panikstörung und die Agoraphobie.

Obwohl spezifische oder soziale Phobien höhere Prävalenzraten aufweisen, sind die Betroffenen oftmals weniger stark beeinträchtigt als Personen mit Panikstörung und Agoraphobie und suchen deshalb auch seltener eine Behandlung auf. Trotzdem können auch diese Angstformen ein enorm beeinträchtigendes Ausmaß erreichen. Auch Patienten mit einer Generalisierten Angststörung nehmen medizinische und psychologische Einrichtungen weniger häufig in Anspruch als Patienten mit Panikstörung (Andersen et al. 1984). In klinischen Einrichtungen stellen Patienten mit Panikstörung und Agoraphobie die größte Gruppe der Angsterkrankungen (Boyd 1986, Eaton et al. 1991). Für den Behandler, hier speziell den Biofeedback-Therapeuten, bedeu-

---

Angststörungen und deren Lebenszeit-Prävalenzen nach DSM-IV (APA 1994):
- Panikstörung mit Agoraphobie (300.21)   Lebenszeit-Prävalenz: 1,5–3,5%
- Panikstörung ohne Agoraphobie (300.01)   Lebenszeit-Prävalenz: 1,5–3,5%
- Agoraphobie ohne Panikstörung (300.22)   Lebenszeit-Prävalenz: k. A.
- Soziale Phobie (300.23)   Lebenszeit-Prävalenz: 3–13%
- Spezifische Phobie (300.29)   Lebenszeit-Prävalenz: 10–11,3%
- Zwangsstörung (300.30)   Lebenszeit-Prävalenz: 2,5%
- Posttraumatische Belastungsstörung (309.89)   Lebenszeit-Prävalenz: 1–14%
- Akute Belastungsstörung (308.3)   Lebenszeit-Prävalenz: k. A.
- Generalisierte Angststörung (300.02)   Lebenszeit-Prävalenz: 5%

k. A.= keine Angaben

tet dies, daß er innerhalb des Angststörungsbereichs am häufigsten mit diesen Störungsformen konfrontiert wird.

Aus diesem Grund wird nach einer Darstellung allgemeiner Angst-Therapieverfahren der Schwerpunkt des Artikels auf Biofeedback-Verfahren gelegt, die bei der Behandlung von Panikstörungen oder Agoraphobien eingesetzt werden. Anschließend werden Biofeedback-Methoden beschrieben, die bei der Behandlung der Sozialphobie, der spezifischen Phobien, der Generalisierten Angststörung und der Posttraumatischen Belastungsstörung unterstützend wirksam werden können. Die für die Behandlung der Panikstörung und Agoraphobie beschriebenen Biofeedback-Verfahren sind nicht auf die Verwendung bei diesen beschränkt. Sie können auch – adaptiert an das jeweilige Störungsbild – bei den anderen Erkrankungsformen sinnvolle Verwendung finden, werden aber für diese nicht mehr explizit dargestellt.

Erfolgreiche Methoden der Angst-Behandlung

Die psychotherapeutische Behandlung der Angst umfaßt eine Anzahl von Einzelmethoden, die meistens in einem multimodalen Behandlungsprogramm zusammengefaßt werden. Tabelle 6-1 zeigt übliche Therapieverfahren.

Im folgenden werden die einzelnen Störungsformen und die wichtigsten heute üblichen Behandlungsformen kurz dargestellt. Die für die unterstützende Biofeedback-Behandlung relevanten Verfahren werden dabei genauer erläutert.

Panikstörung

Bei Patienten mit Panikstörung treten meist plötzliche, „wie aus heiterem Himmel" kommende Attacken auf, in denen körperliche Beschwerden wie Kurzatmigkeit, Herzrasen, Schwindel oder Schweißausbrüche im Vordergrund stehen. Oftmals geht damit das Gefühl drohenden Unheils einher, und die Betroffenen erleben intensive Angst, „verrückt zu werden" oder sogar zu sterben.

Von erheblicher Bedeutung dabei ist, wie die somatischen Symptome während eines Angstanfalls interpretiert werden. Diese – in der Regel normalen – Körperreaktionen werden als bedrohlich gedeutet, was wiederum zu einer Steigerung der Angst, damit zu weiteren physiologischen Veränderungen und somit zu körperlichen Empfindungen führt. Ein Teufelskreis wird in Gang gesetzt (Abb. 6-1).

Die Intention der Angst-Therapie ist es, diesen Teufelskreis zu durchbrechen. Dies wird in erster Linie mit Verfahren gewährleistet, die kognitiv-verhaltenstherapeutisches Vorgehen mit Expositionsbehandlung kombinieren. Dabei soll sich der Patient – nach entsprechender therapeutischer Vorbereitung – angstauslösenden inneren und äußeren Reizen stellen (Marks 1972, Birbaumer 1977, Bartling et al. 1980). Vermeidendes Verhalten soll dabei verhindert und eine Gewöhnung (Habituation) an angstauslösende Reize ermöglicht werden. Bei dieser Exposition soll der Patient die Erfahrung machen, daß es in vorher hoch angstprovozierenden Situationen zu einem Abfall der Angst kommt, wenn er lange genug darin verbleibt. Außerdem soll er dabei feststellen bzw. erleben, daß die befürchteten negativen Ereignisse (Herzinfarkt, „verrückt werden") nicht eintreten. Ist dies gewährleistet, kommt es zu einer kognitiven Umbewertung der bedrohlichen Situationen (Fiegenbaum 1986).

Agoraphobie

Eine Panikstörung kann im Zusammenhang mit Agoraphobie auftreten, beide Störungsformen können aber auch separat auftreten. Die Agoraphobie ist auf der einen Seite gekennzeichnet durch Angst vor Plätzen oder Si-

Tab. 6-1 Spezifische Therapieverfahren bei Angststörungen

Panikstörung	• Exposition an interne, angstauslösende Reize • Exposition an externe, angstauslösende Reize • Kognitive Umstrukturierung
Agoraphobie	• Exposition an externe, angstauslösende Reize • Abbau von Vermeidungsverhalten • Kognitive Therapie
Soziale Phobie	• Exposition an angstauslösende Reize • Training sozialer Fertigkeiten, Rollenspiele • Entspannung als Selbstkontrolltechnik • Kognitive Therapie
Spezifische Phobie	• Konfrontation mit angstauslösenden Reizen • Teilnehmendes Modellernen • Systematische Desensibilisierung • Angewandte Entspannung
Generalisierte Angststörung	• Entspannungsverfahren • Konfrontation *in sensu* (Sorgenexposition) • Kognitive Therapie
Zwangsstörung	• Konfrontation mit angstauslösenden Reizen • Reaktionsverhinderung
Posttraumatische Belastungsstörung	• Konfrontation mit angstauslösenden Reizen *in vivo* und *in sensu* • Streßinokulation, Streßmanagement, Angstmanagement • Systematische Desensibilisierung des Traumas • Augenbewegungsdesensibilisierung (EMDR) • Kognitive Therapie

tuationen, in denen Flucht nicht möglich wäre oder Hilfe nicht sofort verfügbar ist, auf der anderen Seite durch die Vermeidung solcher Situationen. In der Behandlung der Agoraphobie werden die Betroffenen den angstbesetzten Situationen ausgesetzt. Dies geschieht jedoch erst nach einer ausführlichen kognitiven Vorbereitung, in der unter anderem die wichtige Rolle des Vermeidungsverhaltens für die Aufrechterhaltung der Ängste erläutert wird. Bei der Exposition an externe Auslöser sollen die Patienten – analog zur Behandlung der Panik – so lange in der Situation bleiben, bis die Angstreaktionen habituieren. Das langfristige Ziel dieses Vorgehens ist der Abbau des Vermeidungsverhaltens.

Die Wirksamkeit der Behandlung der Panikstörung und der Agoraphobie mit Expositionsverfahren ist gut belegt. Die Erfolgsquoten liegen zwischen 70% und 80% (Hand 1989, Fiegenbaum 1988). Deutschsprachige Programme zur Angsttherapie werden für die Einzelbehandlung zum Beispiel bei Margraf und Schneider (1990) und für die Gruppenbehandlung bei Rief (1993) dargestellt.

Soziale Phobie

Die Soziale Phobie umfaßt Ängste vor Situationen, in denen die Betroffenen im Mittelpunkt stehen. Sie befürchten zum Beispiel, sich beim öffentlichen Sprechen, Schreiben oder Essen peinlich zu verhalten, oder daß ihre Angst und damit verbundene körperliche Symptome von anderen bemerkt werden. Die Angst vor solchen Sozial- oder Leistungssituationen ist bei den Betroffenen oft so stark, daß sie diese vermeiden.

Zum Bestandteil der Behandlung der Sozialen Phobie gehören in erster Linie die Konfrontation mit sozialen angstauslösenden Rei-

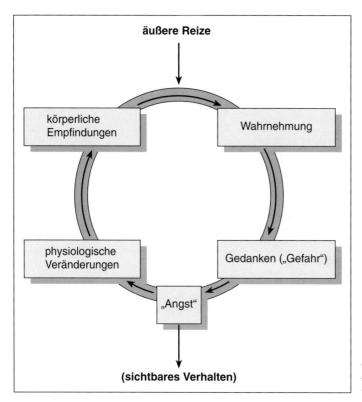

Abb. 6-1 Teufelskreis der Angst (nach Margraf u. Schneider 1990)

zen, analog zur Behandlung der Panikstörung und der Agoraphobie. Häufig werden damit das Training sozialer Kompetenz und kognitive Therapieansätze kombiniert. Die Effektivität solcher kombinierter Verfahren konnte mehrfach nachgewiesen werden (Butler et al. 1984, Mattik u. Peters 1988, Mattik et al. 1989).

Spezifische Phobien

Anders als bei der Agoraphobie oder bei der Sozialphobie, bei denen meist vielfältige Situationen gefürchtet oder vermieden werden, wird die Angst bei der Spezifischen Phobie durch ein bestimmtes gefürchtetes Objekt oder bestimmte Situationen ausgelöst. Beispiele für Objekte sind bestimmte Tiere wie Spinnen, Insekten oder Schlangen. Gefürchtete Situationen betreffen oft Höhen, Blutabnahmen, Flugzeugflüge oder Arzt- bzw. Zahnarztbesuche.

Behandelt werden spezifische Phobien mit teilnehmendem Modellernen, systematischer Desensibilisierung, Konfrontationsverfahren, Coping-Techniken und mit angewandter Entspannung bzw. mit angewandter Anspannung (bei der Blutphobie). Eine Übersicht über die Behandlungsverfahren und deren Effizienz gibt zum Beispiel Öst (1996).

Ist die systematische Desensibilisierung völlig „out"?

Obwohl die Erfolgsraten bei der Behandlung der oben genannten Störungen ein konfrontatives Vorgehen klar favorisieren, ist die Konfrontation *in vivo* nicht für alle Patienten geeignet. Es gibt Fälle, bei denen eine Exposition aus praktischen oder ethischen Gründen nicht durchgeführt werden kann. Hierzu zählen zum Beispiel Prüfungsängste, sexuelle Funktionsstörungen, bestimmte spezifische Ängste oder Posttraumatische Belastungsstörungen (Maerkker 1996). Auch kann es passieren, daß Patienten die massierte Reizkonfrontation ablehnen oder aus medizinischen Gründen nicht dafür geeignet sind (z.B. bei Herzinsuffizienz, schwerem Asthma bronchiale etc.). In diesen Fällen bietet das graduierte Vorgehen der systematischen Desensibilisierung eine Behandlungsmöglichkeit. Ullrich (1998) betrachtet als Behandlungsschwerpunkt der systematischen Desensibilisierung soziale Ängste und Phobien, die ihre Auslöser in der Vorstellung haben (Erwartungsängste wie Schul-, Prüfungs und Vortragsängste, aber auch Erwartungsängste mit sexuellen Funktionsstörungen wie erektive Impotenz, Vaginismus oder Anorgasmie). Tierphobien seien demgegenüber in der Bedeutung für die Praxis zu vernachlässigen.

Dem klassischen Vorgehen der systematischen Desensibilisierung liegt die Überlegung zugrunde, daß es nicht möglich ist, gleichzeitig ängstlich und entspannt zu sein (reziproke Hemmung). Üblicherweise wird zunächst die Entspannung der Muskulatur trainiert. Kann der Patient eine ausreichende Entspannung erreichen, werden angsterzeugende Situationen aus einer vorher erhobenen Angsthierarchie visualisiert. Bei Anzeichen von Erregung gibt der Patient ein Zeichen, die Visualisierung wird unterbrochen, und der Patient soll versuchen, zu entspannen.

Es sei darauf hingewiesen, daß mittlerweile Befunde dafür vorliegen, daß nicht alle Therapiebestandteile notwendig sind und daß das von Wolpe (1958, 1972) postulierte Prinzip der reziproken Hemmung nicht verifiziert werden konnte. Außerdem existieren Erweiterungen des Verfahrens. (Für weitergehende Informationen s. Florin u. Tunner 1975, Florin 1978.) Wenngleich die systematische Desensibilisierung seit langem nicht mehr im Mittelpunkt der Angst-Behandlungsansätze steht, sollte sie jedoch trotzdem nicht in Vergessenheit geraten, da ihr Einsatz bei spezifischen Indikationen durchaus sinnvoll ist.

Generalisierte Angststörung

Bei der Generalisierten Angststörung ist die unrealistische Angst nicht auf eine konkrete Situation bezogen, sondern Ängste oder Sorgen beziehen sich auf eine Vielzahl von Ereignissen oder Aktivitäten. Da diese Sorgen per definitionem mit motorischen Spannungen und einem chronisch erhöhten Erregungsniveau einhergehen, haben bei diesem Störungsbild Entspannungsverfahren und Biofeedback bei der Unterstützung der Therapie eine hohe Bedeutung (Rief u. Fichter 1995).

In neueren Therapieansätzen (Craske et al. 1992) werden zur Behandlung der Generalisierten Angst Entspannung, Selbstbeobachtung, kognitive Umstrukturierung und Konfrontation *in sensu* kombiniert. Brown et al. (1993) betrachten die Bedeutung von Sorgen als negative Verstärker bei der Entstehung und Aufrechterhaltung der Generalisierten Angststörung als zentral. Neben Entspannung und kognitiver Therapie verwenden sie die Technik der „**Sorgenexposition**": Das Vorgehen soll dem Patienten erleichtern, eine objektivere Sichtweise der Sorgen zu erlangen und die Fähigkeit zu steigern, kognitive Alternativtechniken zu benutzen.

Zunächst werden bei diesem Vorgehen drei oder vier Hauptsorgenbereiche identifiziert und hierarchisch geordnet. In einem zweiten Schritt sollen Imaginationstechniken durch das Vorstellen angenehmer Dinge geübt werden. Wird dies ausreichend beherrscht, übt der Patient, sich den ersten Bereich der Hierarchie möglichst lebhaft vorzustellen. Dabei soll er sich auf die angstauslösenden Gedanken konzentrieren und sich die am meisten befürchteten Konsequenzen ausmalen. Gelingt ihm dies, wird mit der eigentlichen Sorgenexposition begonnen. Der Patient soll dabei die Sorgen heraufbeschwören und für mindestens 25–30 min im Bewußtsein halten, ohne sich abzulenken oder in den Gedanken zu springen. Nach dieser Zeit sollen so viele Alternativen wie möglich zu den vorgestellten Katastrophen ausgedacht werden. Für fortgeschrittene Patienten können an dieser Stelle auch die Techniken der kognitiven Umstrukturierung oder des Entkatastrophisierens eingesetzt werden. Danach soll das Angstniveau eingeschätzt werden. Wenn die Angst trotz lebhafter Vorstellung nur noch eine leichte Ausprägung erreicht, kann der nächste Sorgenbereich der Hierarchie bearbeitet werden. Zur Unterstützung der Sorgenexposition können auch Kassetten mit den Sorgen besprochen werden, die die Patienten (z.B. per Walkman) abhören, so daß diese Gedankengänge ihren Angstcharakter verlieren können.

Posttraumatische Belastungsstörung

Bei der Posttraumatischen Belastungsstörung (engl.: „posttraumatic stress disorder", PTSD) wird von der betroffenen Person eine traumatische Erfahrung wiedererinnert. Diese Erinnerung ist verbunden mit Symptomen eines erhöhten autonomen Arousals und der Vermeidung von mit dem Trauma verbundenen Reizen.

Psychotherapeutische Behandlungsansätze bei der Posttraumatischen Belastungsstörung umfassen die Konfrontation *in sensu* und *in vivo*, systematische Desensibilisierung, kognitive Verfahren, Augenbewegungsdesensibilisierung und Angstmanagement-Training.

Wirksamkeit von Biofeedback in der Angst-Behandlung

Aufgrund unzureichender Studienergebnisse ist die Biofeedback-Behandlung von Angsterkrankungen als *monotherapeutisches* Verfahren – mit wenigen Ausnahmen – nicht zu empfehlen. Biofeedback-Verfahren stellen eher einen zusätzlichen Baustein oder die Ergänzung einer Angst-Therapie dar. Hierbei sind unter anderem die Möglichkeit der Therapiekontrolle und die motivierende Wirkung auf Patienten positive Aspekte eines Biofeedback-Einsatzes.

Gatchel (1988) kommt nach dem Vergleich mehrerer verschiedenartiger Studien, die sich mit der Biofeedback-Behandlung von Angststörungen befassen, zu dem Schluß, daß Biofeedback als alleinige Behandlungsmethode nicht effektiver ist als die Behandlung mit anderen (Entspannungs-)Verfahren. Vaitl (1993) beurteilt den angstreduzierenden Effekt im Bereich des EMG-Feedbacks in verschiedenen Studien zusammenfassend als „bescheiden". Wird das Feedback als isoliertes Training der Muskeltonuskontrolle benutzt, so sei auch hier nicht zu erwarten, daß die Effekte der Angst-Behandlung über denen allgemeiner Entspannungsverfahren liegen. Auch Sachse (1988), der verschiedene Studien vergleicht, die sich mit EMG-Feedback und Angst-Behandlung beschäftigen, argumentiert, daß eine als Monotherapie betriebene Behandlung nicht erfolgreich sei.

Sachse (1988) berichtet über Studien mit guten Erfolgen bei Therapiemaßnahmen (systematische Desensibilisierung), die Hautwiderstandsfeedback zur Unterstützung benutzen. Das Feedback eigne sich für die Aufstellung von Angsthierarchien sowie zur Therapiekontrolle bei systematischer Desensibilisierung. Allerdings könne der spezifische Beitrag zum Therapieerfolg nicht abgeschätzt werden. Bei der Verwendung von Herzfrequenz-Feedback berichten Vaitl et al. (1988) über Erfolge als unterstützende Therapiemaßnahme, die auf die Veränderung von individuellen Kausalattributionen von Angstpatienten abzielt. Auch Sachse (1988) hält die Verwendung von Herzfrequenz-Feedback vor allem bei der Angstselbstkontrolle und in der induzierten Angst-Therapie für sinnvoll.

Für die hier geschilderten Biofeedback-Verfahren wird deshalb davon ausgegangen, daß sie als adjunkte Techniken im Rahmen eines psychotherapeutischen Verfahrens von einem dafür ausgebildeten Therapeuten angewendet werden. Vorausgesetzt werden Kenntnisse in Konfrontationsbehandlung, systematischer Desensibilisierung, Entspannungsverfahren und kognitiver Therapie.

Darüber hinaus ist eine genaue Diagnostik der zu behandelnden Störung sowie komorbider psychischer Störungen und der Ausschluß wichtiger körperlicher Erkrankungen von Bedeutung, die für die entsprechende Symptomatik verantwortlich sein können. Auch eine genaue Erfassung der eingenommenen Medikamente ist nötig. Weiterhin sollte eine ausführliche Verhaltensanalyse mit Erhebung der Biographie sowie auslösenden und aufrechterhaltenden Bedingungen der vorliegenden Störung durchgeführt werden.

Was kann Biofeedback zur Unterstützung der Angst-Behandlung leisten?

Im Rahmen einer psychotherapeutischen Behandlung kann Biofeedback eine Vielzahl von Funktionen erfüllen. Die hier geschilderten Funktionen sind nicht explizit empirisch belegt, entspringen aber Erfahrungen der klinischen Praxis (s. dazu auch Rief et al. 1996).

- *Mittels Biofeedback-Verfahren kann eine Brücke vom organmedizinischen zum psychosomatischen Krankheitsverständnis geschlagen werden.* Bevor Angstpatienten einer adäquaten psychotherapeutischen Behandlung zugeführt werden, haben sie oftmals eine langjährige medizinische Behandlung ihrer Beschwerden hinter sich. Häufig erwerben die Patienten im Zuge dieser zunächst medizinisch orientierten Behandlung ein organisches Krankheitsverständnis. Für den Erfolg einer psychotherapeutischen Behandlung ist es wichtig, Zusammenhänge zwischen psychischen Prozessen und körperlichen Veränderungen aufzuzeigen. Gerade bei den Angstpatienten, die, wie somatoform gestörte Patienten, oft unter körperbezogenen Beschwerden leiden und vielleicht zunächst erwarten, somatisch behandelt zu werden, erleichtert Biofeedback den Übergang von einem organmedizinischen zu einem psychosomatischen Krankheitsverständis (s. auch Kapitel zu somatoformen Störungen).

- *Biofeedback kann zur Therapieverlaufs- und -erfolgskontrolle eingesetzt werden.* Therapieschwächen können ausgeglichen, Behandlungen beschleunigt werden. Die Effektivität angstspezifischer Behandlungsverfahren kann mit Biofeedback-Methoden evaluiert und der Therapieverlauf kontrolliert werden. Daneben besteht die Möglichkeit, bereits gelernte oder zu lernende Entspannungsverfahren durch Biofeedback zu überprüfen. Schwächen in psychotherapeutischen Verfahren können durch Biofeedback-Unterstützung ausgeglichen werden (z.B. mangelnde Kontrolle über erreichte Entspannung oder den Grad der Anspannung bei systematischer Desensibilisierung oder die Gefahr der Ablenkung und des damit verbundenen Absinkens der Angstkurve bei der Sorgenexposition). Durch die direkte Rückmeldung des Biofeedback-Verfahrens kann angstbewältigendes Verhalten gezielt einer Shaping-Prozedur unterworfen und dadurch die Behandlung beschleunigt werden.

- *Biofeedback-Verfahren als psychoedukatives Hilfsmittel:* Gerade körperlich-seelische Zusammenhänge können eindrucksvoll und überzeugend in einem Biofeedback-Setting erklärt und demonstriert werden. Auch spezifische Konzepte der Angst-Behandlung (z.B. das Konzept der Habituation oder der Angstkreislauf) können mit Biofeedback-Methoden leicht verständlich dargestellt und darüber hinaus für den Patienten erlebbar gemacht werden. Die direkte und objektive Rückmeldung physiologischer Funktionen bedeutet für den Patienten eine höhere Augenscheinvalidität als ein normales psychologisches Gespräch und ermöglicht somit einen besseren Therapieeinstieg und in der Folge eine höhere *Akzeptanz* und *Plausibilität* der Behandlung. Der Patient wird überzeugt, nicht überredet.

- *Biofeedback zur Motivationsförderung bei schwer zugänglichen Patienten:* Bei Angstpatienten mit hoher Komorbidität oder bei Patienten, bei denen die Konfrontationsbehandlung in der Vorgeschichte erfolglos war, ist ein therapeutischer Zugang oft nur schwer möglich. Erlebte Frustrationen und Mißerfolge senken die Motivation zu weiterer Therapie. In der Behandlung dieser Patientengruppen hat sich die Möglichkeit des Biofeedbacks, auch kleinste Erfolge objektiv rückmelden zu können, als vorteilhaft erwiesen. Durch die dadurch wahrgenommene Steigerung der Selbstwirksamkeit und Kontrollüberzeugung ergibt sich oftmals eine motivierende Wirkung, die sich auch für andere Bereiche der Therapie positiv nutzen läßt.

Wie kann man Biofeedback bei der Behandlung von Angststörungen einsetzen?

Biofeedback macht sich die Möglichkeit zunutze, ein Fenster zu physiologischen Prozessen zu öffnen. Das Zusammenwirken verschiedener Ebenen menschlichen Verhaltens als komplexes Geschehen kann dadurch deutlicher gemacht werden. Um bei Patienten mit Angststörungen den Einblick durch dieses „Fenster" möglichst krankheitsnah zu gestalten, werden allgemein Parameter abgeleitet, die die physiologische Angstreaktion wiedergeben. Die Verwendung dieser Ableitungen und das Vorgehen bei der krankheitsspezifischen Behandlung sollen im folgenden dargestellt werden.

Wie kann Angst gemessen werden?

Zunächst muß bemerkt werden, daß sich Angst als Reaktion prinzipiell auf drei Ebenen abbildet (Birbaumer 1977, Gatchell 1988): auf der verbal-subjektiven, der motorischen und auf der physiologischen Ebene. Auf der hier interessierenden physiologischen Ebene kann zwischen einer kurzfristigen (phasischen) Angstreaktion und einem relativ zeitstabilen, tonischen Erregungsniveau unterschieden werden.

Schandry (1988) argumentiert, daß die physiologische Angstreaktion weitgehend dem sympathischen Erregungsmuster entspricht. Sie ist unter anderem charakterisiert durch einen Anstieg der Herzfrequenz, des Blutdrucks und der Schweißdrüsenaktivität bei gleichzeitiger Vasokonstriktion der Hautgefäße und einem erhöhten Muskeltonus und kann in einem Biofeedback-Setting durch entsprechende Messung von Veränderungen der Herz- oder Pulsfrequenz, des Blutdrucks, der Hautleitfähigkeit, der Pulsvolumenamplitude oder der peripheren Hauttemperatur und Oberflächenmyographie der Muskulatur erhoben werden.

> Es sollte darauf geachtet werden, Angstreaktionen stets mit mehreren Systemwerten zu erfassen, da Personen in den verschiedenen physiologischen Systemen ungleich stark reagieren können.

Der Hautwiderstand, oder die Hautleitfähigkeit als Kehrwert des Hautwiderstandes, ist abhängig von der Schweißdrüsenaktivität. Da die Schweißdrüsen nur sympathisch innerviert werden, spiegelt der Hautwiderstand die allgemeine vegetative Aktivierung einer Person wider und ist damit besonders gut zur Messung einer Angstreaktion geeignet. Da die absoluten

Niveauwerte zwischen verschiedenen Personen bei ansonsten gleichen Bedingungen sehr stark schwanken, gibt es jedoch keine absoluten „Normwerte", die große bzw. geringe Angst kennzeichnen. Hier ist man auf die mehrmalige individuelle Messung mit der Erhebung geeigneter Basiswerte angewiesen.

Auch kann die Angstreaktion eines Gesunden von der eines Angstpatienten qualitativ kaum unterschieden werden. Jedoch lassen sich Unterschiede im tonischen Erregungsniveau feststellen. Angstpatienten zeigen hier eine höhere Aktivation, die sich durch erhöhte Pulsfrequenz, Hautleitfähigkeit und Muskelspannung äußern kann. Während die Anzahl der Spontanfluktuationen der Hautleitfähigkeit erhöht ist, ist der Alpha-Anteil im Spontan-EEG reduziert. In Ruhe zeigen Ängstliche eine erhöhte sympathische Erregung (Schandry 1988). Auch ist bei ihnen die Habituation der Hautleitfähigkeitsreaktion (Lader u. Mathews 1968), des Fingerblutvolumens (McGuiness 1973) und der Herzrate (Sartory 1983) auf einfache Reize verzögert.

Birbaumer (1977) fordert, daß die Erhebung der Spontanfluktuation des Hautwiderstandes und der Habituationsrate auf einfache akustische Reize zu Standardverfahren bei Angst-Therapien werden. Hier können sie sowohl im diagnostischen Prozeß bei der Verhaltensanalyse und -beobachtung als auch in der Therapieverlaufs- und -erfolgskontrolle eingesetzt werden:

„Die Spontanfluktuation sollte dabei sowohl unter Ruhebedingungen mehrmals über einige Minuten registriert werden, als auch in einer aversiven Erwartungssituation, in der die Versuchsperson nach einem bestimmten Zeitabstand (im allgemeinen mehrere Minuten) ein aversives Ereignis erwartet (z.B. eine Rede halten muß oder mit einem phobischen Reiz konfrontiert wird, usw.)." (Birbaumer 1977, S.11-12)

Da sich alle psychophysiologischen Maße in mehr oder weniger starkem Ausmaß an mehrmalige Messungen adaptieren, plädiert er für die zusätzliche Darbietung ähnlicher, aber für den Betroffenen nicht angstauslösender Reize unter denselben Bedingungen. Die Reaktionen auf die angstauslösenden und die neutralen Reize können dann vor und nach der Therapie miteinander verglichen werden. Nach erfolgreicher Behandlung sollte es keinen Unterschied mehr zwischen ihnen geben.

Biofeedback bei Panikstörung und Agoraphobie

Die Abbildung 6-2 zeigt, wie die Elemente der stationären Angst-Therapie (Rief 1993) in die Biofeedback-Behandlung aufgenommen werden können. Die einzelnen „Bausteine" der Biofeedback-Behandlung, die aus der Angstbewältigungstherapie abgeleitet sind, werden im folgenden beschrieben. Es sei hervorgehoben, daß nicht alle dargestellten Bausteine bei jedem Patienten Verwendung finden müssen. Der Biofeedback-Therapeut sollte für den Patienten individuell entscheiden, welches Vorgehen er zu welchem Zeitpunkt in der Therapie einsetzt. Entscheidungskriterien dabei sind sowohl Persönlichkeitsspezifika als auch Charakteristika der individuellen Krankheitsgeschichte.

Biofeedback-Baustein 1: Exposition *in vivo*

Eine Expositionsbehandlung setzt immer eine ausführliche, therapeutisches Geschick erfordernde Vorbereitung voraus. Auf diesen wichtigen Bereich soll hier jedoch nicht eingegangen werden, sondern es wird auf die entsprechende Literatur verwiesen (z.B. Margraf u. Schneider 1990, Rief 1993). Bei der *Panikstörung* hat sich die oben beschriebene Konfrontation mit angstbesetzten körperlichen Symptomen wie Herzklopfen oder Atemnot als hilfreich erwiesen.

Sowohl in der Exposition an externe Auslöser als auch in der Exposition an körper-

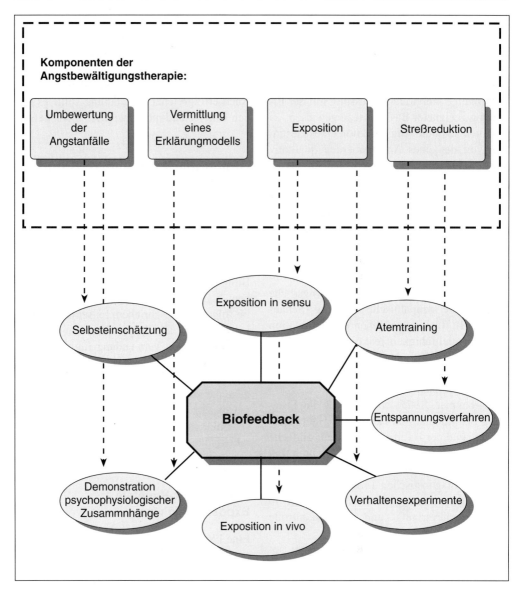

Abb. 6-2 Aus der Angst-Therapie abgeleitete Verfahren, bei denen Biofeedback eingesetzt wird

eigene Signale soll der Patient versuchen, eine möglichst hohe Angstkurve zu erreichen und so lange in der Situation zu bleiben, bis die Angst ohne Verwendung von Vermeidungsstrategien merklich abgeklungen ist.

Bei einer im Biofeedback-Labor stattfindenden Exposition kann diese Angstkurve auf dem Monitor gut nachvollzogen werden, indem unter anderem die „innere Anspannung" (sympathische Aktivierung, Hautwiderstand) abgeleitet wird. Der Betroffene kann „am eigenen Leibe" erfahren und beobachten, daß die Angst und die daran beteiligten körperlichen Parameter tatsächlich von selbst in ihrer Intensität nachlassen.

Praktisch kann dies zum Beispiel mit Hilfe einer Fahrradergometer-Exposition geschehen, in der die Betroffenen sich körperlich mit ansteigender Intensität betätigen. Der Herzschlag wird abgeleitet und optisch und/oder akustisch rückgemeldet. Bei einem massierten Vorgehen können noch zusätzliche, die Herz-Kreislauf-Funktionen betreffende Parameter, wie zum Beispiel der Blutdruck oder das Pulsvolumen, abgeleitet und rückgemeldet werden.

Bei der Behandlung der Agoraphobie ist die Konfrontation mit angstprovozierenden Bedingungen das Mittel der Wahl. In einem Biofeedback-Setting können jedoch nicht wie in der allgemeinen Angst-Therapie alle angstauslösenden Situationen aufgesucht werden. Es gibt im klinischen Alltag aber immer wieder Fälle, bei denen dies möglich ist (Angst vor engen Räumen, vor Dunkelheit, Angst, an eine Apparatur angeschlossen zu sein, Angst vor Sonnenbestrahlung etc.). Außerdem gestatten es moderne mobile Aufzeichnungsgeräte, physiologische Parameter während einer Exposition im Alltag aufzuzeichnen und später mit dem Patienten zu besprechen.

Nach der Exposition sollte immer eine ausführliche Besprechung mit Exploration der aufgetretenen Gedanken und der körperlichen Empfindungen sowie eine nachfolgende Bewertung der Exposition stattfinden. Innerhalb eines solchen Dialoges werden dann die Reaktionen der einzelnen physiologischen Parameter erklärt.

Biofeedback-Baustein 2:
Demonstration psychophysiologischer Zusammenhänge

Innerhalb einer „Streßdemonstrationssitzung" werden dem Patienten natürliche Körperreaktionen während Belastung und Entspannung gezeigt und erklärt.

Der Biofeedback-Therapeut erarbeitet mit dem Patienten, wie mentale, körperliche oder emotionale Belastungen körperliche Reaktionen zur Folge haben (s. auch Kap. 5).

Als mentale Belastung kann der Biofeedback-Therapeut den Patienten im Biofeedback-Labor Kopfrechenaufgaben lösen lassen, ihn zum Beispiel von 700 in 7er-Schritten rückwärts zählen oder alle durch 3 und 4 teilbaren Zahlen von 0 bis 100 aufzählen lassen. Mit Kniebeugen, dem Fahren auf einem Fahrradergometer oder ähnlichem kann der Patient körperlich belastet werden. Eine emotionale Belastung stellt in der Regel das Schildern von Streitgesprächen, Befürchtungen, plötzlichen Erinnerungen oder angstbesetzten Situationen dar.

Alle genannten Belastungen erzeugen in der Regel eine Streßreaktion, die sich deutlich auf dem Monitor abbildet. Die Tatsache, daß körperliche Belastungen zu weiteren körperlichen Veränderungen führen, ist vielen Patienten vertraut, die Veränderung körperlicher Parameter durch mentale oder emotionale Stressoren ist für die meisten Patienten jedoch eine völlig neue Erkenntnis. Wichtig ist es, mit dem Patienten zu erarbeiten, daß die beobachteten Reaktionen nichts außergewöhnliches oder gefährliches sind, sondern daß sie normale körperliche Funktionen widerspiegeln.

> Mit der Veranschaulichung der psychophysiologischen Zusammenhänge kann dem Betroffenen das Teufelskreismodell der Angst gut nahegebracht und eine Uminterpretation der als gefährlich erlebten Symptome ermöglicht werden.

Ein Beispiel für ein solches Vorgehen ist die Erklärung der Herzschlagerhöhung oder des Fingertemperatur-Rückgangs bei Belastung als normale körperliche Anpassungsreaktionen.

Die objektive Rückmeldung des Computers trägt zur Akzeptanz des neuen Erklärungsmodells bei, da der Patient die vom Therapeuten vermittelten Informationen gleich überprüfen kann.

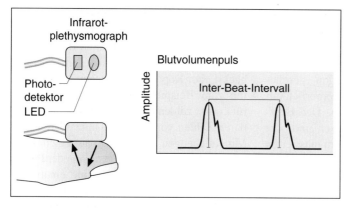

Abb. 6-3 Infrarot-Plethysmograph

Biofeedback-Baustein 3: Diskrepanz „Selbsteinschätzung vs. objektive Messung"

Durch diese Methode lernen die Patienten, bestimmte problematische Körperempfindungen wieder angemessen zu bewerten. So sollen zum Beispiel Patienten mit Panikstörung ihren Herzschlag unter Belastung einschätzen. Dazu wird ein Infrarot-Plethysmograph (Abb. 6-3) an einem Finger des Patienten befestigt. Das Licht der Leuchtdiode wird teilweise vom Blut absorbiert, das den Finger durchströmt. Das übrige Licht wird reflektiert und von einer Photozelle in ein elektrisches Signal umgewandelt. Damit kann die Pulsvolumenamplitude gemessen werden, die bei Gefäßverengung ab- und bei Gefäßerweiterung zunimmt. Aus den zwischen den Pulswellenspitzen liegenden Zeitintervallen (Inter-Beat-Intervalle) kann auf die Herzfrequenz geschlossen werden.

Der Patient soll nun auf einem Fahrradergometer stufenweise ansteigend belastet werden.[1] Bei der ersten Stufe zum ersten Meßzeitpunkt wird dem Patienten die tatsächliche Pulsfrequenz mitgeteilt. Er soll danach keinen Einblick auf den Monitor haben. In bestimmten Zeitintervallen wird die vom Patienten geschätzte Pulsfrequenz erfragt. Die subjektiv geschätzten und die tatsächlich gemessenen Werte werden in ein Koordinatensystem (Abb. 6-4) eingetragen und nach Abschluß der „Übung" verglichen. In der Regel überschätzen die Betroffenen ihre Herzfrequenzen; schon geringe Frequenzanstiege werden als gefährlich interpretiert.

Die Gegenüberstellung der Werte veranlaßt die Patienten dazu, ihre Fehlinterpretationen zu hinterfragen und die körperlichen Vorgänge während der Angstanfälle umzubewerten. Dieses Vorgehen ist auch dazu geeignet, mögliche Katastrophengedanken zu identifizieren. Diese sollen während der Übung vom Patienten laut ausgesprochen und vom Therapeuten in das Koordinatensystem eingezeichnet werden (s. Abb. 6-4). Anschließend wird mit dem Patienten die Unangemessenheit der Katastrophenerwartungen erarbeitet. Das ausgefüllte Koordinatensystem kann als dokumentiertes Beispiel für häufig unangemessene Einschätzungen von Angstpatienten bezüglich befürchteter Situationen verwendet werden.[2]

Biofeedback-Baustein 4: Exposition *in sensu*

Bei der Exposition *in sensu* handelt es sich um Vorstellungsübungen, bei denen die Betroffenen gedanklich mit den Situationen und den

---

[1] Da der Plethysmograph relativ empfindlich auf Bewegungen reagiert, sollte dabei auf rutschfreien Sitz geachtet werden.

[2] Das hier verwendete Koordinatensystem befindet sich im Anhang dieses Buches (Kap. 14).

Wie kann man Biofeedback bei der Behandlung von Angststörungen einsetzen? 103

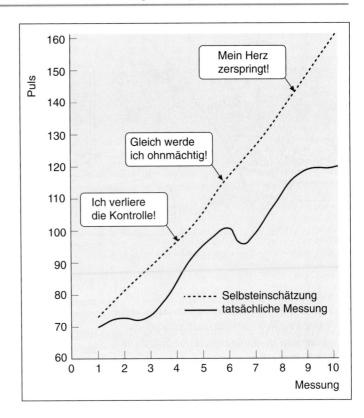

Abb. 6-4 Vergleich von Selbsteinschätzung und objektiver Messung der Pulsfrequenz

erwarteten katastrophalen Konsequenzen der Angstanfälle konfrontiert werden. Ein großes Problem bei der Exposition *in sensu* ist, daß Patienten kognitiv die Vorstellung angstbesetzter Inhalte vermeiden können. Der Einsatz von Biofeedback-Geräten erlaubt demgegenüber, daß der Therapeut eine direkte physiologische Rückmeldung darüber erhält, wie lebhaft sich Patienten Angstsituationen vorstellen (Abb. 6-5).

Analog zur Expositionsbehandlung *in vivo* wird angestrebt, eine möglichst hohe Angstkurve zu erreichen und die Vorstellung so lange aufrecht zu erhalten, bis die Angst abgeklungen ist. Die Habituation an angstauslösende Vorstellungen kann mit Hilfe des Computers für verschiedene körperliche Parameter verfolgt werden. Für den Patienten wird hierbei plausibel, daß die bisherige Vorstellung, die Angst (und damit die Intensität der Körperreaktionen) steige ins Unermeßliche,

falsch ist. Der Gefahr einer gedanklichen Vermeidung bei diesem Vorgehen wird damit begegnet, daß der Patient dem Therapeuten seine Gedanken und inneren Bilder laut schildert oder daß der Therapeut dem Patienten angstbesetzte Situationen suggeriert. Übernimmt der Therapeut die Aufgabe der Vorstellungssuggerierung, sollten die nachfolgend genannten Punkte beachtet werden.

Anleitung zur Vorstellungssuggerierung bei der Exposition *in sensu*:
- Den Patienten vorher über die Situation explorieren: Wo findet sie statt? Wer ist beteiligt? Was wird befürchtet? Welche Gedanken, Gefühle, körperlichen Reaktionen entwickeln sich? Wie ist die Abfolge? etc.
- Nach dem Anschließen des Patienten an die Aufzeichnungsgeräte eine ausrei-

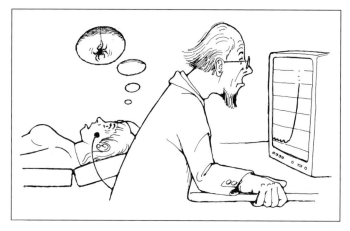

Abb. 6-5 Exposition in sensu

chend lange Basislinie physiologischer Parameter erheben, um einen Angstanstieg deutlich identifizieren zu können.
- Langsam in die angstbesetzte Situation einführen.
- Möglichst lebhafte Beschreibung: Ansprechen der körperlichen Reaktionen (!) und verschiedener Sinneseindrücke.
- Reaktionen des Patienten auf dem Monitor und tatsächliche Reaktionen (Gesichtsausdruck, Atemmuster etc.) verfolgen.
- Darauf achten, daß der Patient einen Angstanstieg und nach einer Phase erhöhter Angst wieder einen Angstabfall erlebt. Kontrolle dieses Anstiegs auf dem Monitor.

Es hat sich erwiesen, daß so geartete Vorstellungsübungen effektiver sind, wenn nicht nur die Situation an sich (der Stimulus) beschrieben wird, sondern auch körperliche Angstreaktionen (sogenannte Response-Aussagen) in die Vorstellung eingebaut werden (Lang 1979, Vaitl 1993). Deshalb sollte besonders auf die Verwendung derartiger Aussagen geachtet werden.

Im folgenden soll ein Beispiel für eine Vorstellungsübung für einen Patienten mit Panikstörung vorgegeben werden:

Therapeut: „Setzen Sie sich bequem hin; wenn Sie möchten, können Sie die Augen schließen. Versuchen Sie, sich die Situation möglichst plastisch vorzustellen, malen Sie sie aus. Versuchen Sie auch, wahrzunehmen, wie Sie sich fühlen, was Sie denken und welche körperlichen Empfindungen auftreten ...

Sie haben eine Karte für die Seilbahn gekauft. Als Sie die Betriebshalle betreten, sehen Sie die Schlange der Wartenden ... Sie gehen darauf zu, Ihre Beine werden schwach... Sie hören den Lärm der ankommenden und abfahrenden Kabinenbahnen. Ihr Herz fängt an zu klopfen, und Sie bemerken, wie Ihre Hände kalt und schweißnaß werden ... Ihr Gedanke ist: ‚Was passiert, wenn ich hier jetzt meinen Angstanfall bekomme, was werden die Leute von mir denken?'... Immer mehr Wartende betreten die Bahnen, Sie rücken in der Schlange weiter vor und spüren, wie ihr Herz schneller klopft. Sie können das Schlagen bis in den Hals spüren. Ihre Schulter- und Nackenmuskulatur fühlt sich verspannt an ... In der Halle ist schlechte Luft, es riecht nach Motorenöl und Benzin. Sie haben das Gefühl, daß sich Ihr Hals zuschnürt, und das Atmen fällt Ihnen schwer ... Beim Betreten der Kabinenbahn ist Ihr Gedanke: ‚Ich will hier raus'. Fremde Menschen schauen Sie an. Ihr Herz rast, Sie spüren die harte Bank der Kabine und bemerken das Zittern am ganzen Körper, als die Bahn in den Himmel hinaus rast ... Ihre

Gedanken sind: ‚Ich halte das nicht aus, ich bekomme einen Herzanfall!' ..."

Biofeedback-Baustein 5: Entspannungsverfahren

Es hat sich gezeigt, daß für eine effektive und langfristig wirksame Angst-Behandlung durch Konfrontationsverfahren ein Entspannungsverfahren nicht erforderlich ist (Fiegenbaum 1988, Deuchert u. Petermann 1994). Das Erlernen von Entspannungsverfahren kann aber trotzdem sinnvoll sein, um eine vorhandene langfristige, hohe physiologische Erregung abzubauen. Diese erhöhte Erregung kann, neben situationalen Faktoren, eine zusätzliche Bedingung für die Auslösung einer Panikattacke darstellen (Abb. 6-6).

Ist die allgemeine Anspannung bzw. das Streßniveau niedrig, so werden alltägliche oder schwache Stressoren nicht zu einem Angstanfall führen. Ein starker Stressor, zum Beispiel der Tod eines Angehörigen, kann allerdings dazu führen, daß die Schwelle für einen Angstanfall überschritten wird. In Phasen, in denen die allgemeine Anspannung höher ist, kann jedoch auch schon ein alltäglicher Stressor zu einem Auslöser für einen Angstanfall werden.

Mittels Biofeedback können schon erlernte Entspannungsverfahren überprüft oder optimiert werden. Bei Panikpatienten, die chronischen Belastungssituationen ausgesetzt sind, bietet sich das zusätzliche Training eines Entspannungsverfahrens an, indem die „innere Anspannung" (sympathische Aktivierung, Hautwiderstand, Abb. 6-7) als Kurve abgeleitet wird.

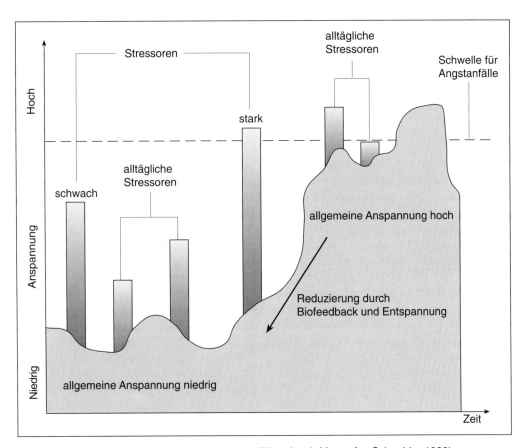

Abb. 6-6 Streßmodell zur Auslösung von Angstanfällen (nach Margraf u. Schneider 1989)

Der Therapeut erarbeitet in den ersten Stunden mit dem Patienten Strategien, diese Kurve und damit die Anspannung zu senken. Die erfolgreichen Strategien werden in einem nächsten Schritt in den folgenden Stunden unter Belastung (z.B. durch eine Lärmkassette) getestet. Die Belastungen werden dabei immer mehr auf die spezifischen Problembereiche des Patienten zugeschnitten, um eine Übertragung in alltägliche Situationen zu erreichen. Die Rückmeldung des Hautwiderstandes wird dabei kontinuierlich „ausgeschlichen".

Es muß betont werden, daß Entspannungsverfahren nicht dazu dienen sollen, innerhalb einer Panikattacke die Intensität der Angstsymptome zu mildern, da dies als Vermeidungsverhalten zu bewerten wäre.

Entspannungsverfahren sollen das allgemeine Anspannungs- oder Streßniveau und damit die Anfälligkeit des Betroffenen für Panikanfälle insgesamt senken. Sie sollen nicht zur Angstbewältigung in Angstsituationen eingesetzt werden.

Entspannung wird damit als langfristige Streßbewältigungsstrategie und nicht zu einer kurzfristigen Angstreduzierung genutzt.

Cave!:
Entspannungsinduzierte Angst:

Die Behandlung von Angstpatienten mit Biofeedback und anderen entspannungsinduzierenden Verfahren kann bei einem geringen Teil der Patienten zu einem paradoxen Effekt führen: einem *Anstieg* der kognitiven, physiologischen oder verhaltensmäßigen Komponenten der Angst als Konsequenz des Entspannungstrainings.

Wenn dieses Phänomen auch relativ selten ist, so kommt es doch häufiger bei Angstpatienten vor als bei anderen psychischen Störungen (Schwartz u. Schwartz 1995). Die meisten Patienten berichten dabei über das „Hochkommen" belastender Erinnerungen oder die Befürchtung, die Kontrolle zu verlieren; einige berichten auch über störende sensorische oder andere Empfindungen (Edinger u. Jacobson 1982).

Abbildung 6-8 zeigt den charakteristischen Verlauf der *elektrodermalen Aktivität (EDA)* bei entspannungsinduzierter Angst. Die Kurve entstand in einer Entspannungsübung einer Patientin zu Beginn der Therapie. Sie berichtet, daß sie (nach Mißbrauchserlebnissen) ständig „auf der Hut" sei. Das Entspannen falle ihr schwer. Sie versuche es zwar; sobald sie aber merke, daß sie tiefer in die Entspannung komme, befürchte sie, die Kontrolle zu verlieren. Die Folge seien ein erhöhtes Angstgefühl und gesteigerte Unruhe.

Umgang mit entspannungs-
induzierter Angst:

Die auftretenden Ängste sollten psychotherapeutisch bearbeitet werden. Dazu ist ein stabiles Vertrauensverhältnis zwischen Patient und Therapeut notwendig. Die angsterzeugenden Gedanken müssen genau exploriert werden, um das therapeutische Vorgehen darauf einzustellen. Möglicherweise muß das Biofeedback-Verfahren zeitweilig zurückgestellt werden.

In den ersten Stunden der Biofeedback-Behandlung sollte der Therapeut potentiell mit Intrusionen, das heißt sich aufdrängenden Gedanken, Bildern und Vorstellungen von Angstpatienten, rechnen. Diese vermindern sich in der Regel, wenn die Fertigkeiten und das Vertrauen der Patienten wachsen. Der Therapeut sollte Entspannung als Möglichkeit der gesteigerten Kontrolle erklären, nicht als verminderte Kontrolle. Er kann weiter erklären, daß es oft einfacher ist, durch weniger Anstrengung Entspannungsfertigkeiten und gesteigerte Kontrolle über das autonome Nervensystem zu erlangen als durch starkes Bemühen.

Auch ein Wechsel von verschiedenen Entspannungsarten sollte in Betracht gezogen werden. Falls der Fokus auf körperlichen Sensationen liegt, kann ein mehr kognitiver Ansatz oder ein Ansatz, der aktive externale Aufmerksamkeitsfokussierung benutzt, gewählt werden (z.B. Konzentration auf externale Geräusche oder Musik).

Hilfreich ist ein zeitlich graduiertes Vorgehen beim Entspannungstraining. Dabei versucht der Patient, erst für eine oder zwei Minuten zu entspannen und dann von Mal zu Mal die Entspannungszeit zu steigern. Dem Patienten muß vermittelt werden, daß er jederzeit die Möglichkeit hat, die Entspannung abzubrechen. Die Erfahrungen und Empfindungen des Patienten sollten nach jedem Entspannungsintervall besprochen werden. Wenn vorhanden, sollten positive Erfahrungen aufgegriffen und eine Strategie erarbeitet werden, diese im nächsten Entspannungsintervall zu verlängern.

Häufiger als durch Intrusionen an Mißbrauchserlebnisse dürfte entspannungsinduzierte Angst jedoch auftreten, weil bei Entspannung eine stärkere Wahrnehmung körperlicher Sensationen möglich und gleichzeitig die Möglichkeit einer externalen Attribution der Aktivierungsparameter reduziert ist. Häufig treten Panikattacken auf, nachdem Personen zuvor angespannt, dann jedoch entspannt waren. Die physiologische Aktivierung aus der Anspannungsphase (z.B. beruflicher Streß) ist zum Beispiel noch erhalten, die Situation (abendliche Entspannung auf dem Sofa) bietet jedoch keine Erklärung für das verstärkte Wahrnehmen der Körpermißempfindungen, und es kommt zu einem kognitiv-physiologischen Aufschaukelungsprozeß mit katastrophisierender Bewertung. Bei diesen Konstellationen empfiehlt sich ein Vorgehen entsprechend der Expositionslogik (s.o.).

Biofeedback-Baustein 6: Atemtraining

Bei Patienten mit einer Panikstörung besteht oft ein Zusammenhang zwischen Streßsituationen und Atemtiefe/-frequenz. Bei Belastungen wird zu schnell und zu tief eingeatmet, es kommt zur Hyperventilation. In solchen Fällen kann das Erlernen einer Atemtechnik mittels Atem-Biofeedback hilfreich sein. Auch hier soll die neu erlernte Atemtechnik nicht als angstreduzierende Technik innerhalb einer Panikattacke genutzt werden; die veränderte Atmung darf nicht eine Vermeidungsstrategie werden. Das Ziel ist vielmehr, die Wahrnehmung des Patienten bezüglich einer Veränderung seiner Atmung in Richtung Hyperventilation zu sensibilisieren.

Verbreitete Verfahren sind die *langsame Zwerchfellatmung* und die Atmung mit einer

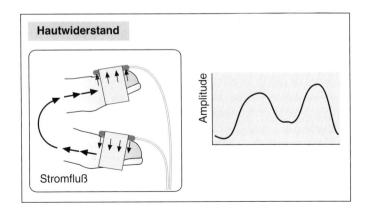

Abb. 6-7 Messung des Hautwiderstandes bzw. der elektrodermalen Aktivität (EDA)

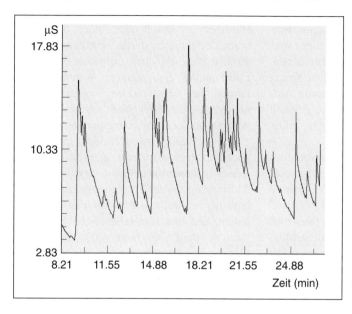

Abb. 6-8 Verlauf der elektrodermalen Aktivität (EDA) bei entspannungsinduzierter Angst

vorher festgelegten Atemrate, im englischen Sprachraum unter „paced respiration" bekannt. Bei dem erstgenannten Verfahren soll versucht werden, primär mit dem Zwerchfell zu atmen und dabei die Verwendung der Brustmuskulatur und die Aktivität zugehöriger Atemmuskeln (z.B. durch Schulterheben) zu minimieren oder zu unterbinden. Ein Standardziel ist die Verlangsamung der Atmung auf ungefähr 6–8 Züge pro Minute (Schwartz 1995).

Bei der „paced respiration" wird das Tempo der Atemzüge durch ein externes Signal vorgegeben. Dies kann zum Beispiel durch ein Metronom geschehen oder durch zwei wechselnde Töne, die in einer fest vorgegebenen Länge die Aufforderung zum Ein- bzw. Ausatmen geben. Die Länge der Töne wird in der Literatur mit 3 sec angegeben; das heißt, es soll zehnmal in der Minute ein- und ausgeatmet werden (Clark u. Hirschman 1990). In einer Studie von Tibbits und Peper (1993) sind die vom Therapeuten vorgegebenen, verbal betonten Atemzüge der Taktgeber, mit dem sowohl die Atemtiefe als auch der Atemstil der Probanden beeinflußt werden konnten. Die Autoren weisen darauf hin, daß es in der Therapie nicht ausreiche, den Betroffenen zu instruieren. Der Therapeut solle

darüber hinaus auch Modell für das zu erlernende Verhalten sein.

Das Ein- und Ausatmen kann durch dehnbare Atemgürtel, die flexibel um den Bauch oder Brustbereich gelegt werden, registriert und nach Umrechnung vom Computer auditiv oder visuell rückgemeldet werden (Abb. 6-9a,b). Dadurch können nicht-adaptive Atemmuster, Atemanhalten und Atemstillstände kontrolliert und rückgemeldet werden.

Von Vorteil ist es, wenn für Brust und Bauch gleichzeitig zwei Gürtel zur Verfügung stehen. Damit kann das Verhältnis von Brust- zu Bauchatmung sichtbar gemacht werden. Dem Therapeuten und dem Betroffenen wird so eine Hilfestellung beim Aufbau eines neuen Atemmusters gegeben.

Steht kein Atemgürtel zur Verfügung, kann ein Thermistor verwendet werden. Dieser wird mit einem Klebeband unter einem Nasenloch befestigt.[3] Er mißt den Temperaturwechsel zwischen eingeatmeter, kalter und ausgeatmeter, warmer Luft. Wird die Empfindlichkeit des Meßgerätes fein genug eingestellt, sind Berge (Ausat-

---

3 Um Infektionen zu vermeiden, muß der Thermistor nach jeder Benutzung desinfiziert werden.

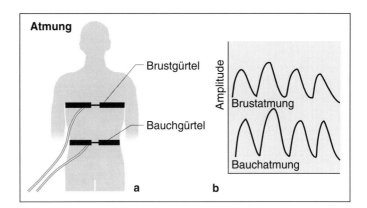

Abb. 6-9a,b Applikation der Atemgürtel

mung, Temperaturanstieg) und Täler (Einatmung, Temperaturabfall) auf dem Monitor sichtbar. Über diese Rückmeldung kann die Atemtiefe und -dauer effektiv beeinflußt werden.

Da viele Angstpatienten über Verspannungen im Schulter-Nacken-Bereich klagen, die unter anderem auch durch ein falsches Atemmuster entstehen können, sollten die an der Atmung beteiligten Muskeln elektromyographisch abgeleitet werden. Dadurch können EMG-Anstiege der Muskeln und das Ausmaß dieser Erhöhungen während des Einatmens erkannt werden. Das Feedback soll es dem Patienten ermöglichen, diese erhöhte Anspannung zu reduzieren. Hilfreich ist es, einen Schwellenwert leicht über den Anspannungsnormwert des betreffenden Muskels zu setzen. Überschreitet die Anspannung der Muskulatur diese Schwelle, wird der Patient durch einen Ton darauf aufmerksam gemacht, in diesem Bereich die Muskulatur zu entspannen. Für die Ableitung kommen zum Beispiel in Frage (Abb. 6-10): Der Kopfwender (M. sternocleidomastoideus), die obere Rückenmuskulatur (M. trapezius) oder die obere Brustmuskulatur (M. pectoralis).

Biofeedback-Baustein 7: Verhaltensexperimente

Die Durchführung von Verhaltensexperimenten (z.B. Hyperventilationstest, Kniebeugen, willentliches Herbeiführen von Symptomen wie Schwitzen oder Zittern etc.) innerhalb der Biofeedback-Behandlung erfolgt mit dem Ziel, Zusammenhänge zwischen körperlichen und psychischen Vorgängen zu demonstrieren und erfahrbar zu machen. Die Folgen des erprobten Verhaltens für die einzelnen körperlichen Parameter können entweder „online" unmittelbar am Monitor verfolgt oder „offline" im nachhinein betrachtet und besprochen werden. Bei letzterem Vorgehen kann der Patient sich vollkommen auf innere Empfindungen und Gedanken konzentrieren.

Wie bei der Exposition *in sensu* und der Exposition *in vivo* soll auch hier versucht werden, die Angstsymptome zu bewältigen und als gefährlich bewertete körperliche Symptome umzuinterpretieren. Für den Therapeuten ist es wichtig, zusammen mit dem Patienten dessen negative Erwartungen herauszuarbeiten und im Verhaltensexperiment zu widerlegen.

Fallbeispiel: Biofeedback-gestützte Verhaltensexperimente

Eine Patientin mit Panikstörung interpretiert negative Empfindungen wie erhöhtes Herzklopfen, Schwindelgefühle und Schmerzen im Brust- und Rückenbereich als Vorläufer eines Herzinfarktes oder Schlaganfalles. Sie vermeidet deswegen körperliche Anstrengungen wie Treppensteigen oder Radfahren. Das Haus verläßt sie nur noch in

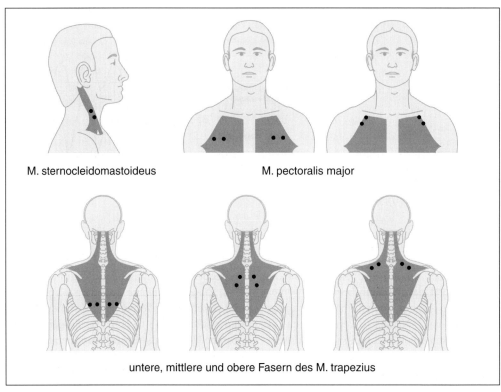

Abb. 6-10 Mögliche Ableitungsstellen für die elektromyographische Kontrolle beim Atemtraining (nach Basmajian 1989)

Begleitung. Zum Einkaufen oder um Freunde zu besuchen, muß sie sich fahren lassen. Im Rahmen der psychotherapeutischen Behandlung der Patientin findet auch eine Biofeedback-Behandlung statt. Hierbei werden die Herzfrequenz, die elektrodermale Aktivität, die periphere Durchblutung der Finger, die Muskelanspannung im Bereich des M. frontalis und des M. trapezius und die Atemkurve der Patientin abgeleitet und rückgemeldet. Eine Hyperventilationsübung wird mit ihr durchgeführt (zweiminütiges, möglichst schnelles und tiefes Atmen; genaue Beschreibung des Vorgehens bei Margraf u. Schneider 1990, S. 100 ff.). Innerhalb der Übung verspürt die Patientin eine deutliche Angst, verbunden mit einer Anzahl von körperlichen Symptomen.

Nach der Hyperventilationsübung wird die Patientin aufgefordert, ihre wahrgenommene Angst einzuschätzen. Danach werden die mit dem Computer aufgezeichneten Kurven mit der Patientin besprochen. Sie ist deutlich davon beeindruckt, wie die verschiedenen Parameter unmittelbar und sehr schnell durch die veränderte Atmung beeinflußt wurden. (Das veränderte Atemmuster wird an der Atemkurve deutlich. Die Temperatur der Finger sinkt, das Niveau der EDA-Kurve, der Muskelspannung und die Herzfrequenz steigen.)
Die Schmerzen der Patientin können durch die deutlich erhöhte Anspannung der Rückenmuskulatur unter Belastung erklärt werden. Da auch die Stirnmuskulatur der Patientin während der Übung erhöht war, kann sie die Alternativerklärung

„Schmerzen entstehen möglicherweise durch Verspannungen" akzeptieren. Die Patientin ist darüber verwundert, daß die Veränderungen der physiologischen Parameter nicht nur den Herzbereich betreffen, sondern den gesamten Körper. Die anderen wahrgenommenen Symptome, wie Schwindel, Hitzegefühl und sichtbare Veränderungen der auf dem Monitor dargestellten Parameter, werden der Patientin in Zusammenhang mit einer Änderung des Säure-Basen-Gleichgewichts des Blutes und einer sympathischen Aktivierung des Organismus erklärt. Hierbei erkennt sie zum Beispiel den Zusammenhang zwischen den von ihr wahrgenommenen „Hitzewallungen" und einer Veränderung der Blutverteilung in den Gefäßen, die auf dem Monitor durch den bei der Vasokonstriktion der Fingerarterien entstehenden Abfall der Temperatur erkennbar ist. Sie zieht Parallelen zu früheren Panikattacken, in denen sie „eiskalte Hände und Füße und gleichzeitig ein heißes Körpergefühl" hatte. Die Höhe der auf dem Monitor dargestellten Herzfrequenz beurteilt sie als „nicht so hoch wie befürchtet".

Nach einer weiteren Durchführung einer Hyperventilationsübung gibt die Patientin eine deutliche Senkung ihrer wahrgenommenen Angst an. In den nächsten Stunden erlernt die Patientin zunächst Strategien, ihre Muskelanspannung zu senken, danach werden weitere Verhaltensexperimente durchgeführt.

Am Ende der 6. Stunde ist die Patientin in der Lage, eine Reihe von Verhaltensexperimenten selbständig und angstfrei durchzuführen. Mittlerweile denkt sie sich eigene Experimente aus, die sie auch allein durchführt. Außerhalb der Therapie hat sich ihr Bewegungsradius erweitert; sie fährt mittlerweile mit dem Rad bis in einen benachbarten Ort und benutzt bewußt Treppenaufgänge in Kaufhäusern, obwohl auch Rolltreppen zur Verfügung stehen.

Tabelle 6-2 zeigt ein Beispiel dafür, wie eine Biofeedback-Therapie im Rahmen eines komplexen Therapieplans für Patienten mit Panikstörung und Agoraphobie gestaltet werden kann. Als grundsätzlich wichtig wird dabei ein individuelles, auf spezifische Problembereiche eingehendes Vorgehen bewertet. Dies betrifft besonders die späteren Stunden, in denen der Biofeedback-Therapeut Ableitungen und Situationen nah und spezifisch am subjektiven Krankheitsgeschehen orientieren sollte.

Biofeedback bei der Sozialen Phobie, bei der Spezifischen Phobie und bei nicht möglicher Konfrontation

Die oben beschriebenen Konfrontationsverfahren bei Panikstörung und Agoraphobie mit Ableitung und Demonstration bestimmter physiologischer Parameter mit anschließender Auswertung und Erklärung sind auch – mit Einschränkungen – bei der Sozialen Phobie durchführbar. Bei der Exposition im Biofeedback-Labor kann der Patient zum Beispiel eine Rede halten, ein Lied singen, unter Fremdbeobachtung einen Text schreiben oder ein gefülltes Glas halten. Außerhalb des Biofeedback-Labors besteht die Möglichkeit der ambulanten Aufzeichnung in kritischen sozialen Angstsituationen.

In Einzelfällen hat es sich als hilfreich erwiesen, neben der Exposition die körperlichen Parameter in den Fokus der Therapie zu setzen, die in Kombination mit sozialer Konfrontation angstauslösend sind (z.B. Zittern oder Schweißbildung). Vielfach genügt schon die Erklärung und Demonstration vegetativer Prozesse, um ein Verständnis physiologischer Funktionen zu entwickeln und damit eine Reduktion der Symptomatik zu erreichen.

Fallbeispiel: Soziale Phobie

Herr P. kommt unter anderem wegen einer Sozialphobie in die Behandlung. Er leidet

Tab. 6-2 Biofeedback-Therapie bei Panikstörung und Agoraphobie[1]

Stunde	Inhalt der Stunde	Parameter
1 + 2	• Erhebung wichtiger Vorinformationen • Demonstration und Erklärung psychophysiologischer Zusammenhänge • Ermittlung der spezifischen Reaktionsparameter (bei neutralen Reizen und Angstreizen) • Erarbeitung des Angstkreislaufs	EDA, EMG frontalis, EMG trapezius, Temperatur, Atmung, Blutvolumenpuls bzw. Pulsfrequenz
3	• Ergometerexposition (Selbsteinschätzung vs. objektive Messung)	(Patientenabhängige Reduktion auf zwei oder drei Parameter) EDA, Blutvolumenpuls bzw. Pulsfrequenz
4	• Ergometerexposition	EDA, Blutvolumenpuls bzw. Pulsfrequenz
5	• Entspannungsvertiefung • Üben mit tragbarem Gerät	EDA, Temperatur, Atmung
6	• Entspannungsvertiefung • Atemtraining • Üben mit tragbarem Gerät	EDA, Temperatur, Atmung
7	• Entspannungsvertiefung • Atemtraining; Hyperventilationsprovokationstest • Üben mit tragbarem Gerät	EDA, Temperatur, Atmung
8 + 9	• Exposition mit mobilem Aufzeichnungsgerät • Besprechung der „Angstkurve"	EDA, Temperatur, EMG trapezius
10	• Erfassung der Reaktionsparameter (bei neutralen Reizen und Angstreizen) • Therapieevaluation (Vergleich mit Stunde 1 und 2)	EDA, EMG frontalis, EMG trapezius, Temperatur, Atmung, Blutvolumenpuls bzw. Pulsfrequenz

[1] Ein solches Vorgehen sollte im Rahmen einer psychotherapeutischen Behandlung stattfinden. Der Inhalt und die zeitliche Ausdehnung der Stunden sind als Beispiele zu betrachten. Sie sind stark vom individuellen Störungsbild abhängig. EDA = elektrodermale Aktivität, EMG = Elektromyographie.

seit mehreren Jahren unter Angst in sozialen Situationen. Ein Teilaspekt der Gesamtproblematik besteht in der Befürchtung, für andere sichtbar in Schweiß auszubrechen und zu zittern.

Neben der Erklärung physiologischer Vorgänge wird mit dem Patienten zunächst ein Bedingungsmodell im Sinne eines selbsterhaltenden Kreislaufes erarbeitet: Der Gedanke: „Ich darf nicht schwitzen" und andere situationsgebundene Bedingungen führen zu sympathikotoner Erregung, dies führt zu vermehrtem Schwitzen, die Wahrnehmung dessen führt zu stärkerer Anspannung und Erregung, was wiederum vermehrtes Schwitzen mit sich bringt usw.

Auf die Erklärung der psychologisch-vegetativen Zusammenhänge folgt ein Training, in dem der Patient versuchen soll, die sympathikotone Erregung zu senken (Rückmeldung der elektrodermalen Aktivität). Dem Patienten wird hierbei bewußt, daß jede willentliche Anstrengung, die rückgemeldete Kurve zu senken, zu einem paradoxen Effekt führt, also zu einem Anstieg der EDA-Kurve. Erst als er die leistungsbezogene Strategie zugunsten einer gelasseneren, die körperlichen Funktionen akzeptierenden Einstellung aufgibt, ergibt sich eine Absenkung der rückgemeldeten Parameter. Daraus konnte als Strategie für sozialphobische Situationen abgeleitet werden, daß es keinen Sinn macht, den Ängsten entgegenzusteuern, sondern daß versucht werden soll, auch in sozialphobischen Situationen die Angst zuzulassen.

In mehreren Expositionen im Biofeedback-Labor gelingt es dem Patienten gut, die neue Strategie anzuwenden, was ihn motiviert, diese auf alltägliche Situationen zu übertragen.

Bei Abschluß der Behandlung gibt der Patient an, daß die Erkenntnis, bestimmte physiologische Funktionen bedingt steuern zu können, für ihn entscheidend gewesen sei.

In Tabelle 6-3 ist ein möglicher Aufbau einer Biofeedback-Therapie bei Sozialer Phobie dargestellt. Es sollte darauf geachtet werden, die Angstreize bei der Ermittlung der Parameter und in der Exposition möglichst realitätsnah zu gestalten. Ein schrittweises Vorgehen von Exposition *in sensu*, Exposition im Biofeedback-Labor und schließlich Exposition *in vivo* erleichtert den Transfer des Gelernten in den Alltag.

Auch bei der Behandlung von *Spezifischen Phobien* im Biofeedback-Labor sind die oben beschriebenen Konfrontationsverfahren mit Ableitung und Demonstration bestimmter

Tab. 6-3 Biofeedback-Therapie bei Sozialer Phobie[1]

Stunde	Inhalt der Stunde	Parameter
1 + 2	• Erhebung wichtiger Vorinformationen • Demonstration und Erklärung psychophysiologischer Zusammenhänge • Ermittlung der spezifischen Reaktionsparameter (bei neutralen Reizen und sozialen Angstreizen)	EDA, EMG frontalis, EMG trapezius, Temperatur, Atmung, Blutvolumenpuls- bzw. Pulsfrequenz
3 + 4	• Ausarbeiten von Angstsituationen • Exposition *in sensu* (Therapeutenvorgabe) • Besprechung der Reaktionen	(Patientenabhängige Reduktion auf zwei oder drei Parameter) EDA, Temperatur
5 + 6	• Exposition *in sensu* (eigene Vorstellung) • Besprechung der Reaktionen	EDA, Temperatur
7	• Exposition im Biofeedback-Labor (Rede halten, Lied singen)	EDA, Temperatur
8	• Exposition *in vivo* mit mobilem Aufzeichnungsgerät • Besprechung der „Angstkurve"	EDA, Temperatur
9	• Erfassung der Reaktionsparameter (bei neutralen Reizen und sozialen Angstreizen) • Therapieevaluation (Vergleich mit Stunde 1 und 2)	EDA, EMG frontalis, EMG trapezius, Temperatur, Atmung, Blutvolumenpuls- bzw. Pulsfrequenz

[1] Ein solches Vorgehen sollte im Rahmen einer psychotherapeutischen Behandlung stattfinden. Der Inhalt und die zeitliche Ausdehnung der Stunden sind als Beispiele zu betrachten. Sie sind stark vom individuellen Störungsbild abhängig. EDA = elektrodermale Aktivität, EMG = Elektromyographie.

physiologischer Parameter mit einigen Angstauslösern möglich (z.B. Spinnen bei Spinnenphobie oder auf dem Monitor dargebotene Bilder oder Sequenzen), aber in der Regel sind hier deutliche Grenzen gesetzt. Hier ist das Mittel der Wahl die Konfrontation *in vivo*.

Können bei der Behandlung von Ängsten – aus den weiter oben genannten Gründen – konfrontative Verfahren nicht angewendet werden, bietet sich als Alternativverfahren die systematische Desensibilisierung an. Dabei wird üblicherweise zunächst die Entspannung der Muskulatur trainiert. Kann der Patient eine ausreichende Entspannung erreichen, werden angsterzeugende Situationen aus der Angsthierarchie visualisiert. Bei Anzeichen von Erregung gibt der Patient ein Zeichen, die Visualisierung wird unterbrochen, und der Patient soll versuchen, zu entspannen. Budzynski und Stoyva (1973, 1993) entdeckten jedoch, daß Patienten während einer Desensibilisierungssitzung oft einen Anstieg der Muskelanspannung zeigen, obwohl sie Entspannung berichten. Oft ist es für sie nicht möglich, nach der ersten oder zweiten Visualisierung einer Szene aus der Angsthierarchie in einen entspannten Zustand zurückzukehren. Nicht bemerkend, daß sie noch angespannt sind, berichten die Patienten typischerweise Entspannung zwischen den Visualisierungen. In einem „normalen" Setting würde die Desensibilisierung weiter fortschreiten, obwohl der Anspannungslevel des Patienten weiter eskaliert.

> Bei der systematischen Desensibilisierung kann Biofeedback als effizientes Hilfsmittel eingesetzt werden.

Das Biofeedback kann zunächst beim – der systematischen Desensibilisierung vorausgehenden – Erlernen der Muskelentspannung eingesetzt werden. Mit EMG-Rückmeldung sind der Therapeut und der Patient in der Lage, den exakten Grad der Muskelanspannung in ausgewählten Muskeln zu kontrollieren. Im weiteren Verlauf kann der Patient das rückgemeldete Signal nach jeder Visualisierung als Hilfe benutzen, um schnell wieder in einen entspannten Zustand zu gelangen. Der Therapeut weiß durch die Rückmeldung, wann er dem Patienten bedeuten soll, die nächste Visualisierung zu beginnen.

Eine Anzahl von Forschern konnte belegen, daß ängstliche Patienten generell, aber auch besonders während einer Angstperiode gesteigerte Muskelanspannung zeigen (Jacobson 1938, Leaf u. Gaarder 1971, Goldstein 1972) und daß das *Frontalis-EMG* ein sensitiver Indikator für feine Anstiege der Angst bei entspannten Patienten ist (Budzynski u. Stoyva 1973, 1993). Da allerdings nicht alle Angstpatienten „Muskelreagierer" sind, kann es möglich sein, daß einige Patienten ein niedriges EMG-Niveau erreichen, aber immer noch berichten, daß sie sich ängstlich fühlen. In den meisten derartigen Fällen zeigt sich jedoch entweder ein hohes elektrodermales Niveau oder eine niedrige periphere Temperatur (Budzynski u. Stoyva 1993).

Aus diesem Grund empfiehlt es sich, bei der Biofeedback-gestützten systematischen Desensibilisierung neben EMG-Feedback auch EDA-Feedback und thermales Feedback zu verwenden; wenn es technisch möglich ist, können auch die Herzrate und EEG kontrolliert werden. Der Therapeut sollte alle drei Systeme kontrollieren und dem Patienten dann das Feedback des Systems zur Verfügung stellen, in dem dieser am stärksten reagiert.

Biofeedback bei Generalisierter Angst

Mit der alleinigen Biofeedback-Behandlung der Generalisierten Angststörung nach DSM-III machten Rice et al. (1993) positive Erfahrungen (Reduktion der Angst und der physiologischen Symptome gegenüber einer Warte-Kontrollgruppe). Eine Überlegenheit des EMG- bzw. EEG-Feedbacks gegenüber einer „mentalen Kontrollbedingung" konnte allerdings nicht gefunden werden. Nach Rief und Fichter (1995) bietet Biofeedback bei Patienten mit Generalisierter Angststörung die Möglichkeit, die physiologische Erregung zu reduzieren und mit psychologischen Bewertungsprozessen in Konkordanz zu bringen sowie die Körperwahrnehmung zu verbessern. Patienten, die sonst das Gefühl haben, nicht entspannen zu können, wird es ermöglicht, bereits vorhandene, aber unerkannte Ansätze zur Entspannung zu erkennen und weiter auszubauen. Ein „Arbeiten" in die richtige Richtung fällt somit leichter. Bei Patienten, bei denen eine hohe physiologische Aktivierung vorliegt, obwohl sie sich entspannt fühlen, kann die Rückmeldung helfen, physiologische Erregung und psychologische Bewertungsprozesse in Übereinstimmung zu bringen, damit sie später Belastungsfaktoren rechtzeitig erkennen und Entspannung optimiert durchführen können.

Budzynski und Stoyva (1993) beschreiben eine Biofeedback-Technik zur Behandlung von Patienten mit Generalisierter Angst, die dem Vorgehen bei der systematischen Desensibilisierung ähnelt. Der Patient erhält dabei zuerst Entspannungstraining. Dann soll er seine Gedanken unter Feedback (z.B. Ableitung der Hautleitfähigkeit mit proportionaler Tonwiedergabe) wandern lassen. Steigt der Ton an, weiß der Patient, daß der Gedanke, ob er nun zeitgleich mit dem Ton ist oder diesem vorausgeht, aufregend ist. Er kann dann versuchen, sich von dem Gedanken wegzubewegen, gleichzeitig zu entspannen und den Feedback-Ton zu senken. Danach wird der Gedanke wieder vorgestellt, und der Patient soll versuchen, den Ton niedrig zu halten. Diese Vorstellung-Entspannungssequenz wird wiederholt, bis der Patient die spezielle Vorstellung halten kann, ohne daß die Spannung ansteigt. Nun können die Gedanken wieder wandern, und die Sequenz wird mit den nächsten angstprovozierenden Gedanken wiederholt.

Auch bei der oben beschriebenen **Sorgenexposition** („worry exposure", Brown et al. 1993) kann Biofeedback unterstützend eingesetzt werden. Eine mögliche Schwierigkeit der Sorgenexposition ist nach Brown et al. (1993), daß die Exposition keine oder nur minimale Angst auslöst und keine Habituation stattfinden kann. Der Grund dafür kann eine nicht ausreichend lebhafte Vorstellung oder die Anwendung verdeckter Vermeidung sein, wenn ein hohes Angstniveau verspürt wird.

Biofeedback kann hier zunächst beim effektiven Aufbau von Imaginations- und Entspannungstechniken genutzt werden. Bei der Erstellung der Sorgenhierarchie bietet sich die Möglichkeit, die Bedeutsamkeit der einzelnen Sorgenbereiche im Hinblick auf das Auslösen der physiologischen Symptome zu überprüfen. Während der Sorgenexposition kann dann das Anspannungsniveau – nach Erhebung eines Basiswertes – während Exposition und Alternativengenerierung valide überprüft werden. Ein vorzeitiges Sinken des Angstniveaus durch Ablenkung oder Gedankenwechsel kann frühzeitig erkannt und verhindert werden.

Tabelle 6-4 zeigt den beispielhaften Ablauf der einzelnen Sitzungen für das Biofeedbackunterstützte Vorgehen bei der Sorgenexposition.

Biofeedback bei Posttraumatischer Belastungsstörung

Im Biofeedback-Bereich wird bei der Behandlung der Posttraumatischen Belastungsstörung neben Ansätzen, die erhöhte vegetative Aktiviertheit zu reduzieren, das oben beschriebene Biofeedback-gestützte Verfahren der Desensibilisierung eingesetzt. Dabei wird sich gedanklich an das traumatische Erlebnis angenähert. Wenn eine inhaltliche Abstufung nicht möglich ist, wird auf eine Hierarchie verzichtet. Peniston (1986) konnte mit diesem Verfahren bei unter PTSD leidenden Vietnam-Veteranen eine Verringerung der Muskelanspannung, der Alpträume, der Intrusionen und der Flashbacks erreichen. In der Zwei-Jahres-Katamnese zeigten sich die Effekte als relativ stabil.

Tab. 6-4 Biofeedback-Therapie bei Generalisierter Angst[1]

Stunde	Inhalt der Stunde	Parameter
1 + 2	• Erhebung wichtiger Vorinformationen • Demonstration und Erklärung psychophysiologischer Zusammenhänge • Ermittlung der spezifischen Reaktionsparameter (bei neutralen Reizen und Angstreizen bzw. Sorgen)	EDA, EMG frontalis, EMG trapezius, Temperatur, Atmung, Blutvolumenpuls bzw. Pulsfrequenz
3 – 6	• Imaginations- und Entspannungstraining • Erarbeitung einer Sorgenhierarchie (drei oder vier Bereiche)	(Patientenabhängige Reduktion auf zwei oder drei Parameter) EDA, Temperatur, EMG frontalis
7	• Sorgenexposition (erster Bereich, 25-30 min.) • Alternativengenerierung (Kognitive Umstrukturierung, 10 min.) • Besprechung der Reaktionen (Vergleich Sorgen – Alternative)	EDA, Temperatur
8	• Sorgenexposition (erster und zweiter Bereich, 25-30 min.) • Alternativengenerierung (Entkatastrophisierung, 10 min.) • Besprechung der Reaktionen (Vergleich Sorgen – Alternative)	EDA, Temperatur
9	• Sorgenexposition (zweiter und dritter Bereich, 25-30 min.) • Alternativengenerierung (10 min.) • Besprechung der Reaktionen (Vergleich Sorgen – Alternative)	EDA, Temperatur
10	• Sorgenexposition (dritter und vierter Bereich, 25-30 min.) • Alternativengenerierung (10 min.) • Besprechung der Reaktionen (Vergleich Sorgen – Alternative)	EDA, Temperatur
11	• Erfassung der Reaktionsparameter (bei neutralen Reizen und Sorgen) • Therapieevaluation (Vergleich mit Stunde 1 und 2)	EDA, EMG frontalis, EMG trapezius, Temperatur, Atmung, Blutvolumenpuls bzw. Pulsfrequenz

[1] Ein solches Vorgehen sollte im Rahmen einer psychotherapeutischen Behandlung stattfinden. Der Inhalt und die zeitliche Ausdehnung der Stunden sind als Beispiele zu betrachten. Sie sind stark vom individuellen Störungsbild abhängig. EDA = elektrodermale Aktivität, EMG = Elektromyographie.

Tabelle 6-5 zeigt, wie eine Biofeedback-Therapie der Posttraumatischen Belastungsstörung im Rahmen einer Psychotherapie gestaltet werden kann. Beim Therapieablauf ist besonders auf die Herstellung einer guten Therapeut-Patient-Beziehung zu achten, bevor mit der Desensibilisierung begonnen wird.

Zusammenfassung

Bei der Behandlung von Ängsten ist Biofeedback zwar nicht die Methode der ersten Wahl, es kann jedoch in vielen Fällen eine wichtige Unterstützung bieten. Bisherige

Tab. 6-5 Biofeedback-Therapie bei Posttraumatischer Belastungsstörung[1]

Stunde	Inhalt der Stunde	Parameter
1 + 2	• Erhebung wichtiger Vorinformationen • Demonstration und Erklärung psychophysiologischer Zusammenhänge • Ermittlung der spezifischen Reaktionsparameter (bei neutralen Reizen und Streßreizen) • Beziehungsaufbau	EDA, EMG frontalis, EMG trapezius, Temperatur, Atmung, Blutvolumenpuls bzw. Pulsfrequenz
3	• Entspannungsüberprüfung • Beziehungsaufbau	(Patientenabhängige Reduktion auf zwei oder drei Parameter) EDA, Temperatur, Atmung
4 + 5	• Entspannungsvertiefung • Beziehungsaufbau	EDA, Temperatur, Atmung
6	• Entspannungsvertiefung • Aufstellung einer Hierarchie (ca. 10 Items)	EDA, Temperatur, Atmung
7– ca. 11	• Systematische Desensibilisierung (pro Stunde ca. zwei Items der Hierarchie) • Kognitive Neubewertung (Abbau von Hilflosigkeit, Erhöhung des Kontrollgefühls)	EDA, Temperatur, Atmung
12	• Erfassung der Reaktionsparameter • Therapieevaluation (Vergleich mit Stunde 1 und 2 bzw. Vergleich Item – neutrale Vorstellung)	EDA, EMG frontalis, EMG trapezius, Temperatur, Atmung, Blutvolumenpuls bzw. Pulsfrequenz

[1] Ein solches Vorgehen sollte im Rahmen einer psychotherapeutischen Behandlung stattfinden. Der Inhalt und die zeitliche Ausdehnung der Stunden sind als Beispiele zu betrachten. Sie sind stark vom individuellen Störungsbild abhängig. EDA = elektrodermale Aktivität, EMG = Elektromyographie.

Angst-Therapie-Studien haben sich auf monosymptomatische Patienten konzentriert, während klinisch viele Patienten mit multiplen körperlichen und seelischen Beschwerden dominieren. Gerade hier bietet Biofeedback ein wichtiges Therapieelement, da die Probleme auf verschiedenen Ebenen gleichzeitig angegangen werden können.

Im Gegensatz zu den Domänen des Biofeedbacks, in denen primär physiologische Funktionen verändert werden sollen (z.B. Vasokonstriktionstraining, Inkontinenztraining), hat das Biofeedback-Verfahren innerhalb der Angst-Behandlung einen psychologischen Schwerpunkt. Hierbei bietet es Vorzüge, die bei anderen klassisch kognitiven oder verhaltenstherapeutischen Methoden nicht zur Verfügung stehen. Aus klinischer Sicht empfiehlt sich daher, Bausteine der Biofeedback-Therapie in die allgemeine Angst-Behandlung zu integrieren. Dabei bietet Biofeedback – verantwortungsbewußt und phantasiereich angewandt – so viele Möglichkeiten, wie es Methoden der Angst-Behandlung gibt.

Die Wirkung, die innerhalb eines solchen Therapierahmens dem Biofeedback-Verfahren allein zugesprochen werden kann, ist allerdings schwer zu ermitteln. In diesem Bereich besteht noch Forschungsbedarf.

Literatur

American Psychiatric Association, ed. Diagnostic and Statistical Manual of Mental Disorders. 4th ed. Washington (D.C.): American Psychiatric Association 1994.

Andersen DJ, Noyes R, Crowe RR. A comparison of panic disorder and generalized anxiety disorder. Am J Psychiat 1984; 141: 572-5.

Bartling G, Fiegenbaum W, Krause R. Reizüberflutung: Theorie und Praxis. Stuttgart: Kohlhammer 1980.

Basmajian JV, ed. Biofeedback: Principles and Practice for Clinicians. Baltimore: Williams & Wilkins 1989.

Birbaumer N, Hrsg. Psychophysiologie der Angst. München, Wien, Baltimore: Urban & Schwarzenberg 1977.

Boyd JF. Use of mental health services for the treatment of panic disorder. Am J Psychiat 1986; 143: 1569-74.

Brown TA, O´Leary TA, Barlow DH. Generalized Anxiety Disorder. In: Clinical Handbook of Psychological Disorders. Barlow DH, ed. 2nd edition. New York: Guilford Press 1993.

Budzynski TH, Stoyva JM. Biofeedback techniques in behavior therapy. In: Neuropsychologie der Angst. Birbaumer N, Hrsg. Reihe „Fortschritte der Klinischen Psychologie" Bd. 3: Neuropsychologie der Angst. München: Urban & Schwarzenberg 1973; 248-70.

Budzynski TH, Stoyva JM. Biofeedback treatment of anxiety and stress disorders. In: Principles and Practice of Stress Management. Lehrer PM, Woolfolk RL, eds. New York: Guilford Press 1993.

Butler G, Cullington A, Munby M, Amies P, Gelder M. Exposure and anxiety management in the treatment of social phobia. J Consult Clin Psychol 1984; 52: 642-5.

Clark ME, Hirschman R. Effects of paced respiration on anxiety reduction in a clinical population. Biofeedback and Self-Regulation 1990; 15: 273-84.

Craske MG, Barlow DH, O´Leary TA. Mastery of Your Anxiety and Worry. Albany/N.Y.: Graywind 1992.

Deuchert M, Petermann U. Angststörungen. In: Handbuch der Entspannungsverfahren. Petermann F, Vaitl D, Hrsg. Bd. 2: Anwendungen. Weinheim: Psychologie Verlags-Union 1994.

Eaton WW, Dryman A, Weissman MM. Panic and phobia. In: Psychiatric Disorders in America. The Epidemiologic Catchment Area Study. Robins LN, Regier DA, eds. New York: Free Press 1991; 413-20.

Edinger JD, Jacobson R. Incidence and significance of relaxation treatment and side-effects. Behav Ther 1982; 5: 137-8.

Fiegenbaum W. Long-term efficacy of exposure in-vivo for cardiac phobia. In: Panic and Phobias. Hand I, Wittchen HU, eds. Berlin, Heidelberg: Springer 1986.

Florin I, Tunner W, Hrsg. Therapie der Angst. Systematische Desensibilisierung. München: Urban & Schwarzenberg 1975.

Florin I. Entspannung, Desensibilisierung: Leitfaden für die Praxis. Stuttgart: Kohlhammer 1978.

Gatchel RJ. Clinical effectiveness of biofeedback in reducing anxiety. In: Social Psychophysiology and Emotion: Theory and Clinical Applications. Wagner HL, ed. New York, London: John Wiley & Sons Ltd. 1988; 197-210.

Goldstein IB. Electromyography: a measure of skeletal muscle response. In: Handbook of Psychophysiology. Greenfield NS, Sternbach A, eds. New York: Holt, Rinehart & Winston 1972; 329-65.

Jacobson E. Progressive Relaxation. 2nd ed. Chicago: University of Chicago Press 1938.

Lader MH, Mathews AM. Physiological basis of desensitization. Behav Res Ther 1968; 6: 411-21.

Lang PJ A bio-informational theory of emotional imagery. Psychophysiology 1979; 16: 495-512.

Leaf WB, Gardner KR. A simplified electromyographic feedback apparatus for relaxation training. J Behav Ther Experim Psychiat 1971; 2: 39-43.

McGuiness D. Cardiovascular responses during habituation and mental activity in anxious men and women. Biol Psychophysiol 1973; 3: 280-4.

Maercker A. Systematische Desensibilisierung. In: Lehrbuch der Verhaltenstherapie. Bd. 1: Grundlagen, Diagnostik, Verfahren, Rahmenbedingungen. Margraf J, Hrsg. Berlin: Springer 1996.

Margraf J, Schneider S. Panik – Angstanfälle und ihre Behandlung. Berlin, Heidelberg: Springer 1990.

Margraf J, Schneider S. Paniksyndrom und Agoraphobie. In: Lehrbuch der Verhaltenstherapie. Bd. 2: Störungen, Glossar. Margraf J, Hrsg. Berlin: Springer 1996.

Markowitz JS, Weissman MM, Quelette R, Lish J, Klerman GL. Quality of life in panic disorder. Arch Gen Psychiat 1989; 46: 984-92.

Marks IM. Flooding and allied treatments. In: Behavior Modification, Principles and Clinical Implications. Agras WS, ed. Boston: Little Brown Company 1972.

Mattik RP, Peters L. Treatment of severe social phobia: effects of guided exposure with and without cognitive restructuring. J Consult Clin Psychol 1988; 56: 251-60.

Mattik RP, Peters L, Clarke JC. Exposure and cognitive restructuring for social phobia: a controlled study. Behav Ther 1989; 20: 3-23.

Öst LG. Spezifische Phobien. In: Lehrbuch der Verhaltenstherapie. Bd. 2: Störungen, Glossar. Margraf J, Hrsg. Berlin: Springer 1996.

Peniston EG. EMG biofeedback-assisted desensitization treatment for Vietnam combat veterans posttraumatic stress disorder. Clin Biofeedback and Health 1986; 9: 35-41.

Perkonigg A, Wittchen HU. Epidemiologie von Angststörungen. In: Angst- und Panikerkrankungen. Kasper S, Möller HJ, Hrsg. Jena: Gustav Fischer 1995.

Rice KM, Blanchard EB, Purcell M. Biofeedback treatments of generalized anxiety disorders: preliminary results. Biofeedback and Self-Regulation 1993; 18: 93-105.

Rief W. Stationäre Behandlung von Angst- und Panikpatienten: Darstellung eines Therapiekonzeptes. In: Klinische Psychologie im Spiegel ihrer Praxis. Baumgärtel F, Wilker FW, Hrsg. Bonn: Deutscher Psychologen Verlag 1993.

Rief W, Fichter MM. Verhaltenstherapie von Angsterkrankungen. In: Angst- und Panikerkrankungen. Kasper S, Möller HJ, Hrsg. Jena: Gustav Fischer 1995.

Rief W, Heuser J, Fichter MM. Biofeedback – ein therapeutischer Ansatz zwischen Begeisterung und Ablehnung. Verhaltensther 1996; 6: 43-50.

Sachse R. Anwendung von Biofeedback zur allgemeinen Entspannungsinduktion und Angstbehandlung. In: Biofeedback-Therapie. Klinische Studien – Anwendungen in der Praxis. Kröner-Herwig B, Sachse R, Hrsg. Stuttgart: Kohlhammer 1988.

Sartory G. The orienting response and psychopathology: anxiety and phobias. In: Orienting and habituation. Siddle D, ed. Chichester: Wiley 1983; 449-504.

Schandry R. Lehrbuch der Psychophysiologie. Körperliche Indikatoren psychischen Geschehens. Weinheim: Psychologie Verlags-Union 1988.

Schwartz MS. Breathing therapies. In: Biofeedback: A Practitoner´s Guide. Schwartz MS et al, eds. New York, London: Guilford Press 1995.

Schwartz MS, Schwartz NM. Problems with relaxation and biofeedback: assisted relaxation and guidelines for management. In: Biofeedback: A Practitoner´s Guide. Schwartz MS et al, eds. New York, London: Guilford Press 1995.

Tibbits V, Peper E. The effects of therapist breathing style on subject´s inhalation volumes. Biofeedback and Self-Regulation 1993; 18: 115-20.

Ullrich R. Die systematische Desensibilisierung. In: Das Therapiebuch. Kognitiv-behaviorale Psychotherapie in Psychiatrie, Psychotherapeutischer Medizin und Klinischer Psychologie. Sulz SK, Hrsg. München: CIP-Mediendienst 1998.

Vaitl D. Biofeedback. In: Handbuch der Entspannungsverfahren. Bd. 1: Grundlagen und Methoden. Vaitl D, Petermann F, Hrsg. Weinheim: Psychologie Verlags-Union 1993.

Vaitl D. Imagination und Entspannung. In: Handbuch der Entspannungsverfahren. Bd. 1: Grundlagen und Methoden. Vaitl D, Petermann F, Hrsg. Weinheim: Psychologie Verlags-Union 1993.

Vaitl D, Ebert-Hampel B, Kuhmann W. Cardiac feedback training in patients with cardiophobia. In: Behavioral Medicine in Cardiovascular Disorders. Elbert T, Langosch W, Steptoe A, Vaitl D, eds. New York, London: Wiley & Sons 1988; 307-23.

Weissman MM. Panic disorder: impact on quality of life. J Clin Psychiat 1991; 52: 6-8.

Wolpe J. Praxis der Verhaltenstherapie. Bern: Huber 1972.

Wolpe J. Psychotherapy by reciprocal inhibition. Stanford: Stanford University Press 1958.

7 Biofeedback in der Therapie des chronischen Tinnitus

Reiner Kroymann, Horst Zittlau, Gerhard Goebel

Merkmale des Tinnitus

Chronische Ohrgeräusche (Tinnitus) gehören zu den häufigsten Symptomen, die in der Hals-Nasen-Ohren-Arzt-Praxis angegeben werden. Vor allem als akutes Symptom in Verbindung mit Hörverlust oder Schwindel führt der Tinnitus den Patienten zum Arzt und ist bei der Diagnosefindung eines der entscheidenden Merkmale. Betroffene nehmen den Tinnitus (lateinisch: „tinnire" = klingen) als Rauschen, Zischen, Brummen oder Pfeifen im Kopf oder Ohr wahr, ohne ihn einer erkennbaren äußeren Schallquelle zuordnen zu können (Abb. 7–1). In der Mehrzahl der Fälle werden die Ohrgeräusche kontinuierlich wahrgenommen, es kommen aber auch Schwankungen der Lautheit oder Geräuschzusammensetzung über Stunden, Tage oder Wochen vor.

Zu den vielfältigen Auslösern des Tinnitus gehören chronische Lärmschädigungen, akute Knallverletzungen des Gehörs, Hörsturz und anderweitige Erkrankungen, die mit einem Hörverlust einhergehen. Personen mit einem Hörverlust weisen signifikant häufiger einen Tinnitus auf als Personen ohne Hörverlust. Zusammenhänge mit Innenohrschwerhörigkeit als chronisch-progrediente Form oder mit Lärmschwerhörigkeit, gefolgt von Menière-Krankheit und Hörsturz, finden sich in klinischen Studien bei zusammen mehr als zwei Dritteln der Patienten. In die seltene Gruppe der retrocochleären und zentralen Tinnitus-Ursachen gehören der Kleinhirnbrückenwinkeltumor (Akustikusneurinom), andere Hirntumore, Schlaganfall, Multiple Sklerose, degenerative Hirnabbauprozesse unterschiedlicher Art sowie Schädel-Hirn-Traumata. Häufig fluktuie-

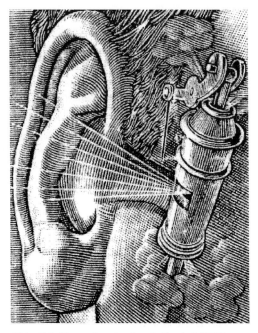

Abb. 7-1 Ohrgeräusche (nach Goebel 1992)

rende Tinnitus-Formen werden oftmals durch psychogene Verspannungen der Hals- und/oder Kaumuskulatur verursacht, die in Form eines Circulus vitiosus einen anderweitig verursachten Tinnitus sekundär verstärken können (Goebel et al. 1992, Abb. 7-2).

Epidemiologische Untersuchungen in den USA, Großbritannien und Schweden erfaßten, wie viele Menschen mittelbar oder unmittelbar durch Tinnitus betroffen sind: Eine deutliche Lebensbeeinträchtigung wurde bei etwa 1% der untersuchten Briten gefunden, und 0,5% fühlten sich im täglichen Leben stark gehandicapt (Coles 1984). Bei 2,4% der befrag-

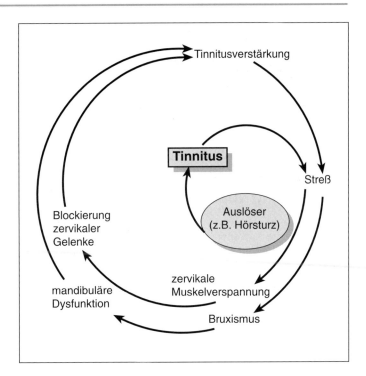

Abb. 7-2 Möglicher Circulus vitiosus: Tinnitus und HWS-Syndrom/Bruxismus (nach Goebel 1992)

ten Schweden (Axelsson u. Ringdahl 1987) und etwa 2% der untersuchten Amerikaner werden die Ohrgeräusche als schwer beeinträchtigend eingeschätzt.

Ein großer Teil der Betroffenen wird jedoch durch die Geräusche nur gering belastet, der Tinnitus kann akzeptiert und in den alltäglichen Lebensablauf integriert werden. Man spricht dann von *kompensiertem Tinnitus*. Bei den Betroffenen, denen dies nicht möglich ist und die aufgrund des Schweregrades des Tinnitus erhebliche Einschränkungen der Lebensqualität erfahren (z.B. durch Konzentrationsstörungen, Depressionen, Ängste, Schlafstörungen o.ä.), spricht man von *dekompensiertem Tinnitus*. Sofern bei diesen Betroffenen gängige Verfahren wie rheologische Behandlung, hyperbare Sauerstofftherapie (HBO), Operation etc. langfristig nicht erfolgreich sind und der Tinnitus chronifiziert, kann eine gezielte psychosomatisch-verhaltenstherapeutische Behandlung der Symptomatik sinnvoll sein. Anders als beim akuten Tinnitus steht dann nicht die Heilung des Tinnitus im Vordergrund, sondern die Bewältigung der tinnitusbedingten Belastung (Goebel 1992).

▶ **Kompensierter Tinnitus:** Auftreten von Ohrgeräuschen ohne erkennbare Schallquelle; die Ohrgeräusche können jedoch vom Betroffenen toleriert werden.

▶ **Dekompensierter Tinnitus:** Auftreten von Ohrgeräuschen, die die Lebensqualität der Betroffenen stark beeinflussen und zu psychischen und/oder psychosomatischen Folgeproblemen führen.

Die Biofeedback-Therapie hat im Rahmen dieser Behandlung eine teils unterstützende und teils eigenständige Funktion. Unterstützend ist sie, indem sie Elemente der verhaltenstherapeutischen Tinnitus-Bewältigungstherapie aufgreift, die Ableitung bestimmter körperlicher Parameter in diesem Kontext als besonders eindrucksvolle Rückmeldung benutzt und damit die Therapiemotivation der Patienten fördert. Eine eigenständige Funktion hat sie in Bereichen, die im psychosomatischen Setting besonders gut durch Biofeedback abgedeckt werden können. Hierzu gehören etwa die Diagnostik muskulärer Verspannungen, die Behandlung von Bruxismus oder die Demonstration psychophysiologischer Zusammenhänge.

Wie effektiv sind Biofeedback-Verfahren bei der Behandlung von Tinnitus?

Die Idee für die Anwendung von Biofeedback bei Tinnitus geht – in Anlehnung an Therapiekonzepte chronischer Schmerzen (Fordyce 1976, Sternbach 1982, Egle et al. 1997) – auf die Beobachtungen zurück, daß Tinnitus einerseits durch Aufregung und Erschöpfung exazerbieren kann (Hazell 1987) und andererseits selbst Stressor sein kann. Somit würde durch eine physiologische Spannungsreduzierung eine Tinnitus-Reduzierung erfolgen. Aspekte wesentlicher Untersuchungen zum Erfolg des Biofeedback bei der Behandlung von Tinnitus sind zusammenfassend in Tabelle 7-1 dargestellt; Einzelfallbeschreibungen (Elfner et al. 1981, Duckro et al. 1984, Erlandsson et al. 1989) und Studien mit weniger als sechs Teilnehmern (Ince et al. 1984, Borton u. Clark 1988) werden aus Platzgründen nicht berücksichtigt.

Die ersten Publikationen Ende der 70er und Anfang der 80er Jahre wurden zunächst euphorisch aufgenommen, da hohe globale Besserungsraten des Tinnitus (zwischen 77 und 80%) vermeldet wurden (Grossan 1976, House et al. 1977, House 1981). Es stellte sich jedoch heraus, daß die zugrunde liegenden Erhebungen eine Reihe methodischer Mängel aufweisen. So gab es beispielsweise in keiner dieser Studien eine Kontrollgruppe.

Mitte der 80er Jahre wurden die ersten kontrollierten Untersuchungen durchgeführt. Sie berichteten von einer etwa 65%igen Besserung der Symptome (Walsh u. Gerley 1985, White et al. 1986). Leider ließen sich diese Ergebnisse aber in Studien mit strengeren Kontrollbedingungen (Haralambous et al. 1987, Kirsch et al. 1987) nicht replizieren. Hier ergaben konkrete Kriterien wie „Tinnitus-Lautheit", „Tinnitus-Unannehmlichkeit", „Auswirkungen des Tinnitus auf verschiedene Lebensbereiche" oder „Depressivität" keine Unterschiede zwischen der Experimental- und einer Wartekontrollgruppe (Haralambous et al. 1987).

In der Studie von Kirsch et al. (1987) zeigten fünf von sechs Patienten – gemessen mit globalen Einschätzungen – bemerkenswerte Effekte, die sich jedoch in den Tagebüchern der Patienten kaum oder gar nicht widerspiegelten. Hieraus schlossen die Autoren, daß zum Therapieende der Grad der Besserung stark davon abhängt, wie diese gemessen wird. Dafür sprechen auch die Befunde der japanischen Studie von Ogata et al. (1993).

Zu Beginn der 90er Jahre ermittelten Erlandsson et al. (1991) eine 40%ige und Podoshin et al. (1991) eine 50%ige Reduzierung der tinnitusbedingten Belastung. In der Studie von Erlandsson et al. (1991) unterschied sich die Effektivität der Biofeedback-Behandlung jedoch nicht von derjenigen einer zahnärztlichen Behandlung mit Bißschienen. Demgegenüber war in der kontrollierten Studie von Podoshin et al. (1991) das Biofeedback dem Placebo-Biofeedback, der medikamentösen Behandlung und der Akupunktur deutlich überlegen.

In einer deutschen Studie konnten durch von Wedel et al. (1989) nur geringe Effekte des Biofeedbacks nachgewiesen werden. Eine weitere deutsche Studie (De Camp u. De Camp 1992) verglich den Einfluß von Entspannung in Verbindung mit Biofeedback mit der Wirkung einer unspezifischen Gesprächstherapie und einer unbehandelten Kontrollgruppe. In der Biofeedback-Gruppe ergab sich eine signifikante Abnahme der Tinnitus-Lautheit und -Unannehmlichkeit.

Kritisch ist bei den meisten oben genannten Studien anzumerken, daß sich die Biofeedback-Behandlung im allgemeinen auf die Ableitung und das Training eines einzigen körperlichen Parameters (vorwiegend der

Frontalis-Muskulatur) beschränkte und den Patienten – wenn überhaupt – nur eine einzige Entspannungstechnik vermittelt wurde. Ince et al. (1987) und Landis und Landis (1992) beschritten andere Wege. Ince et al. (1987) konfrontierten die Betroffenen mit ihrem individuellen Tinnitus-Geräusch und einem gleichartigen Synthesizer-Geräusch. Nach einer Entspannungs-Atemübung reduzierte der Versuchsleiter die Lautstärke des Synthesizer-Geräuschs um 5 dB, und die Teilnehmer sollten ihren eigenen Tinnitus angleichen. Entstand nach der jeweils einminütigen Übung der Eindruck, daß die Tinnitus-Intensität reduziert werden konnte, wurde das Verfahren wiederholt. Mit dieser speziellen Technik („matching-to-sample feedback procedure") erreichten fast alle Beteiligten eine beachtliche Reduktion ihrer Tinnitus-Lautheit, einigen gelang es sogar, den Tinnitus komplett zu beseitigen. Diskussionswürdig ist die Frage, ob es sich bei diesem Verfahren tatsächlich um eine Biofeedback-Technik im eigentlichen Sinn handelt.

Landis und Landis (1992) boten – ähnlich dem verhaltenstherapeutischen Behandlungsprogramm, das im folgenden noch beschrieben wird – eine Vielzahl von Feedback-Modi und Entspannungstechniken an. Innerhalb eines intensiven individuellen Trainings wurden diese auf den einzelnen Patienten abgestimmt. Hierdurch wurde zwar keine Veränderung der audiometrischen Tinnitus-Lautheit erreicht, jedoch berichteten die Patienten von einer erheblichen Senkung der subjektiven Lautheit des Tinnitus. Zudem erlangten sie eine verbesserte Fähigkeit im Umgang mit dem Tinnitus.

In beiden Studien gab es jedoch weder eine Kontrollgruppe, noch wurden die Ergebnisse repliziert, so daß sie nur mit Vorsicht zu betrachten sind. Einen Überblick über die empirischen Studien gibt Tabelle 7-1.

Betrachtet man die Studien zusammenfassend, so wird deutlich, daß die in der Überschrift aufgeworfene Frage nach der Effektivität von Biofeedback-Verfahren wissenschaftlich noch nicht eindeutig beantwortet wurde. Die offensichtlich widersprüchlichen Ergebnisse werden dadurch hervorgerufen, daß die verschiedenen Studien, die sich mit der Biofeedback-Behandlung von Tinnitus befassen, einerseits aufgrund methodischer Unterschiede untereinander kaum vergleichbar sind, andererseits zum Teil erhebliche methodische Mängel aufweisen (Landis u. Landis 1992, Andersson et al. 1993, Kirsch et al. 1989).

Die dargestellten Untersuchungen operieren mit unterschiedlichen Behandlungsmethoden und hoch selektiven Stichproben. Oft sind die Kriterien der Verbesserung ungenau, willkürlich und häufig wenig standardisiert gewählt. Es fehlen validierte Meßkriterien, die eine Vergleichbarkeit erlauben. Auch unterscheiden sich die Studien stark in der Güte der durchgeführten Biofeedback-Therapie. Viele der beschriebenen Vorgehensweisen liegen zudem weit unter dem Standard, der heutzutage technisch und therapeutisch möglich ist, und unter dem Zeitmaß, welches für eine effektive Behandlung nötig ist.

Zusätzlich ist in vielen Studien die Beschreibung differenzieller Tinnitus-Ätiologiegruppen ungenau. Angaben zur psychiatrischen Komorbidität fehlen weitgehend. Auch wenn psychopathologische Auffälligkeiten erfaßt oder global ausgeschlossen wurden, läßt sich in den meisten Fällen nicht erkennen, inwieweit die angewandte psychologische Intervention hierauf Einfluß genommen hat.

> Wenn auch die Frage der Effektivität nicht ausreichend klar beantwortet werden kann, so zeichnet sich doch ab, daß zwar eine objektiv gemessene Änderung des Tinnitus auf physiologischer Ebene häufig nicht erfaßbar ist, daß aber bei einem Großteil der Behandlungen von einer subjektiven Änderung der Tinnitus-Wahrnehmung oder von einem verbesserten Umgang mit dem Symptom Tinnitus ausgegangen werden kann.

Auf der physiologischen Ebene ist der Tinnitus also – zumindest durch Biofeedback-Ver-

Tab. 7-1 Empirische Studien zu Biofeedback bei Tinnitus

Studie	N	Design	Intervention	Kontrolle	Kriterium	Resümee
Grossan (1976)	51	Frontalis-EMG-Biofeedback + PME	6x20 min individuell	keine	Coping, subjektive Verbesserung, audiometrische Messung	Global: 80% Besserung keine/kaum audiometrische Verbesserungen
House et al. (1977)	41	Frontalis-EMG + Temperatur-Biofeedback + PME	10–12x60 min individuell	keine	Interview, Rating-Skalen subjektive Verbesserung/Änderung des Tinnitus	Global: 80% Erfolg Katamnese 3 Monate: 50%
House (1981)	132	Frontalis-EMG + Temperatur-Biofeedback + PME	8x? individuell	keine	unklar (subjektiver Bericht)	völliger Rückgang: 15% Verbesserung: 62% keine Wirkung: 23%
Carmen und Svihovec (1984)	11	Frontalis-EMG-Biofeedback + PME	7–13x90 min. individuell	keine	Skalen mit Selbsteinschätzung	Nutzen/Hilfe: 90% Reduktion der Tinnitus-Lautheit: 63% Katamnese 18 Monate: stabil
Walsh und Gerley (1985)	32	Temperatur-Biofeedback + PME	8x60 min individuell	WKG	Persönlichkeitsfragebogen, Belästigungs- und Lautheitsskala	Besserung: 65%
White et al. (1986)	44	Frontalis-EMG-Biofeedback	?x>10 min individuell	WKG	5-Punkte-Rating-Skala Telefoninterview	Katamnese 6 Monate Effekt bei: 60%
Haralambous et al. (1987)	26	Frontalis-EMG-Biofeedback	8x90 min Kleingruppen	WKG	Tinnitus-Fragebogen, Depressions-, Angstmaße, Audiologische Messung	kein Behandlungseffekt
Kirsch et al. (1987)	6	Frontalis-EMG- oder Temperatur-Biofeedback + PME	6x40 min individuell	keine	Persönlichkeitsfragebogen, Depressions-, Angstmaße 6-Punkt-Skala, Tagebuch, VAS, globale Zufriedenheit mit Behandlung/ Verbesserung im Umgang mit Tinnitus (Coping), Audiologische Messung	Tagebuch: kein Effekt Globaler Effekt + Coping-Effekt
Ince et al. (1987)	30	„Matching-to-sample"-Feedback	? 10-15x30 sec	keine	Tinnitus-Matching, subjektiv berichtete Tinnitus-Lautheit	Abnahme der Intensität: 84%, teils Sistieren

Wie effektiv sind Biofeedback-Verfahren bei der Behandlung von Tinnitus?

Studie	N	Design	Intervention	Kontrolle	Kriterium	Resümee
v. Wedel et al. (1989)	78	Frontalis-EMG-Biofeedback	6x?	keine	unklar (audiologische Messung, sechsstufige Beurteilungsskala)	minimale Effekte
Erlandsson (1991)	32	EMG-Biofeedback	10x60 min	Zahnarztbehandlung	Ratingskalen Intensität, Schwere, Stimmung	Biofeedback: 40% Effekt Zahnarzt: 46% Effekt
Podoshin et al. (1991)	10	Frontalis-EMG-Biofeedback	10x30 min individuell	Placebo-Biofeedback/ Akupunktur/ Medikamente	5-Punkt-Ratingskala der Schwere während Ruhe/Aktivität	Biofeedback in Ruhe und Aktivität: 50% Akupunktur: 30% Medikament: 10% Placebo: kein Effekt
De Camp und De Camp (1992)	44	Biofeedback + PME	8 x 60 min individuell	WKG + Gesprächstherapie	Tinitus-Fragebogen, visuelle Analogskalen, audiometrische Messungen	spezifischer Effekt audiometrisch gemessene Abnahme der Intensität Katamnese 12–24 Monate: stabil
Landis und Landis (1992)		Frontalis-EMG-, Temperatur- und Hautwiderstands-Feedback + 3 Entspannungstechniken	20x90 min individuell	keine	Visuelle Analogskalen der Lautheit, audiometrische Messung	Reduzierte subjektive Lautheit + Coping-Effekt
Ogata et al. (1993)	7	Frontalis-EMG	2–16x18 min	keine	subjektive Berichte, ?	Verbesserung Frequenz und Ausmaß: ca. 60%

EMG = Elektromyographie; PME = Progressive Muskelentspannung; WKG = Wartekontrollgruppe, VAS = visuelle Analogskalen.

fahren – nicht „heilbar". Nach Schulte (1993) sollten aber auch die Milderung eines Symptoms oder der bessere Umgang mit ihm (Coping) bzw. die Akzeptanz des Symptoms (Habituation) als Erfolgskriterien angesehen werden. Folgt man diesem Ansatz, so ergibt sich folgendes:

> Die erfolgreichsten Biofeedback-Verfahren scheinen jene zu sein, die nicht als Monotherapie, sondern als Coping-Strategie oder im Rahmen einer multimodalen Therapie integriert werden und die auf die spezifische Problematik des Patienten individuell abgestimmt sind.

Behandlung des Tinnitus mit Biofeedback-Verfahren

Allgemeine Aspekte der Behandlung

Da durch eine rein psychoakustische Betrachtungsweise die Entstehung des Tinnitus und die Belästigung durch diesen nicht befriedigend erklärt werden konnten, wurden von verschiedenen Forschungsgruppen Modelle vorgelegt, die physiologische und psychologische Prozesse miteinander verbinden. Wichtige Ansätze für klinisches Arbeiten liefern zum Beispiel das **Habituationsmodell** von Hallam et al. (1984) und das **neurophysiologische Tinnitus-Modell** von Jastreboff (Jastreboff 1990, 1996, Jastreboff u. Hazell 1993; s. Abb. 7-3).

Aus diesen multifaktoriellen Erklärungsansätzen lassen sich mehrere Konzepte für die Therapie des Tinnitus ableiten. Die Veränderungsziele, die sich an einem solchen Tinnitus-Modell orientieren, richten sich auf Aufmerksamkeitslenkung, Befürchtungen, dysfunktionale Bewältigungsstrategien, operante Aspekte, Verarbeitungsstil und erlebte Behinderung.

Das neurophysiologische Tinnitus-Modell von Jastreboff

Nach dem neurophysiologischen Modell von Jastreboff (Jastreboff 1990, 1996, Jastreboff u. Hazell 1993) entsteht der Tinnitus in einem dreistufigen Prozeß, der aus den Teilbereichen *Generierung, Entdeckung sowie Wahrnehmung und Bewertung* besteht (Abb. 7-3).

Es wird angenommen, daß der Tinnitus zunächst durch eine periphere Schädigung unter Beteiligung der Gehörschnecke (Cochlea) oder des Hörnervs entsteht. In einem zweiten Schritt finden dann unterhalb der Hirnrinde Signalentdeckungsprozesse statt. Dabei wird der Tinnitus im auditorischen System vor dem Hintergrund neuronaler Spontanaktivität „erkannt" oder „dekodiert". In einem dritten Schritt wird der akustische Reiz wahrgenommen und bewertet. Dies geschieht in den Bereichen der Hirnrinde, die für die Verarbeitung von Tönen verantwortlich sind. Die Verbindung zum limbischen System, von dem gefühlsmäßige Reaktionen auf Umweltreize ausgehen, ist dabei von besonderer Bedeutung, da davon ausgegangen wird, daß der sich entwickelnde Tinnitus häufig negative Assoziationen auslöst. Dies kann zum Beispiel die Angst vor einem Hirntumor oder einem Schlaganfall sein, oder aber das Gefühl von Hoffnungslosigkeit, weil man nichts gegen das Geräusch unternehmen kann. Eine Folge dieser negativen Assoziationen sind physiologische Angst- oder Anspannungsreaktionen, bei denen das autonome Nervensystem beteiligt ist. Da der Tinnitus mit Angst oder Gefahr assoziiert wird, ist eine normale Gewöhnung an das Ohrgeräusch nur schwer möglich.

In der Therapie soll der Teufelskreis, bestehend aus Aufmerksamkeitszuwendung, dysfunktionaler Bewertung der Geräusche, Streßreaktion und Tinnitus-Verschlimmerung, unterbrochen

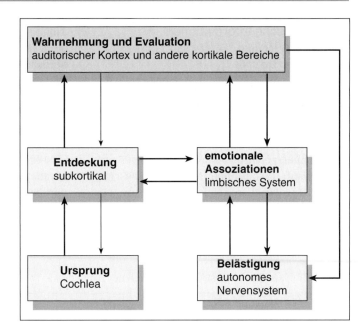

Abb. 7-3 Neurophysiologisches Tinnitus-Modell nach Jastreboff (1996)

werden. Im deutschsprachigen Raum werden entsprechende Therapiekonzepte für den ambulanten Bereich von Kröner-Herwig (1997) und für den stationären Bereich von Goebel et al. (1992) dargestellt.

Die ambulante Tinnitus-Gruppentherapie von Kröner-Herwig (1997) beinhaltet die Interventionselemente Edukation, angewandte Entspannung, Ablenkung, kognitive Umstrukturierung und Problemlösung. Auch die Analyse und Veränderung tinnitusfördernder Verhaltensweisen sowie Strategien zur Veränderung des Krankheitsverhaltens und Übungen zur Konfrontation mit dem Tinnitus werden einbezogen.

Das integrative verhaltensmedizinische, stationäre Behandlungskonzept von Goebel (Goebel et al. 1992, Goebel u. Fichter 1998) verbindet verhaltensorientierte, kognitive, emotionale, psychophysiologische und körperorientierte Therapieansätze. Viele dieser Interventionen lassen sich auch auf Gruppenebene einsetzen und erleichtern es den Betroffenen, ein psychosomatisches Verständnis ihrer Erkrankung zu entwickeln (Wise et al.

1998). In einem derartigen Therapierahmen kann die Biofeedback-Behandlung, wie schon oben angemerkt, unterstützende Funktionen übernehmen.

In Tabelle 7-2 sind für verschiedene Ebenen Charakteristiken oder Begleiterscheinungen dargestellt, die nach klinischer Erfahrung häufig mit dem Tinnitus auftreten können. Dabei handelt es sich nicht um *alle* möglichen Aspekte des chronisch komplexen Tinnitus, sondern um die tinnitusrelevanten Bereiche, die durch Biofeedback-Therapie mittelbar oder unmittelbar beeinflußbar sind.

Vor der Behandlung des Betroffenen mit Biofeedback-Verfahren sollte eine gründliche Diagnostik stattfinden (s. Kasten).

Eine Möglichkeit, den Großteil der unten erwähnten Punkte strukturiert zu erfragen, bietet das *Standardisierte Tinnitus-Interview (STI)* (Goebel 1994, Hiller et al. 1999), das speziell zur Untersuchung von Patienten mit vorübergehendem oder chronischem Tinnitus entwickelt und evaluiert wurde. Mit ihm ist eine umfassende Datenerhebung und Differentialdiagnostik gewährleistet.

Diagnostische Informationen
- Krankenberichte, HNO- und sonstige ärztliche Befunde
- Anamnese (bisherige Behandlungsmaßnahmen, frühere Erkrankungen, Einnahme von Medikamenten, Fragen zur Ernährung, zu Alkohol- und Nikotinkonsum usw.)
- Tinnitusspezifische Fragen (bisheriger Verlauf, Lokalisation, Geräuschqualität, Frequenzbereich, Lautstärke, subjektive Empfindungen, Grad der Belästigung)
- Symptomgeschichte (Erstauftreten des Tinnitus, Begleitumstände, Analyse körperlicher und seelischer Belastungen)
- Verhaltensanalyse (Analyse tinnitusverstärkender bzw. -erleichternder Faktoren, mögliche Streßfaktoren, Entspannungs- und Schlafstörungen, psychosoziale und berufliche Beeinträchtigung, emotionale, kognitive, physiologische und verhaltensbezogene Reaktionsparameter)
- psychophysiologische Messungen (Ermittlung von Ausgangswerten und Reaktivität verschiedener physiologischer Parameter)

Tab. 7-2 Tinnitus-Charakteristik und Aufgaben der Biofeedback-Therapie

Charakteristiken und Begleiterscheinungen des komplexen chronischen Tinnitus	mögliche Aufgaben der Biofeedback-Behandlung		
	Diagnostik	Demonstration	Motivation zur Veränderung
Allgemein-somatische Ebene			
• Zähneknirschen (Bruxismus)	✓	✓	✓
• Störungen im Kiefergelenkbereich	✓	✓	✓
• HWS-Syndrom	✓	✓	✓
• Muskuläre Verspannungen und Fehlhaltungen (Kopf-, Schulter-, Nackenbereich)	✓	✓	✓
Physiologische Ebene			
• Hohe allgemeine physiologische Anspannung	✓	✓	✓
Verhaltensebene			
• Mangelnde Streßbewältigung			✓
• Schonverhalten			✓
• Vermeidungsverhalten			✓
• Fluchtverhalten			✓
Kognitive Ebene			
• Beharren auf passiven Veränderungsstrategien			✓
• Verneinung der aktiven Rolle			✓
• Medizinisches Krankheitsmodell			✓
• Perfektionismus			✓
• Schwarz-Weiß-Denken			✓
Emotionale Ebene			
• Modulierung durch Affekte		✓	
• Selbstwertverlust			✓
• Ängstliche Reaktionen		✓	✓
• Depressive Reaktionen			✓

Da bei Tinnitus die psychiatrische Komorbidität, das heißt das zusätzliche Vorliegen mindestens einer psychischen Störung, sehr hoch ist, empfiehlt sich dringend auch eine entsprechende Diagnostik psychischer Störungen. Untersuchungen zeigen, daß bei Tinnitus-Betroffenen affektive Störungen (bis zu 85%) und Angststörungen (bis zu 31%) am häufigsten vorkommen, jedoch spielen auch somatoforme Störungen und Störungen durch psychotrope Substanzen eine wichtige Rolle (Hiller u. Goebel 1992, Goebel 1998, Goebel u. Fichter 1998, Svitak 1998).

Gerade die Erfassung der psychiatrischen Komorbidität verhindert, daß eine zugrunde liegende psychische Erkrankung unentdeckt bleibt und damit eine eigentlich hilfreiche psychiatrische oder psychotherapeutische Behandlung unterbleibt. Auch sollte bei Vorliegen einer psychischen Störung der Anwender der Biofeedback-Behandlung über Kenntnisse und Erfahrungen bei der Entwicklung zum Beispiel antidepressiver Denk- und Verhaltensmuster sowie über Strategien der Angstbewältigung verfügen und diese in die Behandlung integrieren.

> Anhand der Ergebnisse der Anamnese, der Verhaltensanalyse und der psychophysiologischen Messung wird eine individuell auf den Patienten abgestimmte Behandlung geplant.

Im folgenden werden für die verschiedenen Ebenen Interventionsstrategien dargestellt, die im Rahmen einer Biofeedback-Behandlung Anwendung finden können.

Behandlung des Tinnitus auf somatischer Ebene

Auf der somatischen Ebene treten bei Patienten häufig Störungen auf, die mit dem Tinnitus einhergehen oder einen bestehenden Tinnitus verstärken können. So zeigt eine Studie von Goebel et al. (1992), daß bei 18% der Tinnituspatienten die Beschwerden im Kiefergelenkbereich bzw. das Zähneknirschen und bei 36% die muskulären Verspannungen im Hals-, Nacken- und Schulterbereich mit der Tinnitus-Genese in Zusammenhang stehen.

> Durch Biofeedback kann die Anspannung bestimmter Muskelgruppen reduziert werden, die im Einzelfall zur Modulierung des Tinnitus beitragen.

Die Behandlung dieser Beschwerden mit Biofeedback findet in verschiedenen Schritten statt (s. Tab. 7-3).

1. Phase der Biofeedback-Behandlung: Die Diagnostik

Die Aktivität der betroffenen Muskelgruppen (Mm. frontalis, masseter, temporalis, sternocleidomastoideus) wird mit Oberflächenelektroden gemessen und nach bestimmten Kriterien ausgewertet. Diese Kriterien umfassen:
- Grundanspannung der Muskulatur
- Asymmetrie der Muskelgruppen (Fehlhaltungen)
- Reaktion der Muskulatur während und nach physischer und psychischer Belastung

Tab. 7-3 Schritte der Biofeedback-Behandlung auf somatischer Ebene

1. Diagnostikphase	2. Trainingsphase	3. Generalisierungsphase
• Messung der Muskelaktivität	• Korrektur von Fehlhaltungen	• Reduzierung direkter Rückmeldung
• Auswertung von Fehlfunktionen und Verspannungen	• Entspannungsaufbau • Einsatz tragbarer Geräte	• Aufbau eigener Körperwahrnehmung und Selbstkontrolle

Die Tabelle 7-4 zeigt Normwerte nach Cram (1991) für die einzelnen Muskelgruppen und für verschiedene Filtereinstellungen der EMG-Sensoren. Diese Werte können – abhängig vom verwendeten Gerät – schwanken, so daß es eines erfahrenen Therapeuten bedarf, um zu beurteilen, ob ein gemessener Wert in der Norm liegt oder ob er diese überschreitet.

Die einzelnen Ableitungspunkte sind in Abbildung 7-4 dargestellt. Die abgebildeten Elektroden sind sogenannte „Triplexelektroden" mit fest definierten Abständen zwischen den einzelnen Elektroden. Für Ableitungen größerer Bereiche werden Einzelelektroden verwendet. Bei der Befestigung der Elektroden sollte darauf geachtet werden, die „aktiven" Elektroden möglichst entlang der Muskelfaser auf dem Muskelbauch zu plazieren.

2. Phase der Biofeedback-Behandlung: Das Training

Ausgehend von den Ergebnissen der Diagnostikphase werden nun die Bereiche trainiert, die sich als problematisch erwiesen haben. Bei Beschwerden im Kiefergelenkbereich und bei Bruxismus wird zum Beispiel vorwiegend die Entspannung des M. masseter, bei Problemen im HWS-Bereich die Entspannung der Nacken- und Halsmuskulatur (Mm. trapezius und sternocleidomastoideus) trainiert (zur Behandlung von Bruxismus s. Kasten). Um das physiologische Erregungsniveau insgesamt zu senken, kann die Ableitung des M. frontalis benutzt werden; es können aber auch andere Ableitungen wie die Fingertemperatur, die Atemfrequenz und -tiefe oder der Hautwiderstand dazu verwendet werden.

Fehlhaltungen werden korrigiert, indem die Muskelgruppen symmetrisch gemessen und rückgemeldet werden. Der entspanntere abgeleitete Wert dient dann als Orientierungswert für den problematischeren Bereich. Im Biofeedback-Labor finden dabei verschiedene Arbeitshaltungen, Sitzhaltungen und Bewegungsabläufe Berücksichtigung. Um jedoch eine gezielte Rückmeldung in alltäglichen Situationen zu ermöglichen, werden tragbare EMG-Biofeedback-Geräte eingesetzt.

Bei einigen Betroffenen kann es vorkommen, daß bei der Routineableitung keine erhöhten Werte gemessen werden, obwohl über Beschwerden geklagt wird. Die Betroffenen haben dann oft in Ruhe normale, während und nach einer Belastung aber ausgesprochen erhöhte Werte. Hier ist es wichtig, die *situativen Faktoren* aus der Verhaltensanalyse zu berücksichtigen, die zur Auslösung oder Erhöhung der Muskelanspannung führen. So sollten Bedingungen mit ähnlichen Stressoren simuliert werden, denen der Patient im Alltag ausgesetzt ist. Es können emotionale (z.B. „an ein momentanes persönliches Problem denken", „eine Rede halten"), mentale (z.B. Kopfrechnen) oder physische (z.B. eine Last heben) *Stressoren* eingesetzt werden. Hierbei soll der Patient

Tab. 7-4 Normwerte nach Cram (1991) für verschiedene Muskelgruppen

Muskel	Sitzen		Stehen	
	Filterbereich		Filterbereich	
	eng (100–200 Hz)	weit (25–1000 Hz)	eng (100–200 Hz)	weit (25–1000 Hz)
Frontalis	1,9 μV	5,0 μV	2,1 μV	4,9 μV
Masseter	1,7 μV	3,1 μV	1,6 μV	3,0 μV
Trapezius	2,2 μV	5,1 μV	3,1 μV	13,3 μV
Sternocleidomastoideus	1,3 μV	2,7 μV	1,4 μV	2,8 μV

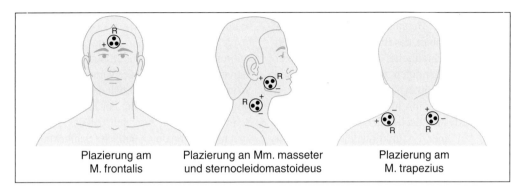

| Plazierung am M. frontalis | Plazierung an Mm. masseter und sternocleidomastoideus | Plazierung am M. trapezius |

Abb. 7-4 Ableitungspunkte der einzelnen Muskelgruppen

lernen, während der Streßexposition, vor allem aber danach, die Muskelanspannung auf einen normalen Wert zu verringern.

3. Phase der Biofeedback-Behandlung: Die Generalisierung

In diesem Behandlungsabschnitt soll das Ziel verfolgt werden, die technische Kontrolle auszuschleichen und durch Selbstwahrnehmung zu ersetzen. Dies geschieht mittels Kontrollsitzungen, in denen dem Patienten immer weniger direkte Rückmeldungen geboten werden, bis eine ausreichende Entspannung unter Selbstkontrolle erreicht wird. Der Transfer in den Alltag soll weiterhin durch andere „Feedback-Arten" unterstützt werden (z.B. Blick in Spiegel oder Schaufenster zur Haltungskorrektur, Hinweise von Angehörigen etc.).

Sogenannte „Kontroll-" oder „Hinweispunkte" haben sich in der Praxis bewährt, wenn es darum geht, die bewußte Wahrnehmung der Entspannung/Anspannung der Muskulatur und die Selbstkontrolle zu verbessern. Dabei soll der Betroffene bunte Punkte an Stellen befestigen, auf die er häufig – allerdings nicht permanent – schaut. Mit der Wahrnehmung des Punktes wird dann automatisch die Kontrolle der Muskelanspannung oder die Korrektur einer Fehlhaltung kombiniert. Dieses Verfahren eignet sich besonders gut, wenn durch die Punkte Gegenstände zu Hinweisreizen für Entspannung werden, die oft mit Streß- oder Belastungssituationen verbunden sind, wie zum Beispiel das Telefon bei anstrengenden Gesprächen, die Tastatur des Computers oder die Uhr bei Zeitdruck (vgl. Ansatz der „cued relaxation"; Vaitl u. Petermann 1993).

Behandlung des täglichen (diurnalen) und nächtlichen (nokturnalen) Bruxismus mit Biofeedback

Unter Bruxismus versteht man das nichtfunktionale Zähneknirschen und Aufeinanderpressen der Zähne (Birner et al. 1994). Nach Glaros (1981) äußert sich der diurnale Bruxismus vorwiegend im Zusammenpressen der Kiefer, während beim nokturnalen Bruxismus großenteils beide Bewegungsmuster auftreten.

Biofeedback-Behandlung des Bruxismus im täglichen Betätigungsfeld

Vom Bruxismus Betroffene neigen dazu, unter den verschiedensten alltäglichen Belastungssituationen mit den Zähnen zu mahlen oder die Zähne zusammenzubeißen und somit die Kiefermuskulatur und die dazugehörige Anatomie stark zu belasten. Die Folge können zum Beispiel chronische Kopfschmerzen (Heuser, im Druck) oder eine Verstärkung bzw. negative Beeinflussung eines bestehenden Tinnitus sein (Rubinstein 1993).

Zu Beginn der Behandlung wird mit dem Patienten vereinbart, das Biofeedback-Gerät während unterschiedlicher alltäglicher Tätigkeiten und Belastungen zu tragen (z.B. Lesen, geistige und körperliche Anstrengung, Briefe schreiben, Geräuschbelastung usw.). Durch die direkte akustische oder visuelle Rückmeldung bei einer dysfunktionalen Kieferaktivität ist es dem Patienten möglich, unmittelbar die Anspannungen wahrzunehmen und zu korrigieren. Die Erstellung eines Protokolls über unerwünschte Muskelaktivierung ist sinnvoll, um Belastungssituationen zu identifizieren, die dann in die weitere Behandlung eingeplant werden.

In den ersten beiden Tagen der Behandlung sollte das Gerät zwischen 2 und 4 Stunden, die sich auf verschiedene Alltagssituationen verteilen, benutzt werden. Die in dieser Anfangsphase mit dem Gerät gewonnenen Informationen dienen zur Identifikation der kritischen Situationen, in denen der Bruxismus verstärkt auftritt. Im folgenden wird die Behandlungszeit schwerpunktmäßig auf diese Situationen reduziert (ca. 2 Stunden täglich).

Die Gesamtbehandlung erstreckt sich in der Regel über 3 bis 4 Wochen mit ca. 8 Therapiesitzungen, wobei unterschiedlich schnelle Fortschritte in der Therapie und die individuelle Schwere der Symptome ein genaues Zeitmaß nur begrenzt zulassen.

Ein langsames Ausschleichen der Rückmeldung über das Biofeedback-Gerät sollte frühzeitig, das heißt 1 bis 2 Wochen vor Behandlungsende, geplant werden, um eine Fixierung auf die „technische Wahrnehmung" zu vermeiden und die Fähigkeit zur Selbstkontrolle in den Vordergrund zu rücken.

Biofeedback-Behandlung des nächtlichen Bruxismus

Auch für die Behandlung des nächtlichen Bruxismus wird ein mobiles EMG-Trainingsgerät verwendet. Der Patient wird hierbei instruiert, das Gerät vor dem Schlafengehen auf der Kiefermuskulatur anzubringen und es so einzustellen, daß es beim Anstieg der Kiefermuskelanspannung für mehr als 4 sec über eine vorher festgelegte Schwelle ein Signal abgibt. Tritt während des Schlafes eine erhöhte Kaumuskelaktivität auf, welche die vorher festgelegte Schwelle überschreitet, erhält der Patient einen akustischen Weckreiz. Bei der Einstellung der Schwelle ist darauf zu achten, daß das Alarmsignal nicht schon durch einfache Schluckbewegungen oder kurze Kopfdrehungen ausgelöst wird. Der Patient wird durch das Signal geweckt und kann die Verspannungen korrigieren. Nach einer Eingewöhnungszeit können die Patienten in der Regel durchschlafen. Sie lernen, ihre Kieferanspannung beim Ertönen des Alarmsignals sofort wieder zu reduzieren, ohne daß sie hiervon aufgeweckt werden. In den Nachbesprechungen geben viele Patienten an, daß sie häufig das Gefühl hatten, den Ton nur noch im Unterbewußtsein wahrzunehmen, und daraufhin fast automatisch ihre Kiefermuskulatur lockerten.

Es hat sich gezeigt, daß dieser Konditionierungsprozeß im Laufe der Behandlung zu einer Reduzierung des bruxistischen Verhaltens und somit zu einer Verbesserung der Gesamtproblematik führt. Unserer Erfahrung nach gelingt es etwa der Hälfte der Patienten, von dem Training zu profitieren. Einige Patienten fühlen sich aber durch die nächtlichen Alarmsignale so sehr in ihrer Nachtruhe gestört, daß sie das Training wieder frühzeitig beenden.

Die Behandlung erstreckt sich über ca. 3 bis 4 Wochen, wobei das Tragen des Gerätes auch hier kontinuierlich reduziert wird.

Bei der Behandlung beider Bruxismus-Formen sollten zwischen den Trainingsphasen, vor allem aber in der Anfangsphase des Trainings, regelmäßige Therapeutenkontakte im Biofeedback-Labor stehen. In den Sitzungen mit Therapeutenbeteiligung werden die Anspannungswerte der Kiefermuskulatur kontrolliert, Erfahrungen mit dem Training besprochen und in den weiteren Behandlungsplan eingebunden. Technische Probleme und therapeutische Schwierigkeiten (z.B. Trainieren von Fehlhaltungen, sinkende Motivation) können so rechtzeitig erkannt und behoben werden.

Weitere Interventionen auf physiologischer Ebene

Tinnitus wird im allgemeinen mit Streß, Nervosität und Erschöpfung in Verbindung gebracht. Ein Hauptziel der Biofeedback-Behandlung ist deshalb die Reduzierung der mit dem Tinnitus verbundenen körperlichen Spannung.

Ein Patient kann – unter ständiger Rückmeldung verschiedener physiologischer Parameter – eigene Entspannungsstrategien entwickeln. Die Rückmeldung dient der Evaluation der Entspannungsstrategie. Gelingt die Entspannung gut, wird die Strategie beibehalten.

Als Rückmeldeparameter empfehlen sich die elektrodermale Aktivität, die an den Fingern gemessene Oberflächentemperatur bzw. die periphere Durchblutung, die Aktivität bestimmter Muskelgruppen und die Atemfunktion. Um den Patienten nicht zu überfordern, sollten nicht alle Parameter rückgemeldet werden; es reicht, wenn der Therapeut ein oder zwei Signale auswählt, mit denen der Patient besonders stark reagiert. (Weitere Information zur Ableitung bestimmter Körpersignale und ihrer Bedeutung findet der Leser in den weiteren Kapiteln.)

Hat der Patient Schwierigkeiten, eigene Strategien zu entwickeln, können alternativ Elemente allgemeiner Entspannungsverfahren (Progressive Muskelrelaxation, Autogenes Training, Ruhebilder etc.) unterstützend herangezogen werden, wobei das Biofeedback wieder eine Kontrollfunktion hat. Auf die einzelnen Entspannungsverfahren soll hier nicht eingegangen werden. Ausführliche Informationen über Grundlagen, Methoden und Anwendungen von Entspannungsverfahren geben zum Beispiel Vaitl und Petermann (1993) bzw. Petermann und Vaitl (1994).

Interventionen auf Verhaltensebene

Bei vielen Tinnitus-Patienten entwickelt sich eine Überempfindlichkeit bezüglich bestimmter Geräuschquellen oder Angst vor Situationen, die das Gehör besonders in Anspruch nehmen (z.B. Straßenlärm, Arbeitsplatzgeräusche, Konzerte oder Gespräche, an denen mehrere Personen beteiligt sind etc.). Die Patienten leiden teilweise derart unter ihrer Geräuschempfindlichkeit, daß sie ohne Hörschutz die Wohnung nicht mehr verlassen *(Hyperakusis)*. Dies führt häufig zu Vermeidungs- und Fluchtverhalten und in der weiteren Folge zu sozialem Rückzug.

> Bei Geräuschempfindlichkeit und Hörstörung ist das Expositionstraining das Mittel der Wahl.

Beim Expositionstraining (Abb. 7-5) werden die Betroffenen im Biofeedback-Labor nach einer entsprechenden kognitiven Vorbereitung zum Beispiel langsam ansteigend einer Lärmquelle (meist alltägliche Geräusche auf einer Tonkassette) ausgesetzt. Sie sollen dabei Strategien entwickeln, „trotz des Lärms" in einen entspannten Zustand zu gelangen, und können dies über den Monitor umgehend überprüfen.

Ein anderer Weg wird beschritten, wenn der Betroffene Situationen vermeidet, in denen Stille herrscht, weil der Tinnitus dann besonders gut wahrgenommen wird. Hier kommen dann Techniken der Aufmerksamkeitsumlenkung oder Ausblendung zum Tragen, deren Erfolg zum Beispiel mittels Ableitung des Hautwiderstandes überprüft werden kann. Dabei besteht jedoch die Gefahr, daß diese Ablenkungsstrategien das Ausmaß von Vermeidung erreichen. Ist dies der Fall, wird auch hier wieder mit Exposition gearbeitet, das heißt, der Patient lernt durch Ruheübungen bzw. „Hinhören auf den Tinnitus" einen besseren Umgang mit dem Tinnitus und kann so seine innere Ruhe wiederfinden.

Die Aufmerksamkeitsfokussierung auf den Tinnitus kann auch als generelles Vorgehen bei Patienten gewählt werden, die Schwierigkeiten haben, das Tinnitus-Geräusch auszuhalten und sich damit auseinanderzusetzen. Dieses Tinnitus-Expositionstraining findet dann wie-

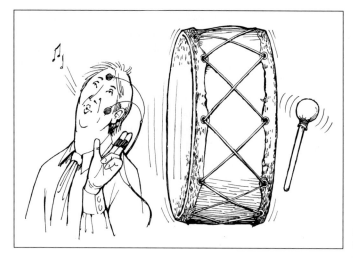

Abb. 7-5 Vehemente Exposition (ohne weiteren Kommentar)

der Biofeedback-unterstützt statt, damit der Patient Rückmeldung über die vorhandene Anspannung und Hilfestellung für eine angestrebte Entspannung erhält.

Interventionen auf kognitiver Ebene

Bei der Analyse und Änderung dysfunktionaler Gedanken und Einstellungen kann Biofeedback unterstützend eingesetzt werden. Hier geht es für den Biofeedback-Therapeuten darum, bestimmte typische Werthaltungen und Überzeugungen, die in Verbindung mit dem Tinnitus bestehen, mit dem Patienten herauszuarbeiten und diese in Bezug zu den damit verbundenen körperlichen Reaktionen zu setzen. So kann zum Beispiel die Einstellung: „Ich muß perfekt sein, darf die Kontrolle nicht verlieren" zu einem ständigen Gegenspieler der natürlichen Entspannungsfähigkeit werden und zu einem Anstieg des Aktivitätsniveaus führen.

> Über die objektive Rückmeldung körperlicher Prozesse kann dem Patienten die Wirkung von Gedanken und Einstellungen bewußt gemacht werden.

Diese Rückmeldung wird als Basis für eine Diskussion der zugrunde liegenden Einstellungen genutzt. In einem nächsten Schritt werden mögliche Alternativeinstellungen, Gegenkognitionen oder Bewältigungsstrategien ausgearbeitet und deren Wirkung erprobt. Das Biofeedback dient der Erfolgsrückmeldung und somit der Motivation, diese alternativen Strategien anzunehmen.

Interventionen auf emotionaler Ebene

Durch die Rückmeldung physiologischer Parameter wird dem Patienten deutlich gemacht, daß verschiedene Gefühlszustände wie Trauer, Wut, Angst, Unsicherheit oder auch Freude bestimmte körperliche Reaktionen zur Folge haben. Hier kann eine Parallele zum Tinnitus gezogen werden. Auch dieser kann durch verschiedene Gefühlszustände, die bestimmte körperliche Reaktionen mit sich bringen, eine andere Qualität bekommen.

Generell macht der Patient in der Biofeedback-Therapie die für ihn oft neue Erfahrung, daß er körperlichen Beschwerden nicht ausgeliefert ist, sondern diese aktiv beeinflussen kann. Durch diese wahrgenommene Selbstkontrolle ist er in der Lage, frühere Abhängigkeits-

oder Hilflosigkeitsgefühle zu überwinden und darüber hinaus ein selbstverantwortliches, aktives Bewältigungsstreben zu entwickeln.

Fallbeispiel

Herr C., ein 60jähriger leitender Angestellter in einem großen Unternehmen, leidet seit fünf Jahren unter chronischem dekompensierten Tinnitus nach mehreren Hörstürzen, die in immer kürzeren Intervallen auftreten. Infolge des Tinnitus kommt es bei Herrn C. zu depressiven Verstimmungen und Ein- und Durchschlafstörungen. Der Patient sieht „geistigen Arbeitsstreß als Auslöser" und berichtet von ständiger Angst vor einem erneuten Hörsturz.

In einer ersten diagnostischen Sitzung zeigen die Werte im Nacken- und Kieferbereich eine deutlich erhöhte Anspannung, die durch Fehlhaltung des Kopfes zusätzlich verstärkt wird. Durch übermäßigen Ehrgeiz, verbunden mit dem Anspruch, Bewältigungsstrategien „so perfekt wie möglich" durchzuführen, gelingt es ihm anfangs nicht, seine innere Anspannung zu senken. Abbildung 7-6 zeigt die Kurven dieser Sitzung.

In neun Einzelsitzungen werden mit Herrn C. ein gezieltes EMG-Training der Kiefer- und Schultermuskulatur durchgeführt, verschiedene psychophysiologische Reaktionen unter Streß- und Entspannungsbedingungen demonstriert, effektive Entspannungsstrategien erarbeitet und unter Alltagsbedingungen eingeübt. Tabelle 7-5 zeigt die Protokolle der einzelnen Sitzungen. Die Behandlung fand während eines stationären Aufenthaltes in der Klinik Roseneck, Prien am Chiemsee, statt. Neben der Biofeedback-Behandlung nahm der Patient an der verhaltenstherapeutischen Einzel- und Gruppentherapie teil und absolvierte die eingangs erwähnte Tinnitus-Bewältigungstherapie.

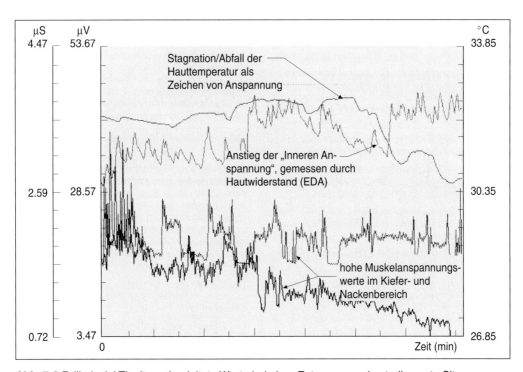

Abb. 7-6 Fallbeispiel Tinnitus, abgeleitete Werte bei einer Entspannungskontrolle, erste Sitzung

Tab. 7-5 Sitzungsprotokoll über 5 Wochen

Stunde	Therapeutisches Vorgehen, Interventionen	Ergebnisse/Patientenbericht
1.	Einführung, Erhebung der Anamnese Messung verschiedener *Parameter:* EMG der Kiefermuskulatur und Nackenmuskulatur bds., BVP, EDA, Temp. Demonstration psychophysiologischer Vorgänge	„Stomatognathogene Tinnitus-Anteile" Angst vor Hörstürzen, zahlreiche Vorbehandlungen mit unterschiedlichen Behandlungsansätzen, keinen konsequent beendet. Einschlafstörungen, familiäre und berufliche Problematik. Kopfschräghaltung des Patienten, Zähnemahlen bei erhöhter Aufmerksamkeit, deutlich erhöhte EMG-Werte im Kiefer- und HWS-Bereich (links mehr als rechts).
2.	Kontrolle der Entspannungsfähigkeit, Streßbelastungstest (Lärmbelastung, Streßimagination, Lösen von verschiedenen Aufgaben) *Parameter:* EDA, EMG *Hausaufgabe:* Üben der Entspannungsfähigkeit	„Das psychosomatische Modell" Der Patient zeigt eine relativ hohe autonome Erregung bei verzögerter Erregungsrückbildung nach Streßbelastung. Zur allgemeinen Entspannung benutzt der Patient eine Vielzahl von Entspannungstechniken mit nur geringer Wirkung. Hohe Streßreaktion bei geistiger Belastung. Großer Ehrgeiz und Perfektionismus bei der Lösung von Aufgaben werden offensichtlich. Der Patient ist sehr beeindruckt über rückgemeldete psychophysiologische Reaktionen und entwickelt ein besseres Verständnis für seine Körperreaktionen.
3.	Gezieltes Entspannen der Kiefer- und Nackenmuskulatur durch Haltungskorrektur *Parameter:* EMG der Nackenmuskulatur bds. zur Korrektur der Kopfschräghaltung *Hausaufgabe:* Der Patient bekommt ein tragbares EMG-Trainingsgerät mit der Instruktion, unter Alltagsbedingungen und in der Nacht zu üben und Protokoll zu führen.	„Erste Erfolge" Dem Patienten gelingt es, die EMG-Werte der Muskulatur um ca. 50% zu reduzieren. Im Kieferbereich spürt er eine leichte Entspannung und ein Gefühl der Erleichterung, im Nackenbereich eher ein Unbehagen und Ziehen, das durch die ungewohnte Geradehaltung des Kopfes verursacht wird. Generell ist der Patient sehr motiviert bei der Durchführung des Trainings.
4.	Besprechung des Trainingsprotokolls und Erfahrungsbericht des Patienten Aufbau der allgemeinen Entspannungsfähigkeit mit Hilfe einer vom Patienten gewählten Entspannungstechnik (AT) Gemessene *Parameter* sind EMG- (Kiefer und Nacken bds.), EDA- und Temperatur-Biofeedback Besprechung der Entspannungstechnik und Evaluation derselben *Hausaufgabe:* Regelmäßiges Training der Entspannungstechnik	„Sich durch den Alltag durchbeißen" Im familiären und beruflichen Bereich (Wochenendbesuch) zeigt sich eine übermäßig starke Aktivität der Kiefermuskulatur. Der Patient berichtet über eine verbesserte Wahrnehmung der Muskelanspannung und ist überrascht, wie häufig die Kiefermuskulatur ohne funktionalen Grund in Aktivität ist. Ihm gelingt es gut, die Muskulatur bei Rückmeldung in den normalen Anspannungsbereich zu senken. Das Ziehen im Nackenbereich hat etwas nachgelassen. Die EDA-Werte des Patienten senken sich nur langsam. Im Kontakt ist großer Leistungsdruck offensichtlich. Der Patient kann Zusammenhänge zwischen Druck und Körperreaktion erkennen. Kleinere Erfolge sind zum Schluß der Sitzung erkennbar.

Stunde	Therapeutisches Vorgehen, Interventionen	Ergebnisse/Patientenbericht
5.	Erfahrungsbericht des Patienten *Parameter*: EMG der Kiefer- und Nackenmuskulatur, EDA, Hauttemperatur, gezielter Einsatz von Entspannungstechnik Langsamer Abbau des mobilen Trainingsgerätes *Hausaufgabe*: Der Patient soll bereits Gelerntes weiter trainieren (EMG-Gerät dabei nur noch jeden zweiten Tag einsetzen, um eigene Wahrnehmung und Selbstkontrolle zu erhöhen). Entspannungstechnik durch Üben verbessern.	„Die Angst sitzt im Nacken" Reduzierung der Kiefermuskelaktivität unter Alltagsbedingungen und in der Nacht. Gerade Kopfhaltung gelingt noch nicht sonderlich gut. Bei Durchführung der Entspannung haben bestehende Ängste nachgelassen, das Einschlafen gelingt besser. Der Patient bekommt das Gefühl, sich selbst etwas besser helfen zu können. Deutliche Reduzierung der Anspannungswerte im Kieferbereich, im HWS-Bereich noch mittelgradig erhöht. Die allgemeine Entspannungsfähigkeit kann besser beeinflußt werden, der Patient setzt sich aber immer noch stark unter Druck. Er hat eine eigene Entspannungsstrategie entwickelt (auf der Basis von AT), mit der er gut zurechtkommt.
6.	Erfahrungsbericht des Patienten Entspannungskontrollsitzung ohne direkte Rückmeldung *Parameter*: EMG der Kiefer- und Nackenmuskulatur, EDA und Temp. *Hausaufgabe*: weiteres Üben der Entspannung, vor allem in Streßsituationen. Gebrauch des mobilen EMG-Biofeedback-Gerätes nur noch zweimal die Woche	„Loslassen" Der Patient berichtet, der Tinnitus habe mittlerweile eine eher untergeordnete Bedeutung, die Tinnitus-Akzeptanz sei gestiegen. Psychophysiologische Zusammenhänge in bezug auf seine Symptomatik werden ihm immer bewußter. Er habe Maßnahmen eingeleitet, um seine familiäre und berufliche Problematik zu verbessern. Reduzierung der Anspannung der Kiefermuskulatur (fast normwertig). Zusätzlich eine geradere und entspanntere Haltung des Kopfes, keine Beschwerden mehr bei der Haltungskorrektur. Die Senkung der Erregung gelingt (auch ohne direkte Rückmeldung) relativ gut.
7.	Erfahrungsbericht des Patienten Entspannung unter Streßbedingungen Gezielte Entspannung während und nach induzierter Streßbelastung *Parameter*: EMG Kiefermuskulatur, Nackenmuskulatur bds., EDA und Hauttemperatur *Hausaufgabe*: Das tragbare Biofeedback-Gerät wird ganz abgesetzt und der Patient aufgefordert, wie bisher weiterzutrainieren.	„Kognitive Wende" Der Patient kann sich unter streßfreien Bedingungen immer besser entspannen, was seine Schlafproblematik positiv beeinflußt. Mit Streßsituationen komme er zwar besser zurecht, sei aber noch relativ unzufrieden mit dem Maß an Ruhe, das er hierbei erreicht. Die EMG-Werte weisen weiterhin gleichmäßige und gute Entspannungswerte auf. Der Patient fühlt sich im Kopfmuskel- und Nackenbereich relativ gelöst und entspannt. Die gemessenen Parameter zeigen im Vergleich zur Anfangssitzung Entspannung implizerende Werte. Eine relativ schnelle Rückbildung der Erregung nach Streßbelastung ist gegeben. In bezug auf seinen Perfektionismus werden dem Patienten seine negativen Gedankenmuster bewußt.

Stunde	Therapeutisches Vorgehen, Interventionen	Ergebnisse/Patientenbericht
8.	Erfahrungsbericht des Patienten Entspannungskontrolle mit partieller Rückmeldung mit und ohne Streßbelastung *Parameter:* EMG der Kiefer- und Nackenmuskulatur bds., EDA- und Temperatur-Biofeedback *Hausaufgabe*: weiteres Üben	„Biofeedback macht den Weg frei" Herr C. berichtet über sein Erstaunen, daß er auch ohne Biofeedback-Gerät muskuläre wie auch innere Anspannung wesentlich besser wahrnehmen und bewußt reduzieren könne. Hierdurch und durch positive Rückmeldung von Mitpatienten seien sein Selbstbewußtsein und sein Selbsteffizienzgefühl gestiegen. Im Biofeedback-Labor gelingt es ihm mittlerweile sehr gut, zu entspannen. Die Kopfschräghaltung ist nur noch im Ansatz erkennbar. Die EMG-Werte im Kieferbereich sind normwertig.
9.	Erfahrungsbericht des Patienten über den Therapieverlauf Abschlußsitzung mit Entspannungskontrolle *Parameter*: EDA, Hauttemperatur, EMG von Kiefer- und Nackenbereich Besprechen des weiteren Vorgehens nach der Biofeedback-Behandlung (Planung von zwei ambulanten Kontrollsitzungen)	„Übung macht den Meister" Der Tinnitus und die ihn verstärkenden Mechanismen sind für den Patienten besser kontrollier- und steuerbar geworden. Die Angst vor erneuten Hörstürzen habe nachgelassen. Sein Selbstbewußtsein und sein Verständnis für körperliche Reaktionen und die Möglichkeit, diese zu beeinflussen, geben dem Patienten mehr Sicherheit und Ruhe im Umgang mit seiner Problematik. Durch die Reduzierung seines hohen Leistungsanspruches gelinge es ihm besser, in einen entspannten Zustand zu kommen. Generell habe er eine gute Entspannungsfähigkeit entwickelt, die er auch gezielt einsetzen könne. Nacken- und Kiefermuskulatur fühlen sich leicht und entspannt an. Es zeigt sich eine Senkung der EDA mit gleichzeitiger Erhöhung der Hauttemperatur. Die EMG-Werte im Kiefer und Nackenbereich sind normwertig (siehe Abb. 7-7).

EMG = Elektromyographie, EDA = Elektrodermale Aktivität, BVP = Blutvolumenpuls, AT = Autogenes Training

Am Ende der Therapie kann der Patient Spannungszustände der Muskulatur gut wahrnehmen und korrigieren, die Fehlhaltung des Kopfes besteht nur noch ansatzweise. Er berichtet, daß er eine verbesserte Körperwahrnehmung und mehr Verständnis für seine körperlichen Reaktionen entwickelt habe. Dadurch sei auch die Angst vor tinnitusbedingten Symptomen deutlich zurückgegangen. Es gelinge ihm gut, in einen entspannten Zustand zu kommen, da er sich selbst viel weniger unter Druck setze, belastende Aufgaben perfekt erledigen zu müssen.

Die Verbesserung in den verschiedenen Parametern zeigt Abbildung 7-7.

Als besonders hilfreich empfinde er die direkte Rückmeldung der inneren Anspannung und die Möglichkeit, diese bewußt zu beeinflussen. Der Tinnitus sei erträglicher

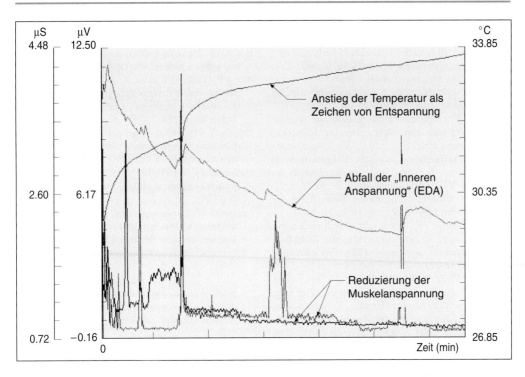

Abb. 7-7 Dasselbe Fallbeispiel wie in Abbildung 7-6, Ergebnisse nach Therapieende

geworden, wodurch seine Lebensqualität eine deutliche Steigerung erfahren habe.

Literatur

Andersson G, Melin L, Hägnebo C, Scott B, Lindberg, P. A review of psychological treatment approaches for patients suffering from tinnitus. Ann Behav Med 1995; 17,4: 357-66.

Axelsson A, Ringdahl A. The occurence and severity of tinnitus – a prevalence study. In: Proceedings III. International Tinnitus-Seminar Münster. Feldmann H, Hrsg. Karlsruhe: Harsch Verlag 1987.

Birner U, Wankmüller I, Dhingra-Rother A, Kraiker C. Der nächtliche Bruxismus – eine psychophysiologische Störung? Ein Literaturüberblick zur Verhaltensmedizin des nächtlichen Zähneknirschens und -pressens. Verhaltensmod Verhaltensmed 1994; 2: 141-65.

Borton TE, Clark SR. Electromyographic biofeedback for treatment of tinnitus. Am J Otol 1988; 9: 23-30.

Carmen R, Svihovec, D. Relaxation biofeedback in the treatment of tinnitus. Am J Otol 1984; 5: 376-81.

Coles RR Epidemiology of tinnitus: prevalence. J Laryngol Otol Suppl.1984; 9: 7-15, 195-202.

Cram JR. EMG Muscle Scanning and Diagnostic Manual for Surface Recordings. In: Clinical EMG for Surface Recordings: Vol. 2. Cram JR, ed. Nevada City, California: Clinical Resources 1991.

De Camp-Schmidt E, de Camp U. Tinnitus-Bewältigung durch Streßimmunisierung. In: Ohrgeräusche. Psychosomatische Aspekte des komplexen chronischen Tinnitus. Goebel G, Hrsg. München: Quintessenz 1992.

Duckro PN, Pollard CA, Bray HD, Scheiter L. Comprehensive behavioral management of complex tinnitus: a case illustration. Biofeedback and Self-Regulation 1984; 9: 459-69.

Egle UT, Göbel H, Graf-Baumann T, Zenz M. Entspannungsverfahren bei chronischen Schmerzpatienten. Schmerz 1997; 4: 282-95.

Elfner LF, May JG, Moore JD, Mendelson JM. Effects of EMG and thermal feedback training on tinnitus: a case study. Biofeedback and Self-Regulation 1981; 4: 517-21.

Erlandsson S, Carlsson SG, Svensson A. Biofeedback in the treatment of tinnitus: a broadened approach. Göteborg Psychol Rep 1989; 19: 1-12.

Erlandsson S, Rubenstein B, Carlsson SG. Tinnitus: evaluation of biofeedback and stomatognathic treatment. Br J Audiol 1991; 25: 151-61.

Fordyce WE. Behavioral Methods for Chronic Pain and Illness. St. Louis: Mosby 1976.

Glaros AG. Incidence of diurnal and nocturnal bruxism and its treatment. J Behav Med 1981; 3: 385-97.

Goebel G. Ohrgeräusche. Psychosomatische Aspekte des komplexen chronischen Tinnitus. München: Quintessenz 1992.

Goebel G. Verhaltensmedizinische Diagnostik beim chronischen Tinnitus: Strukturiertes Tinnitus-Interview (STI). HNO aktuell 1994; 2: 281-8.

Goebel G. Verhaltensmedizinische Behandlung des chronischen Tinnitus. Psycho 1998; 24: 78-88.

Goebel G, Hiller W. Psychische Beschwerden bei chronischem Tinnitus: Erprobung und Evaluation des Tinnitus-Fragebogens (TF). Verhaltensther 1992; 2: 13-22.

Goebel G, Hiller W, Rief W, Fichter M. Integratives verhaltensmedizinisches Behandlungskonzept beim komplexen chronischen Tinnitus. Therapieevaluation und Langzeiteffekt. In: Ohrgeräusche. Psychosomatische Aspekte des komplexen chronischen Tinnitus. Goebel G, Hrsg. München: Quintessenz 1992.

Goebel G, Fichter M. Depression beim chronischen Tinnitus. Münch Med Wschr 1998; 41: 41-6.

Grossan M. Treatment of subjective tinnitus with Biofeedback. Ear, Nose, Throat J 1976; 55: 22-30.

Hallam RS, Rachman S, Hinchcliffe R. Psychological aspects of tinnitus. In: Contributions to Medical Psychology. Rachman S, ed. Vol. 3. Pergamon, Oxford: PergaGold, S.L. 1984; 31-54.

Haralambous G, Wilson PH, Platt-Hepworth S, Tonkin JP, Hensley VR, Kavanagh D. EMG biofeedback in the treatment of tinnitus: an experimental evaluation. Behav Res Ther 1987; 25: 49-55.

Hazell JW, ed. Tinnitus. Edinburgh, London, Melbourne, New York: Livingstone 1987.

Heuser J. Die Behandlung einer Patientin mit temporomandibulärer Dysfunktion und nächtlichem Bruxismus mittels Biofeedback. In: Fallbuch Schmerz. Kröner-Herwig B, Hrsg. Stuttgart: Thieme (im Druck).

Hiller W, Goebel G. Komorbidität psychischer Störungen bei Patienten mit komplexem chronischem Tinnitus. In: Ohrgeräusche. Psychosomatische Aspekte des komplexen chronischen Tinnitus. Goebel G, Hrsg. München: Quintessenz 1992.

Hiller W, Goebel G, Schindelmann U. Studie zur systematischen Fremdbeurteilung von Patienten mit chronischem Tinnitus (Strukturiertes Tinnitus-Interview). Diagnostica (im Druck).

House JW, Miller L, House PR. Severe tinnitus: treatment with biofeedback training (results in 41 cases). Trans Am Acad Ophtalmol & Otol 1977; 84: 697-703.

House JW. Panel on tinnitus control: management of the tinnitus patient. Ann Otol 1981; 90: 1981.

Ince LP, Greene RY, Alba A, Zaretsky HH. Learned self-control of tinnitus through a matching-to-sample feedback technique: a clinical investigation. J Behav Med 1984; 7: 355-65.

Jastreboff PJ. (1990). Phantom auditory perception (tinnitus): mechanisms of generation and perception. Neuroscience Res 1990; 8: 221-54.

Jastreboff PJ, Hazell JW. A neurophysiological approach to tinnitus: clinical implications. Br J Audiol 1993; 27: 7-17.

Jastreboff PJ. Processing of the tinnitus signal within the brain. In: Proceedings of the Fifth International Tinnitus Seminar 95. Reich GE, Vernon JA, eds. Portland, Oregon: American Tinnitus Association 1996; 500-7.

Kirsch CA, Blanchard EB, Parnes SM. A multiple-baseline evaluation of the treatment of subjective tinnitus with relaxation training and biofeedback. Biofeedback and Self-Regulation 1987; 12: 295-312.

Kirsch CA, Blanchard EB, Parnes SM. A review of the efficacy of behavioural techniques in the treatment of subjective tinnitus. Ann Behav Med 1989; 11: 58-65.

Kröner-Herwig B Hrsg. Psychologische Behandlung des chronischen Tinnitus. Weinheim: Psychologie Verlags Union 1997.

Landis L, Landis E. Is biofeedback effective for chronic tinnitus? An intensive study with seven subjects. Am J Otolaryngol 1992; 13: 349-56.

Ogata Y, Sekitani T, Moriya K, Watanabe K. Biofeedback therapy in the treatment of tinnitus. Auris, Nasus, Larynx 1993; 20: 95-101.

Petermann F, Vaitl D, Hrsg. Handbuch der Entspannungsverfahren. Bd. 2: Anwendungen. Weinheim: Psychologie Verlags Union 1994.

Podoshin L, Ben-David Y, Fradis M, Gerstel R, Felner H. Idiopathic subjective tinnitus treated by biofeedback, acupuncture, and drug therapy. Ear, Nose, Throat J 1991; 70: 284-9.

Rubinstein G. Tinnitus and craniomandibular disorders – is there a link? Swedish Dental J, Suppl. 1993; 95: 1-45.

Schulte, D. Wie soll Therapieerfolg gemessen werden? Überblicksarbeit. Z klin Psychol 1993; 22: 374-93.

Sternbach RA. Psychologische Verfahren bei der Behandlung von Schmerz. In: Schmerz: Fortschritte der klinischen Psychologie. Keeser W, Pöppel E, Mitterhusen P, Hrsg. München, Wien, Baltimore: Urban & Schwarzenberg 1982; 284-95.

Svitak M. Psychosoziale Aspekte des chronisch dekompensierten Tinnitus. Psychische Komorbidität,

Somatisierung, dysfunktionale Gedanken und psychosoziale Beeinträchtigung. Salzburg 1998 [Unveröff. Diss.].

Vaitl D, Petermann F, Hrsg. Handbuch der Entspannungsverfahren. Bd. 1: Grundlagen und Methoden. Weinheim: Psychologie Verlags Union 1993.

Walsh WM, Gerley PP. Thermal biofeedback and the treatment of tinnitus. Laryngoscope 1985; 95: 987-9.

Wedel H v, Strahlmann U, Zorowka P. Effektivität verschiedener nicht medikamentöser Therapiemaßnahmen bei Tinnitus. Eine Langzeitstudie. Laryngo-Rhino-Otol 1989; 68: 259-66.

White TP, Hoffman SR, Gale EN. Psychophysiological therapy for tinnitus. Ear and Hearing 1986; 7: 397-9.

Wilson PH, Henry JL, Nicholas MK. Cognitive methods in the management of chronic pain and tinnitus. Austral Psychol 1993; 28: 172-80.

Wise K, Rief W, Goebel G. Meeting the expectations of chronic tinnitus patients: comparison of a structured group therapy program for tinnitus management with a problem-solving group. J Psychosom Res 1998; 44: 681-5.

8 Biofeedback und Beckenboden – Behandlung von Inkontinenz und Obstipation

Ulrich Cuntz, Ruth Rauh, Winfried Rief

Einleitung

Der aufrechte Gang des Menschen bringt eine besondere mechanische Belastung des Rumpfes mit sich, da hierdurch der Beckenboden den Rumpf nach unten (und nicht mehr nach hinten) abschließt. Die den Menschen kennzeichnende Körperhaltung trägt dazu bei, daß Störungen der Beckenbodenfunktion, wie Urin- und Stuhlinkontinenz oder Defäkationsstörungen, zu einem häufigen Problem werden.

Der knöcherne Rahmen des Beckens bildet eine mechanisch stabile Brücke, die die Last des Rumpfes, des Kopfes und der oberen Extremitäten auf die Beine überträgt. Das Kreuzbein, die Verlängerung der Wirbelsäule, wird hier im Ring aus Darmbein, Schambein und Sitzbein verankert, und die Hüftknochen finden hier ihre Gelenkkapsel. Dieser Ring bildet nach unten eine teils durch Faszien, im wesentlichen aber durch Muskeln verschlossene Öffnung: den Beckenboden. Der Inhalt des Bauches – Magen, Darm, Verdauungs- und Geschlechtsorgane, Nieren und Harnblase – wird durch diese Schicht gestützt und getragen. Gleichzeitig finden sich an dieser Stelle des Körpers auf engem Raum mit Scheide, Harnröhre und After drei große Durchtrittspforten.

> Störungen im Bereich des Beckenbodens – wie Urin- oder Stuhlinkontinenz oder Obstipation und andere Entleerungsstörungen – sind sehr häufig.

Die Ausscheidungsorgane Harnblase und Darm werden durch die muskulären Strukturen des Beckenbodens verschlossen und geöffnet. Beim Geburtsvorgang tritt das Kind durch den Engpaß des Beckens, wobei der Beckenboden weit aufgedehnt wird und dabei durch Einrisse geschädigt werden kann. Störungen der Beckenbodenfunktion sind nicht zuletzt auch deswegen bei Frauen deutlich häufiger als bei Männern.

Der Beckenboden (Abb. 8-1) besteht weitgehend aus gestreifter Muskulatur. Gleichwohl gibt es einen wesentlichen Unterschied zwischen der Steuerung beispielsweise der Muskeln von Hand und Unterarm und der des Beckenbodens: Der Beckenboden arbeitet hochautomatisiert und ist einer bewußten Beeinflussung nur begrenzt zugänglich. So können Störungen der Beckenbodenfunktion durch eine fehlerhafte Koordination unterschiedlicher Muskelgruppen bedingt sein.

Die kulturellen Gepflogenheiten ordnen den Beckenboden und seine Nachbarorgane dem „Schambereich" zu, was den Störungen und Krankheiten des Beckenbodens eine besondere Dimension zukommen läßt:

- Über Beschwerden, die diesen Bereich des Körpers betreffen, kann meist nur begrenzt kommuniziert werden, was die Betroffenen dazu zwingt, mit ihren Beschwerden allein zurecht zu kommen.
- Die sexuelle Funktionsfähigkeit ist von der Intaktheit des Beckenbodens abhängig: Dies betrifft zum einen die Orgasmusfähigkeit selbst, da die Beckenbodenmuskulatur für den Ablauf des Orgasmus mit verantwortlich ist. Zum anderen ist das Selbstwertgefühl, das Menschen in bezug auf ihre eigene Sexualität entwickeln können, abhängig von der Integrität der Schamregion.

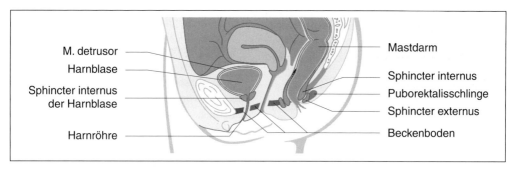

Abb. 8-1 Querschnitt durch das weibliche Becken

- Störungen der Beckenbodenfunktion werden durch die Umgangssprache in Verbindung mit erniedrigenden und beleidigenden Wendungen gebracht. Wer unter solchen Störungen leidet, verheimlicht und verschweigt es häufig selbst dem Arzt oder Therapeuten, der Hilfe anbieten könnte. Er leidet nicht nur unter den Beschwerden, sondern auch unter dem Schwinden seiner Selbstachtung.

Urininkontinenz

Aufbau und Funktion von Harnblase und Harnröhre

Die Harnblase ist der Sammelbehälter für den Urin, der in den Nieren gebildet wird und kontinuierlich über die beiden Harnleiter in die Blase fließt. Drei Muskelgruppen sind dabei einerseits für die Erhaltung der Kontinenz, also der Urinretention ohne Urinverlust, und andererseits für die willkürliche und vollständige Entleerung der Blase im Bedarfsfall zuständig.

Der Detrusor vesicae – der Blasenentleerer – ist ein Muskel, der einen Teil der Blasenwand bildet und durch seine Kontraktion den Urin aus der Harnblase preßt. Die Blase entleert sich nach dem ‚Alles oder nichts'-Prinzip kontinuierlich und vollständig. Der Gegenspieler des Detrusors ist der M. sphincter internus, der den Blasenhals umgürtet, also die Region, die den Beginn der Harnröhre bildet. Dieser innere Schließmuskel komprimiert den Harnröhreneingang. Der äußere Schließmuskel, der M. sphincter externus, gehört zum Beckenboden und besteht daher aus quergestreifter Muskulatur. Er dient der willkürlichen Öffnung und Schließung der Harnblase.

Urinretention und Blasenentleerung werden durch verschiedene hierarchisch geordnete, sich gegenseitig regelnde Zentren im Rückenmark und im Gehirn gesteuert. Parasympathische cholinerge Neurone innervieren die glatte Muskulatur der Blasenwand, also den Detrusor vesicae. Sie entstammen dem Miktionszentrum (Blasenentleerungszentrum), das sich im Sakralmark (S2-S4), also in den untersten Abschnitten des Rückenmarks, befindet. Bei Beginn der Blasenfüllung ist dieses Miktionszentrum noch nicht aktiv. Zunehmende Füllung aktiviert die Nervenzellen dieses Zentrums, wobei die Aktivität durch kontrollierende sympathische Blaseninnervation so lange unterdrückt wird, bis die willkürliche Hemmung der Blasenentleerung bewußt beendet wird.

Die gegenregulierenden Nervenzellen des sympathischen Systems sitzen etwas höher im Rückenmark (Th12–L2). Die Aktivierung dieser Nervenzellen hemmt gleichzeitig die Aktivität des Detrusors (über Beta-Rezeptoren) und aktiviert den inneren Schließmuskel (über Alpha-Rezeptoren).

Parasympathische Neurone regeln die Miktion, während sympathische Neurone als Gegenspieler für die Kontinenz verantwortlich sind.

Mit wachsendem Füllungsgrad der Blase entsteht etwa bei einer Füllmenge von 350–450 ml Harndrang. Die Blasendehnung wird dem zentralen Nervensystem über den Nervus pelvicus und den Nervus hypogastricus gemeldet. Integriert werden die Informationen über Harnblasenfüllung und die Steuerung der Entleerung in einem Miktionszentrum in der Brücke des Hirnstamms. Soll die Blasenentleerung eingeleitet werden, so hemmt dieses Miktionszentrum die Aktivität des sympathischen Zentrums. Damit entfällt die Blockade des Detrusors, und der innere Schließmuskel erschlafft. Gleichzeitig erschlafft willkürlich gesteuert die Beckenbodenmuskulatur, und damit der äußere Schließmuskel.

Die Blasenfunktion unterliegt einer komplexen Regulation, bei der sich verschiedene spinale und zerebrale Kernregionen gegenseitig hierarchisch beeinflussen. Diese Zentren regeln den Ablauf der Miktion und die Kontinenz, während Ort und Zeitpunkt der Miktion bewußt kontrolliert werden können.

Pathophysiologie der Urininkontinenz

Ab dem zweiten Lebensjahr beginnen Kinder die Miktion bewußt zu kontrollieren und gewinnen in den folgenden Jahren hierin ausreichende Sicherheit. Die Aktivität des Detrusors ist vor diesem Zeitpunkt allein durch die autonom arbeitenden Zentren des Hirnstamms und des Rückenmarks reguliert. Unter Einwirkung der sozialen Umgebung wird der Detrusorreflex zunehmend inhibiert und durch höhere Hirnschichten kontrolliert. Im Rahmen dieses Prozesses erhöht sich die Blasenkapazität, bei der der Detrusorreflex ausgelöst wird, ganz erheblich. Im Erwachsenenalter wird die Miktion auf den unterschiedlichen Niveaus des zentralen Nervensystems bis hin zu den Kerngebieten des Rückenmarks koordiniert. Die intakte Blasenfunktion erfordert das Zusammenspiel von Frontallappen, Thalamus, Hypothalamus, Basalganglien, Kleinhirn, Hirnstammzentren, Zentren des Rückenmarks, der Nervenwurzeln und der peripheren Nerven. Eine Schädigung auf einer dieser Ebenen des Nervensystems führt zu einer charakteristischen Beeinträchtigung der Urinkontinenz, die Rückschlüsse auf den Ort der Läsion erlaubt.

Das bewußte Auslösen der Miktion erfordert eine Herabsetzung der sympathisch-autonomen sowie der willkürlich-somatischen Nervenaktivität bei gleichzeitiger Zunahme der parasympathischen Aktivität. Dies führt zur Detrusorkontraktion bei Öffnung der Sphinkteren und damit zur kompletten Entleerung der Blase. Kortikale und zerebelläre Impulse werden im Verlauf des Lernens die prädominanten inhibitorischen Reize für die Blasenkontraktion.

Die Reservoirfunktion der Harnblase erfordert eine ausreichende Dehnbarkeit der Blasenwand. Diese kann durch eine Fibrose, ein Ödem oder eine maligne Infiltration des Blasengewebes beeinträchtigt sein, was unwiderstehlichen (imperativen) Harndrang schon bei kleinen Füllvolumina auslöst. Dagegen führt eine chronische Überdehnung der Blasenwand zu einer verminderten Detrusoraktivität und letztendlich auch zu einer Minderung oder zum Verlust des Miktionsdrangs.

Organische Veränderungen an der Harnblase (z.B. durch eine Fibrose, ein Ödem oder eine maligne Infiltration) können zu einem imperativen Harndrang bei geringer Blasenfüllung beitragen.

Der Verschlußapparat der Blase besteht aus zwei funktionell unterschiedlichen Komponenten:
1. Die innerste Schicht der proximalen Harnröhre besteht aus glatter Muskulatur und

wird alpha-adrenerg über sympathische Neurone innerviert.
2. Die gestreifte Muskulatur des Musculus sphincter externus und des Beckenbodens bestehen zu einem großen Teil aus langsam reagierenden Muskelfasern, die eine tonische Dauerkontraktion ermöglichen und somit dem Dauerverschluß der Blase dienen. Etwa 20% der Muskelfasern gehören dagegen zum ‚schnellen' Typus, da sie über rasche Kontraktion den Verschlußdruck kurzfristig erhöhen können, sobald sich der intraabdominelle Druck, zum Beispiel beim Husten oder Lachen, plötzlich erhöht.

Der unwillkürliche Abgang von kleinen oder auch größeren Mengen an Urin wird als Urininkontinenz bezeichnet. Man unterscheidet hierbei unterschiedliche Formen (Tab. 8-1). Die beiden Inkontinenzformen, die für die Anwendung des Biofeedback in Frage kommen, sind zugleich auch bei weitem die häufigsten, nämlich Drang-(Urge-)Inkontinenz und Streßinkontinenz.

Als **Urge-Inkontinenz** bezeichnet man den Urinabgang, vor dem ein plötzlicher, unwiderstehlicher Drang, Wasser zu lassen, aufgetreten war. Die betroffenen Patienten müssen sehr häufig Wasser lassen und empfinden Harndrang schon bei sehr geringer Füllung der Blase. Bei dieser Form der Inkontinenz findet sich eine Instabilität, also eine vermehrte Auslösbarkeit, derjenigen Vorgänge an Blasenmuskulatur und Schließmuskeln, die normalerweise zur Blasenentleerung führen.

Davon zu differenzieren ist die **Blasenhyperreflexie,** die aufgrund einer Störung des Miktionszentrums im Hirnstamm im Rahmen von Gehirnerkrankungen (z.B. Multiple Sklerose, Parkinson-Krankheit, Hydrozephalus) auftritt. Hier findet sich bereits in der frühen Füllungsphase eine zystometrisch nachweisbare hohe Aktivität des M. detrusor. Kennzeichnend ist imperativer Harndrang, aber auch Dranginkontinenz und häufiges Wasserlassen (Pollakisurie). Die Blase entleert sich auch hier ohne Restharn.

Bei der **Streßinkontinenz** tritt der Urin bei stärkerer Druckbelastung des Bauchraumes, wie zum Beispiel beim Lachen oder Husten, aus, bei höhergradiger Inkontinenz auch schon bei leichter körperlicher Belastung oder beim Gehen. Die gestreifte Muskulatur des Beckenbodens ist in diesen Augenblicken nicht in der Lage, dem erhöhten intraabdominellen Druck entgegenzuwirken und den Austritt meist kleinerer Mengen von Urin zu vermeiden. Diese Schwäche des Beckenbodens kann bei Frauen durch Geburtstraumata, bei Männern durch eine Schädigung des Sphinkters oder der ihn versorgenden Nerven durch eine Prostataoperation verursacht sein. Streßinkontinenz ist bei Frauen deutlich häufiger als bei Männern.

Tab. 8-1 Formen der Harninkontinenz

Krankheitsform	Klinik	relative Häufigkeit
Streßinkontinenz	Abgang von Urin bei Erhöhung des intraabdominellen Drucks, beispielsweise beim Husten, Heben oder Lachen	35%
Urge-Inkontinenz	Plötzlicher, sehr heftiger Harndrang; häufige Miktion; nächtliches Wasserlassen; geringes Harnvolumen	25%
Gemischte Form der Inkontinenz	Symptome der Streß- und der Urge-Inkontinenz	30%
Überlaufinkontinenz	unwillkürlicher Urinabgang bei Überfüllung der Blase	selten
Blasenhyperreflexie	imperativer Harndrang ohne äußere Anlässe bei bestimmten neurologischen Erkrankungen	selten

In vielen Fällen liegen Symptome und Befunde sowohl der Streß- als auch der Urge-Inkontinenz vor. Dies wird als **gemischte Form der Inkontinenz** bezeichnet.

Inkontinenz kann auch dann entstehen, wenn sich die Blase nicht mehr ausreichend entleert. Die Blase wird hierdurch chronisch überdehnt (Tab. 8-2). **Überlaufinkontinenz** tritt dann auf, wenn der Blaseninnendruck durch den beständig hinzutretenden Harn aus den Nieren über den ohnehin schon hohen Verschlußdruck der Harnröhre steigt. Das typische Beispiel für diese Form der Inkontinenz wird durch die Hyperplasie der Prostata und eine hierdurch verursachte Einengung der Harnröhre verursacht. Sie kann allerdings auch dann auftreten, wenn beispielsweise durch Nervenschädigung der Miktionsdrang und damit die zeitgerechte Entleerung der Harnblase unterbleibt.

Neben diesen grundlegenden und häufigen Formen der Inkontinenz können im Rahmen verschiedener Erkrankungen des Nervensystems oder systemischer Erkrankungen seltene Formen der Inkontinenz auftreten, die eine spezielle Diagnostik und in der Regel auch spezielle Therapie erfordern.

Urininkontinenz ist je nach Definition in der Gesamtbevölkerung ein sehr häufiges Phänomen. Die vorliegenden epidemiologischen Daten sind allerdings schwer vergleichbar und interpretierbar, da die Häufigkeitskriterien sehr unterschiedlich gewählt werden (einmal pro Monat: Burgio et al. 1991; einmal pro Woche: Hjalmas et al. 1992; mindestens zweimal pro Woche: Brandeis et al. 1997). Hinzu kommt eine erhebliche Fehlerquelle durch die Schambesetztheit des Themas. Je nach Befragungsmodus werden unterschiedliche Häufigkeiten gefunden. In den Pflegedokumentationen werden trotz gezielter Befragung nur etwa 10% der tatsächlich vorhandenen Fälle von Urin- und Stuhlinkontinenz erfaßt und dokumentiert (Schultz et al. 1997).

In einer repräsentativen Studie an 5269 Erwachsenen in Belgien (Schulman et al. 1997) fand sich eine Prävalenz von 16,3% bei Frauen und 5,2% bei Männern, wobei allerdings davon nur 17,4% dieser Personen tägliche Inkontinenzereignisse erleiden. Etwa 3,5% der Frauen im mittleren Alter (20–59 Jahre) haben tägliche Inkontinenzepisoden. Auch bei Schulkindern ist gelegentliches Einnässen häufig. Es tritt bei etwa 3,1% der Mädchen und 2,1% der Jungen zumindest einmal pro Woche auf. Zweifellos ist jedoch eine erhebliche Zunahme von Prävalenz und Schwere der Urininkontinenz mit zuneh-

Tab. 8-2 Beispiele für organische Ursachen der Harninkontinenz

Streßinkontinenz	• Geburtstraumata • Operationen im Bereich des Beckenbodens (z.B. Prostatektomie) • Descensus der Vagina oder der Harnblase • Östrogenmangel
Urge-Inkontinenz	• Harnwegsinfekte • Meatusstenosen • Blasensteine • Östrogenmangel • Medikamente (z.B. Alpha-Blocker)
Überlaufinkontinenz	• Prostatahypertrophie • Bandscheibenprolaps • Spina bifida/Meningomyelozele • operative Schädigung der Nervenbahnen • Polyneuropathie (z.B. bei Diabetes mellitus)
Blasenhyperreflexie	• Multiple Sklerose • Parkinson-Krankheit

mendem Alter zu verzeichnen. In einer Studie an 2014 Pflegeheimbewohnern zeigten sich bei gezielter Befragung knapp die Hälfte als urininkontinent (Brandeis et al. 1997).

> Urininkontinenz ist nicht zuletzt bei Senioren- und Pflegeheimbewohnern ein gravierendes Problem.

In der oben genannten belgischen Studie war Streßinkontinenz mit 42% die deutlich häufigste Inkontinenzform, wobei 95% der Patienten Frauen waren. Dagegen ist Urge-Inkontinenz (45% Männer; 55% Frauen) in beiden Geschlechtern nahezu gleich verteilt (Schulman et al. 1997). Bei Frauen einer urologischen Klinik wurde die Diagnose einer Urge- und einer Streßinkontinenz allerdings in etwa gleich häufig gestellt (Mattox et al. 1996).

Evaluation

Beckenbodentraining durch Biofeedback kann auf eine lange Tradition zurückblicken. Kegel (1948) führte eine spezielle Form der Beckenbodengymnastik ein, die er mit Hilfe des von ihm konstruierten „Perineometers" überwachte, womit er im weiteren Sinn schon Biofeedback-Therapie durchführte. In den folgenden Jahrzehnten wurde die von Kegel begründete Beckenbodengymnastik in vielen Zentren zu einer Standardmethode, wobei allerdings die Kontrollmessung durch das Perineometer wieder in Vergessenheit geriet. Mit Aufkommen und mit der Entwicklung der Biofeedback-Methoden in den 70er Jahren wurde diese Idee wieder aufgegriffen und systematisch erforscht. Die Beckenbodengymnastik nach Kegel gilt in kontrollierten Studien seitdem als einfaches Vergleichstreatment.

Die in den Studien eingesetzten Biofeedback-Methoden haben unterschiedliche Zielsetzungen und können nicht als gleichwertig betrachtet werden (s. Kasten).

Unterschiedliche Ansätze der Biofeedback-Behandlung bei Urininkontinenz:
- durch Druckaufnehmer in der Blase die Inhibition der Detrusoraktivität trainieren,
- durch Rückmeldung der Kontraktionskraft der Beckenbodenmuskulatur die Anhebung der Kontraktionsstärke und -dauer üben oder
- durch simultane Rückmeldung von intraabdominellem Druck oder Bauchdeckenspannung und Kontraktionskraft des Beckenbodens die Anspannung der Beckenbodenmuskulatur bei gleichzeitigem Ausbleiben einer intraabdominellen Drucksteigerung anstreben.

In zwei Studien von Cardozo et al. (1978a, 1978b) trainierten die Patienten, mittels Druckaufnehmern in der Blase die Detrusoraktivität zu inhibieren. Dieses Training hatte einen initial recht guten, allerdings über die Zeit wenig stabilen Effekt (Cardozo et al. 1985). Kjolseth et al. (1994) prüften diese Technik in neuerer Zeit bei Kindern mit vergleichbar moderatem Erfolg, so daß gegenwärtig das zystometrische Detrusor-Biofeedback keine Vorteile bezüglich der Effizienz gegenüber einem leichter durchzuführenden Biofeedback-Training des Beckenbodens aufweist und im Langzeiteffekt eher unterlegen erscheint.

Die meisten Studien wandten ein durch Biofeedback-Methoden unterstütztes Beckenbodentraining an. Hierzu liegen vor allem unkontrollierte Studien vor (Burns et al. 1990, McIntosh et al. 1993), die dem so durchgeführten Biofeedback eine gute Wirksamkeit attestieren. Dabei zeigte es sich, daß Streßinkontinenz besser auf das Beckenboden-Biofeedback anspricht als Urge-Inkontinenz (Stein et al. 1995). McIntosh et al. (1993) beziffern die Erfolgsrate in einer retrospektiven Analyse der Biofeedback-Behandlung von 48 Frauen auf 66% bei Streßinkontinenz, auf 33% bei Urge-Inkontinenz und auf 50% bei gemischter

Inkontinenz. Insofern werden bei Urge-Inkontinenz zunehmend Kombinationsbehandlungen (Fried et al. 1995) eingesetzt. Die zusätzlich eingesetzten Methoden beinhalten das Erlernen einer „korrekten" Miktion, das heißt einer Miktion bei entspanntem Sphinkterapparat ohne Unterbrechungen des Harnstrahls. Die Reaktionsweise auf Harndrangsignale wird modifiziert, die Miktionsgänge einem Zeitplan mit zunehmend größeren Intervallen unterworfen, und die Trinkmenge wird zunehmend gesteigert (Vijverberg et al. 1997). In einer kontrollierten Studie zeigte sich diese Technik der Biofeedback-Behandlung bei Urge-Inkontinenz ebenbürtig (Burton et al. 1988), wobei sich – zumindest bei unzureichendem Erfolg – in der Praxis eine Kombination beider Methoden anbietet.

Bump et al. (1991) prüften die Effizienz, die die Beckenbodenkontraktion bei Frauen im Rahmen einer konventionellen Beckenbodengymnastik erreicht. Nur die Hälfte der Frauen führte die Übungen so aus, daß tatsächlich ein erhöhter Verschlußdruck der Harnröhre resultierte, während immerhin ein Viertel dagegen bei den Übungen einen ungünstigen Effekt auf die Verschlußleistung des Sphinkterorgans ausübte. Die Patientinnen weisen in der Regel nur eine unzureichende Kontrolle über die gezielte und ausschließliche Kontraktion bestimmter Muskelgruppen des Beckenbodens auf. Biofeedback zeigt sich dementsprechend in kontrollierten Studien der alleinigen Beckenbodengymnastik überlegen (Burns et al. 1993, Berghmans et al. 1996, Ceresoli et al. 1993).

> In verschiedenen Studien zeigte sich Biofeedback der alleinigen Beckenbodengymnastik bei Urininkontinenz überlegen.

Auch bei der alleinigen Rückmeldung der Beckenbodenanspannung kann jedoch eine simultane Anspannung der Bauchdecken nicht sicher ausgeschlossen werden. Insofern ist ein mehrmodales Biofeedback, das den intraabdominellen Druck oder die Bauchdeckenanspannung mit erfaßt, dem unimodalen Biofeedback überlegen (Glavind et al. 1996). Burgio et al. (1986) verwendeten ebenfalls ein mehrmodales Biofeedback und verglichen es mit einem verbalen Biofeedback, bei dem ein geschulter Behandler die Wandspannung des Abdomens und die Kontraktion des Beckenbodens mit dem palpierenden Finger kontrollierte und rückmeldete. Auch hier war das manometrische Biofeedback dem verbalen Biofeedback signifikant überlegen.

Wesentlicher Erfolgsprädiktor des Biofeedbacks bei Urininkontinenz ist die ausreichende Motivation des Patienten. Die Erfolgswahrscheinlichkeit nimmt dagegen mit höherem Alter, mit abnehmenden Östrogenspiegeln und mit dem Vorhandensein einer Detrusorinstabilität ab (Susset et al. 1995). Allerdings ist auch bei älteren Menschen Biofeedback durchaus noch eine erfolgversprechende Behandlungsalternative. Nur bei gebrechlichen, immobilisierten Patienten sind die Erfolgschancen gering (Bear et al. 1997).

Die Indikationen für Biofeedback haben sich in den letzten Jahren erweitert, und es gibt insbesondere Berichte zur erfolgreichen Anwendung bei Inkontinenz nach Prostataentfernung (Harris et al. 1997, Jackson et al. 1996, Milam et al. 1995). Auch bei Patienten mit körperlicher Behinderung ist Biofeedback aussichtsreich (Fried et al. 1995). Verhaltensmodifikation und eine modifizierte Biofeedback-Behandlung scheinen sich auch bei Miktionsstörungen bei Kindern und jungen Frauen zu bewähren (Hobeke et al. 1996, Wennergren et al. 1995), wodurch sich das Indikationsspektrum erweitert.

Als Bestätigung der wissenschaftlichen Begründung sollen abschließend noch zwei neuere, in Deutschland durchgeführte Studien besonders erwähnt werden, die beide einen positiven Effekt von Biofeedback bei der Harninkontinenz-Behandlung fanden. Hirsch et al. (1999) konnten bei 33 Frauen mit Harninkontinenz bestätigen, daß 28 (85%) nach mehrmonatiger Behandlung entweder geheilt oder deutlich gebessert waren. Bei 25 Frauen

(76%) traten Inkontinenzereignisse überhaupt nicht mehr oder nur noch maximal wöchentlich auf. Demgegenüber konzentrierten sich Tellmann et al. (1997) auf die Behandlung von Männern mit Harninkontinenz, im speziellen auf die Risikogruppe nach Prostatektomie. Diese Studie überzeugt durch die Stichprobengröße (n=151 Patienten) sowie das hohe Durchschnittsalter (im Mittel 66 Jahre; 27% der Patienten waren über 70 Jahre alt). Liegt die Prostataoperation weniger als 5 Monate zurück (n=129 Patienten), so zeigen sich ebenfalls Erfolgsraten von über 70%; der mittlere Vorlagenverbrauch reduzierte sich von 7 auf 1 pro Tag. Bei länger zurückliegender Operation waren die Erfolge der Behandlung niedriger.

Auch neuere Studien aus Deutschland bestätigen: Durch Biofeedback-Behandlung der Harninkontinenz kann bei 75% der Betroffenen eine deutliche Besserung erreicht werden.

Apparative Ausstattung

Für alle Biofeedback-Anwendungen bei Störungen der Beckenbodenfunktionen sind ähnliche Geräte erforderlich, so daß die apparativen Voraussetzungen für die Behandlung von Urininkontinenz, Analinkontinenz und Obstipation hier gemeinsam abgehandelt werden können.

Zur Messung und Rückmeldung der Beckenbodenanspannung stehen zwei verschiedene Prinzipien der Messung zur Verfügung. Als Standardverfahren der Manometrie, also der direkten Druckmessung, gelten weiterhin flüssigkeitsperfundierte Katheter, die mit einem konstanten niedrigen Flow mit Wasser perfundiert werden, das an den Druckerfassungsstellen über verschieden geformte kleine Öffnungen austritt. Der Druck, der auf die Öffnungen einwirkt, wird über die Flüssigkeitssäule auf Druckwandler übertragen und kann so exakt erfaßt werden. In einem Katheter können mehrere kleine Flüssigkeitskapillaren eingefügt werden, so daß solche Katheter zur Mehrpunktmessung genutzt werden können. Über die Form der Austrittspunkte von punkt- bis schlitzförmig kann die Ausdehnung der Druckmessung variiert werden. Solche Druckmeßsysteme gelten weithin als Standard der Manometrie und sind geeignet, die räumliche Struktur der Druckeinwirkung oder die Fortleitung peristaltischer Kontraktionen zu erfassen. Asymmetrische und damit wenig effektive Sphinkterdruckprofile können nur so ausreichend erkannt werden.

Die Methodik ist allerdings relativ aufwendig und kostenintensiv. Zudem ist für die Biofeedback-Anwendung der Flüssigkeitsaustritt störend, so daß solche Geräte zwar in Frage kommen, aber in der Praxis kaum verwendet werden.

Als Diagnostik- und Meßinstrument deutlich weniger tauglich, dafür aber für die Biofeedback-Anwendung geeigneter sind Ballonkatheter, die häufig für die Durchführung des Biofeedbacks bei Analinkontinenz verwendet wurden. Diese Ballonkatheter messen den Druck – der auch hier über einen Katheter an einen Druckwandler weitergegeben wird –, der auf die gesamte Fläche des Ballons einwirkt. Dies ist ein Vorteil für den Umgang mit solchen Sonden, da die Plazierung der Sonde weniger Exaktheit erfordert und damit auch die während einer Biofeedback-Sitzung erfolgenden Lageänderungen toleriert. Durch ihr größeres Volumen können diese Katheter im Sphinkter fixiert werden. Gleichzeitig ist dies ein Nachteil, der die Meßgenauigkeit beeinträchtigt. Der Beckenboden- oder Sphinkterdruck kann nur nach einer zumindest begrenzten Vordehnung der Muskulatur gemessen werden, also nicht in einer wirklich physiologischen Stellung. Die Katheter sind damit zur Diagnostik allenfalls eingeschränkt geeignet.

Mittlerweile stehen auch Mikrotransducer zur Verfügung, die den Druck unmittelbar an der Katheterspitze erfassen können. Auch wenn sie bisher noch nicht das gesamte Leistungsspektrum der flüssigkeitsperfundierten Druck-

Tab. 8-3 Indikationsstellung bei Urininkontinenz

Problematik	Therapieansatz
Unzureichende Stärke, Dauer oder Latenz der Willküranspannung der Beckenbodenmuskulatur	Biofeedback-Training der Beckenbodenmuskulatur, Aufbau eines ausreichenden Preßdrucks, einer ausreichenden Plateauphase und einer kurzen Latenz der maximalen Willküranspannung
Simultane Anspannung von Beckenbodenmuskulatur und Bauchmuskulatur	Bimodales Biofeedback mit Training einer simultanen Anspannung der Beckenbodenmuskulatur und der Relaxation der Bauchdecken
Instabiler Detrusor	Inhibition der Detrusoraktivität mittels ausreichend langer Beckenbodenkontraktion und Atemübungen
Geringe funktionelle Kapazität der Harnblase	Erhöhung der Trinkmenge, fest vereinbarte Miktionszeitpunkte; zystometrisches Inhibitionstraining der Detrusoraktivität
Dysurie bei spastischem Beckenboden	Relaxation der Beckenbodenmuskulatur mittels Biofeedback; Verbesserung des Harnflusses bei der Uro-Flow-Messung

meßsysteme erreichen können, kann mit ihnen Druck gemessen und für die Basisdiagnostik ausreichende Qualität erzielt werden. Auch für die Durchführung des Biofeedbacks sind solche Systeme grundsätzlich geeignet.

EMG-(Elektromyographie-)Sonden erfassen die Muskelaktivität, die analog den Druckwerten ansteigt. Eine absolute Bestimmung von Druckwerten ist jedoch mit diesen Sonden nicht möglich. Diese Sonden werden in für das Biofeedback geeigneten Formen von verschiedenen Herstellern angeboten und sind die Standardinstrumente für das Biofeedback der Beckenbodenanspannung.

Meßmethoden für den Biofeedback-Einsatz am Beckenboden:
- flüssigkeitsperfundierte Manometrie-Katheter
- Ballonkatheter
- Mikrotransducer
- EMG-Sonden

Differenzierte Biofeedback-Therapie erfordert darüber hinaus die Beurteilung des intraabdominellen Druckes. Eine geeignete Meßmethode hierfür ist die Verwendung von intrarektalen Manometriekathetern (flüssigkeitsperfundierte Ballon-Katheter, Mikrotransducer), da der Druck im Rektum (Mastdarm) den intraabdominellen Druck repräsentiert. Die Wandspannung des Rektums ist hierfür zu vernachlässigen.

Eine weniger exakte, aber gleichzeitig auch weniger invasive Methode ist die Ableitung von oberflächlichen abdominellen EMGs mit aufgeklebten Elektroden, welche die Anspannung der Abdominalmuskulatur repräsentieren. Man muß hier allerdings verschiedene Nachteile in Kauf nehmen: Die intraabdominelle Druckerhöhung, die durch Absenken des Zwerchfells, also durch tiefe Einatmung, entsteht, kann einer solchen Messung vollkommen entgehen. Die Exaktheit der Messung ist davon abhängig, wie stark das subkutane Fettgewebe ausgeprägt ist. Bei adipösen Personen kann die Messung schwierig und unzuverlässig werden.

Für die Kontrolle der Bauchwandanspannung bei der ambulanten Anwendung mit einem Einkanal-EMG-Biofeedbackgerät kann notfalls auch die aufgelegte Hand die abdominelle Anspannung kontrollieren. Diese Methode ist jedoch nur von begrenztem Wert.

Einige Biofeedback-Zentren verwenden eine intravesikale Druckmessung über Zystometriekatheter. Über diese Katheter kann die Blase gefüllt werden und gleichzeitig die Aktivität des Detrusors rückgemeldet werden (Abb. 8-2).

Für die Prüfung der rektalen Sensibilität reicht ein einfach herzustellender und preiswerter Katheter mit Ballonende, der, mit Wasser gefüllt, die intrarektalen Volumina exakt zu bestimmen in der Lage ist. Ist der Ballonkatheter an einen Druckwandler angeschlossen, kann statt der Volumina der Druck im Ballon als Schwellenwert herangezogen werden.

Für Biofeedback-Anwendungen im Bereich des Beckenbodens gilt allgemein der Grundsatz, daß sich die Therapeuten darüber im klaren sein sollten, daß sie damit in die Intimsphäre des Patienten eindringen. Schon aufgrund ethischer Erwägungen muß dem Patienten jede Hilfestellung gewährt werden, um seine persönliche Würde zu wahren. So sollten die Therapien unter einer schützenden Decke durchgeführt werden und die Therapieräume gegen unerwartetes Eindringen von Dritten gut geschützt sein. Dies gilt auch deswegen, weil die psychische Anspannung, die bei Nichtbeachtung dieser Regel entstehen könnte, ganz rasch zu ganz erheblichen Artefakten bei der Beurteilung der Beckenbodenanspannung führen würde.

Praktische Durchführung des Biofeedbacks bei Urininkontinenz

Eine vorhergehende medizinische Diagnostik sollte sekundäre Formen der Inkontinenz ausschließen, bei denen andere Therapieoptionen im Vordergrund stehen können.

Voraussetzung eines effektiven Inkontinenztrainings ist eine differenzierte Erhebung der Anamnese und die anschließende Festlegung von Therapiezielen und -schritten. Allein anhand der Beschwerdeschilderung lassen sich schon die Form der vorliegenden Inkontinenz und der jeweilige Schweregrad bestimmen (Tab. 8-3). Bei der Streßinkontinenz werden folgende Schweregrade unterschieden:

Schweregrade der Streßinkontinenz:
I. unwillkürlicher Urinabgang nur beim Husten, Lachen oder Niesen
II. Urinabgang auch bei leichter körperlicher Belastung
III. permanenter Urinabgang, beispielsweise auch im Liegen

Darüber hinaus sollte jedoch auch differenziert werden, wie groß die Urinmengen sind, die abgehen, in welcher Frequenz Inkonti-

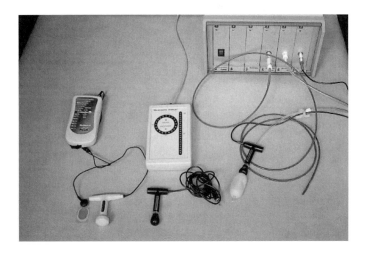

Abb. 8-2 Biofeedback-Instrumentarium

nenzepisoden auftreten, wie sie sich über den Tag und die Nacht verteilen und unter welchen Bedingungen Harndrang auftritt. Um dies adäquat zu dokumentieren, eigenen sich strukturierte Erhebungsmethoden (s. Fragebogen und Interview im Anhang).

Inkontinenz ist nicht nur Folge einer defekten Organfunktion, sondern wird sehr stark von psychischen Faktoren beeinflußt. Insofern sollte nach typischen Auslösern, Konflikten und Gefühlszuständen gefragt werden. Angst und Erregung gehen mit einer Zunahme der Urge-Symptomatik einher. Letztlich sollte im Rahmen einer Verhaltensanalyse überprüft werden, in welchem funktionalen Beziehungsgefüge die Inkontinenz im täglichen Leben der Betroffenen steht.

> Eine genaue Verhaltensanalyse ist für die Planung der Therapie unentbehrlich.

Häufiges Begleitsymptom der Dranginkontinenz ist die Einschränkung der Flüssigkeitszufuhr, was letztendlich zu einem erhöhten Risiko von Harnwegsinfekten führt. Dieses Verhalten führt zwar zu einer relativen Abnahme des ständigen Harndrangs, unterhält aber langfristig das Problem. Dies bedeutet, daß ein Ziel der Behandlung darin besteht, wieder vermehrt Flüssigkeit zuzuführen und trotzdem kontinent zu bleiben. Schließlich muß beurteilt werden, wie stark das alltägliche Leben unter der Urininkontinenz leidet, welche Vermeidungstendenzen vorhanden sind und wie sehr das Selbstwertgefühl des Patienten beeinträchtigt wird. Die Angst vor Geruchsbelästigung wird von vielen Patientinnen als das gravierendste Problem angesehen (Clark et al. 1993). Psychosexuelle Funktionsstörungen sind nicht selten Folge von Inkontinenz. Urge-Inkontinenz führt insgesamt im Mittel zu einer höheren Beeinträchtigung der Lebensqualität als Streßinkontinenz (Lagro Janssen et al. 1992).

Für die umfassende Anamneseerhebung ist der Einsatz des im Anhang vorgestellten Fragebogens sinnvoll (s. Anhang: Inkontinenz-Interview des Biofeedback-Teams der Klinik Roseneck). Um die gesamte Beeinträchtigung durch die Inkontinenz abschätzen zu können, den Therapieverlauf zu dokumentieren und Fortschritte der Behandlung auch für den Patienten zu verdeutlichen, bietet sich zusätzlich der Einsatz von Tagebüchern an. Auch hierfür ist ein Beispiel im Anhang zu finden (Miktionstagebuch, Biofeedback-Team der Klinik Roseneck). Solche Tagebücher sollten immer wieder während oder nach Behandlungsphasen eingesetzt werden, da nur darüber eine adäquate Erfolgskontrolle möglich wird.

In einer ersten gemeinsamen Sitzung mit dem Patienten sollte mittels manueller und apparativer Untersuchungen der Status der Kontinenzreaktion erhoben werden. Für das Biofeedback sind sowohl Vaginalsonden als auch Rektalsonden verwendbar. Die vorherige digitale Austastung dieser Organe ist notwendig, um etwaige anatomische Hindernisse für die Plazierung zu erkennen und Verletzungen durch die Sonden zu vermeiden.

Zur Beurteilung der Ausgangslage wird eine EMG-Sonde oder besser noch eine Manometriesonde in die Vagina bzw. in den Anus eingeführt. Zusätzlich sollte eine intrarektale Druckmessung oder eine Messung der Bauchdeckenspannung mittels EMG-Elektroden erfolgen. Die EMG-Elektroden werden im rechten Unterbauch etwa 10 cm lateral des Bauchnabels und eine andere etwas medial der Spina iliaca anterior superior plaziert (Abb. 8-3).

Der Patient wird instruiert, zunächst seinen Beckenboden zu entspannen und schließlich den Beckenboden auf ein Kommando möglichst schnell anzuspannen, ihn über 10 sec angespannt zu lassen und anschließend wieder zu entspannen. Beurteilt werden dabei folgende Aspekte der Reaktion:
- initiale Stärke der Anspannung
- Dauer der Anspannung
- Latenz bis zum Eintritt der maximalen Anspannung
- Latenz bis zum Wiedereintritt der Ruhelage
- etwaige simultane Anspannung der Bauchmuskulatur

Gemeinsam mit dem Patienten werden die spezifischen Therapieziele erarbeitet. Bezogen auf die Miktion selbst können unterschiedliche Schwerpunkte relevant sein. Beispiele sind Abnahme der Häufigkeit von Inkontinenzepisoden, Abnahme der Miktionsfrequenz, Zunahme der Trinkmenge, Einsparung von Inkontinenzeinlagen, Bewältigung und Unterdrückung des plötzlichen Harndrangs oder selteneres nächtliches Wasserlassen. Darüber hinaus können sich Therapieziele auch auf andere mit der Inkontinenz verbundene Verhaltensweisen beziehen. So ist für viele Patienten der Abbau von Vermeidungsverhalten (z.B., sich immer in der Nähe einer Toilette aufhalten), der Wiederaufbau sozialer Kontakte oder die Bearbeitung von Ängsten vor Geruchsbelästigung ein ganz wesentliches Ziel der Therapie. Damit können über das Biofeedback hinaus auch andere kognitive und verhaltenstherapeutische Techniken notwendig werden.

Die kontinuierliche Rückmeldung der Stärke der Beckenbodenkontraktion erlaubt die sukzessive Anhebung der Stärke und Dauer der Willkürkontraktion. Gerade eine geschwächte Beckenbodenmuskulatur führt zu nur sehr schwachen propriozeptiven Reizen, die kaum eine ausreichende Eigenkontrolle über Kontraktion und Entspannung einzelner Muskelgruppen vermitteln.

EMG oder Manometriesignale können sowohl intravaginal als auch im Analkanal abgeleitet werden. Anhand der kontinuierlichen Rückmeldung führt der Therapeut eine sukzessive Shaping-Prozedur durch, indem Stärke und Dauer der Anspannung, die Latenz von einem Signal bis zur maximalen Anspannung sowie die Rückkehr zu den Ruhewerten verstärkt werden. Für die Dauer der Anspannung gilt, daß zunächst ein Aufrechterhalten einer ausreichenden Plateauanspannung von 10 sec durchaus sehr anspruchsvoll sein kann und angestrebt werden sollte. Es hat sich bewährt, dabei sequentiell 10 sec anspannen zu lassen und anschließend 20 sec zu entspannen, dies etwa zehnmal zu wiederholen und anschließend eine etwas längere Pause einzulegen.

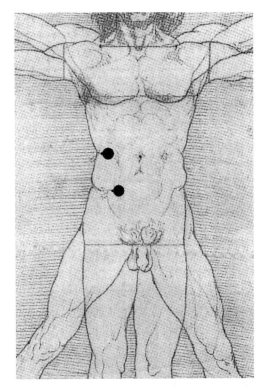

Abb. 8-3 Korrekte Anlage der Elektroden zur Ableitung der Bauchmuskelanspannung: 10 cm rechts lateral des Bauchnabels und etwas medial der Spina iliaca anterior superior

Den Patienten wird durch das Biofeedback häufig zum ersten Mal bewußt, daß die Beckenbodenanspannung während der Plateauphasen manchmal recht drastisch abfällt, und sie lernen erst durch die Rückmeldung, ausreichend lange anzuspannen. Dies bedeutet, daß viele Patienten zwar subjektiv davon ausgehen, während solcher Übungen 10 sec lang anzuspannen, in der Realität fällt die Muskelspannung jedoch bereits nach 2–3 sec wieder ab.

Ambulante tragbare Geräte ersetzen zwar eine therapeutengestütze Biofeedback-Behandlung nicht, können diese jedoch oftmals unterstützen.

Es bietet sich an, den Patienten frühzeitig in den Gebrauch ambulanter Biofeedback-Geräte einzuweisen. Diese soll er nutzen, um selbständig zweimal (oder auch mehrmals) pro Tag für 15 min zu üben. Diese Art der Übung kann jedoch die Sitzungen mit dem Therapeuten nicht ersetzen, da hier Fehler korrigiert werden können, Schwerpunkte nach Bedarf verlagert werden können und der Patient für Therapiefortschritte verstärkt werden kann.

Unwillkürlicher Urinabgang tritt bei Streßinkontinenz bevorzugt in Körperhaltungen auf, die den Beckenboden zusätzlich belasten. Nach einem anfänglichen Training im Liegen ist es deshalb sinnvoll, das Anspruchsniveau zu steigern und das Training auch in den problematischen Körperhaltungen durchzuführen. Da die meisten Inkontinenzepisoden in aufrechter Haltung auftreten, ist es beispielsweise wichtig, auch im Stehen oder in vornüber gebeugter Haltung zu trainieren. Der Patient kann darüber hinaus angeleitet werden, zu husten, zu lachen oder Valsalva-Manöver durchzuführen, wodurch der intraabdominelle Druck erheblich ansteigt. Bei solchen Übungen muß der Patient in der Lage sein, sehr schnell mit einer kräftigen Kontraktion der Beckenbodenmuskulatur zu reagieren.

Auch bei ausreichendem Beckenbodenverschlußdruck kann Inkontinenz auftreten, wenn während der Anspannung der Sphinkteren gleichzeitig auch die Bauchmuskulatur angespannt wird. Dies führt zu einer Anhebung des intraabdominellen Drucks und damit zu einem zunehmenden Druck auf die Sphinkteren. Zur Vermeidung der simultanen Kontraktion der Bauchdeckenmuskulatur eignet sich eine zweikanalige Ableitung, bei der neben der Beckenbodenkontraktion gleichzeitig auch die Anspannung der Bauchmuskulatur mittels Klebeelektroden auf den Bauchdecken oder der intrarektale Druck mittels einer Sonde im Rektum aufgezeichnet wird. Hierdurch lernt der Patient, die Bauchdeckenmuskulatur zu entspannen, während eine lang anhaltende und effektive Kontraktion der Beckenbodenmuskulatur erfolgt.

Bei Urge-Symptomatik besteht eine Unfähigkeit, eine einsetzende Detrusorkontraktion zu inhibieren. Mit zunehmender Blasenfüllung setzt Harndrang ein, den der Patient deswegen als imperativ und unausweichlich empfindet, weil er nicht in der Lage ist, mit einer lang anhaltenden Kontraktion des Beckenbodens die drohende Detrusorkontraktion zu unterdrücken. Diese Reaktion kann durch das Biofeedback aufgebaut und perfektioniert werden. Unter EMG-Kontrolle der Anspannung von Beckenboden und Bauchmuskulatur soll der Patient lernen, bei einsetzendem Harndrang ruhig durchzuatmen, die reflektorische Anspannung der Abdominalmuskulatur zu unterdrücken und mit einer kräftigen Anspannung des Beckenbodens die Detrusoraktivität zu inhibieren. Da hierbei keine primäre Schwäche der Beckenbodenmuskulatur vorliegt, kann beim Beckenbodentraining eine deutlich längere Plateauphase – in Einzelfällen auch über 20 sec hinaus – eingeübt werden. Die Anspannung der Beckenbodenmuskulatur und der Verschluß der Sphinkteren inhibiert bei ausreichender Dauer die drohende Detrusorkontraktion. Insofern ist auch bei der Urge-Inkontinenz das Beckenbodentraining Grundbestandteil der Therapie.

Mit der Urge-Inkontinenz sind eine ganze Reihe von dysfunktionalen Verhaltensweisen verbunden. Aus Angst vor Inkontinenz versucht der Patient bei Harndrang in einer Panikreaktion so schnell wie möglich eine Toilette zu erreichen. Zwangsläufig steigt bei den damit verbundenen heftigen Körperbewegungen der intraabdominelle Druck an, und der Druck auf die Blase nimmt zu. Der Harndrang steigt damit auch weiter und bestätigt so scheinbar die Angst vor Urinverlust. Wenn es dem Patienten allerdings gelingt, den soeben verspürten Harndrang mit ruhiger Atmung und kräftiger Anspannung des Beckenbodens zu unterdrücken, kann es ihm im Verlauf der Therapie glücken, Blasenentleerungen bei heftigem Harndrang und unter Eile vollständig zu vermeiden. Die Blase sollte im Verlauf des Tages nur dann entleert werden, wenn dies aufgrund ausreichender Füllung und entsprechender propiozeptiver Signale auch sinnvoll und notwendig ist. Zur ausreichenden Therapie der Urge-Inkontinenz gehört auch eine Habituation an größere Füllvolumina der Blase. Die Inhibition der Detrusoraktivität ist um so effektiver, je früher die Signale einer drohenden Detrusorinstabilität erkannt und die entsprechenden gegenregulatorischen Maßnahmen eingeleitet werden.

Bei der Urge-Inkontinenz muß auch eine Gewöhnung an größere Füllvolumina der Blase geübt werden (z.B., indem Patienten zuvor viel trinken).

In diesem Sinne kann es auch eine Bereicherung für das Training sein, wenn die apparativen Voraussetzungen für eine Zystometrie vorliegen. Über den Zystometriekatheter kann die Blase sukzessiv gefüllt werden, bis Harndrang auftritt. Über diesen Katheter wird gleichzeitig der intravesikale Druck aufgezeichnet und damit die Detrusoraktivität zurückgemeldet. Eine drohende Instabilität kann frühzeitig an einer Druckerhöhung erkannt werden. Der Patient lernt während der Therapiesitzung unter Kontrolle des intravesikalen Drucks, die Detrusoraktivität effektiv zu inhibieren.

In Verbindung mit Inkontinenz tritt nicht selten auch eine spastische Dauerkontraktion des Beckenbodens mit dem Effekt eines inkonstanten, stakkatoartigen Urinflusses auf, was mit der Uro-Flow-Messung objektiviert werden kann. Hierdurch kommt es zur Dysurie, das heißt, die Miktion wird als unangenehm, schmerzhaft und brennend empfunden und deswegen häufig hinausgezögert. In diesen Fällen kann durch Biofeedback mittels einer rektalen oder vaginalen EMG-Sonde die Reduktion des Ruhetonus des Beckenbodens eingeübt werden. Andererseits kann, wenn eine Uro-Flow-Messung zur Verfügung steht, auch diese dazu genutzt werden, einen einwandfreien Urinfluß ohne Unterbrechung einzuüben.

Die Biofeedback-Behandlung sollte ergänzt werden durch gezielte Verhaltensänderungen, die dauerhaft eine Normalisierung des Miktionsverhaltens zum Ziel haben. Die Trinkmenge sollte gesteigert werden; die Blasenfüllung, bei der eine Miktion subjektiv notwendig wird, sollte sukzessiv erhöht werden; hierzu können beispielsweise feste Miktionstermine vereinbart werden. Urge-Inkontinenz bedingt in vielen Fällen eine weitgehende Einschränkung des Bewegungsradius. Die Betroffenen achten sehr genau darauf, wo ihnen die Nähe einer Toilette noch ausreichende Sicherheit vermittelt. Diese Form des Vermeidungsverhaltens sollte sukzessiv abgebaut werden.

Fallbeispiel – Urininkontinenz
Kurz nach einer Hysterektomie traten bei einer 59jährigen Patientin Inkontinenzbeschwerden auf. Obwohl die Patientin seit zehn Jahren inkontinent war, war bisher noch kein einziger ambulanter Behandlungsversuch durchgeführt worden. Die Patientin mußte vor der Behandlung 16mal am Tag, zusätzlich noch zwei- bis dreimal in der Nacht, Wasser lassen. Etwa fünf- bis zehnmal am Tag trat unkontrollierter Harnabgang auf. Die Patientin trug ständig Einlagen, die sie zehnmal am Tag wechseln mußte, zusätzlich noch zweimal in der Nacht. Die Inkontinenzepisoden traten typischerweise bei körperlicher Belastung auf, wie Husten, Wendungen des Körpers, verstärkt auch in aufrechter Körperhaltung. In Anbetracht der typischen Streßinkontinenz der Patientin ohne erkennbare Urge-Symptomatik oder Dysurie entschieden wir uns für die Durchführung eines reinen Beckenbodentrainings. Da mit dem Vaginalsensor kein ausreichendes Signal erhalten werden konnte, wurde ein Analsensor verwendet. Die Patientin erreichte hier einen maximalen EMG-Wert von 13 µV. Als Trainingswert wurde mit der Patientin ein Wert von 5 µV vereinbart, den sie über 10 sec gut halten konnte. Sie bekam ein mobiles EMG-Trainingsgerät mit auf das Zimmer, mit dem sie ein- bis zweimal über 10–15 min am Tag übte. Zusätzlich bekam sie noch

zwei Biofeedback-Sitzungen pro Woche, bei denen simultan die Bauchdeckenspannung mit EMG-Elektroden abgeleitet wurde. Die Patientin lernte, die Plateauanspannung der Beckenbodenmuskulatur ohne gleichzeitige Anspannung der Bauchdecken aufrechtzuerhalten. Nach fünf Wochen Kontinenztraining erreichte sie eine Maximalanspannung von 18 µV und einen Plateauwert von 8 µV, den sie über 20 sec anhalten konnte. Die Frequenz des Wasserlassens reduzierte sich auf 13mal pro Tag. Unkontrollierter Harnverlust trat nur bei starker körperlicher Belastung und dann maximal einmal pro Tag auf. Der Einlagenwechsel war auf ein- bis zweimal pro Tag reduziert. Mit der Patientin wurde daraufhin die Fortsetzung des Trainings unter häuslichen Bedingungen vereinbart. Die Kontrolle der Biofeedback-Behandlung erfolgte über ein Tagebuch (s. Anhang), das die Patientin über die gesamte Behandlungsdauer führte.

Stuhlinkontinenz

Aufbau und Funktion von Rektum und Schließmuskelapparat

Blase und Rektum stehen nicht nur in enger anatomischer Nachbarschaft zueinander. Auch der Aufbau des Verschlußapparates weist deutliche Parallelen auf, und der Beckenboden spielt hierbei für beide Organe eine wichtige Rolle (s. Abb. 8-1).

Der Verschlußapparat hat auch hier einen autonom regulierten Anteil aus glatter Muskulatur und einen willkürlich steuerbaren aus gestreifter Muskulatur. Der Sphincter ani internus ist die an dieser Stelle ringförmig verdickte Fortsetzung und der Abschluß der inneren, glatten Ringmuskelschicht des Kolons. Er ist nahezu ständig kontrahiert und verschließt so den Anus. Gestützt wird er in dieser Funktion von der Muskulatur des Beckenbodens. Summarisch wird der Teil des Beckenbodens, der den Anus umgibt, als Levator ani bezeichnet. Funktionell ist der Musculus puborectalis der Teil des Beckenbodens, der für die Verschlußwirkung die größte Bedeutung hat. Er reicht vom Schambein aus nach hinten, umgreift den Anus und bildet hinter dem Anus eine Schlinge. Damit führt seine Kontraktion dazu, daß das Lumen des Anus zum einen von hinten eingeengt wird und zum zweiten der Analkanal als Ganzes nach vorne gezogen wird. Hierdurch bildet sich ein spitzer Winkel zwischen Rektum und Analkanal, der dafür sorgt, daß der Innendruck des Rektums nicht unmittelbar auf der Analöffnung lastet, was eine wesentliche Bedingung der Kontinenz ist. Umgekehrt muß bei der Defäkation der Winkel gestreckt werden; das heißt, Stuhlgang ist nur bei entspanntem Beckenboden möglich.

Um den Sphincter ani internus herum liegt konzentrisch die gestreifte Ringmuskelschicht des Sphincter ani externus. Beide Sphinkteren können den After verschließen – der Sphincter ani internus dauerhaft und lang anhaltend, der Sphincter ani externus eher kurzdauernd und kräftig.

Trotz der Ähnlichkeiten im Aufbau des Verschlußapparates von Blase und Anus ist die Entleerung und Kontinenzerhaltung des Rektums anders geregelt und anderen Bedingungen unterworfen als die der Blase. Für das Verständnis von Kontinenz und Defäkation ist wichtig, daß das Rektum im Gegensatz zur Blase diskontinuierlich, nur zu wenigen Zeitpunkten des Tages, durch die ankommende Dickdarmperistaltik gefüllt wird. Füllt sich der Mastdarm und steigt damit der rektale Innendruck, so erschlafft reflektorisch der Sphincter ani internus. Dies wird als Distensionsreflex bezeichnet. Ohne eine aktive Gegenreaktion würde in diesem Augenblick der Darminhalt den After passieren und Inkontinenz auftreten. Der Kontinenzreflex erfolgt durch die willkürlich innervierte Muskulatur des Beckenbodens und des Sphincter ani externus. Gleichzeitig mit der Erschlaffung des Sphincter ani internus kontrahieren diese Muskelgruppen und verhindern damit den Stuhlaustritt. Voraussetzung ist, daß die Kontraktion ausreichend kräftig und lange erfolgt, um die Zeit der Erschlaffung des inneren Sphinkters zu überbrücken. Obwohl es sich hierbei um eine willkürliche und erlernte Reaktion handelt, ist diese so weit überlernt, daß sie uns in der Regel kaum bewußt wird.

Ablauf der Kontinenzreaktion:
- Füllung des Rektums durch die Peristaltik des Dickdarms
- Erschlaffung des inneren Sphinkters (= Distensionsreflex) für etwa 20 sec.
- Eintritt von Rektuminhalt in den Analkanal
- reflektorische Anspannung von Beckenboden und äußerem Sphinkter (=Kontinenzreaktion)
- Kontrolle der effektiven Sphinkterkontraktion durch das Anoderm

Während des Distensionsreflexes kann Rektuminhalt in den Analkanal eintreten und bekommt damit Kontakt zu der sensibel innervierten Oberfläche des Anoderms. Hierdurch kann der Rektuminhalt (fest, flüssig oder gasförmig) bewußt differenziert und die Kontinenzreaktion entsprechend gesteuert werden. Gleichzeitig kann so der Effekt der Beckenbodenkontraktion überprüft werden.

Wenn dagegen die Stuhlentleerung eingeleitet werden soll, so müssen gleichzeitig innerer und äußerer Sphincter ani erschlaffen und sich mit der Entspannung des Beckenbodens der Winkel zwischen Analkanal und Rektum strecken, so daß freie Bahn für den Austritt des Stuhles besteht. Diese Vorgänge werden durch eine willkürlich eingeleitete Erhöhung des abdominellen Drucks, also das Betätigen der ‚Bauchpresse', getriggert. In der Regel ist die aktive Erhöhung des intraabdominellen Drucks auch dazu erforderlich, die Stuhlmassen aus dem Rektum auszutreiben.

Pathophysiologie der Stuhlinkontinenz

Stuhlinkontinenz bezeichnet die unwillkürliche Passage von flüssigem oder festem Darminhalt durch den After – ein Problem, das zu einer ganz erheblichen Belästigung der Betroffenen führt (Tab. 8-4). Ähnlich wie bei der Urininkontinenz gibt es eine ganz erhebliche Dunkelziffer von Patienten, die zwar unter Inkontinenz leiden, aber nicht darüber berichten. Bei einer gezielten Befragung an Patienten im Akutkrankenhaus (Schultz et al. 1997) berich-

Tab. 8-4 Inkontinenz-Fragebogen nach Holschneider (1977)

Frage	2 Punkte	1 Punkt	0 Punkte
Stuhlfrequenz / die	< 3	3-5	> 5
Stuhlkonsistenz überwiegend	geformt	breiig	flüssig
Stuhlschmieren	nie	gelegentlich	ständig
Stuhldrang	normal	unsicher	fehlend
Diskrimination	gut	unsicher	gar nicht
Pflegebedarf	keiner	gelegentlich	permanent
Warnungsperiode	Minuten	Sekunden	aufgehoben
	10–14 Punkte: kontinent	7–9 Punkte: partiell kontinent	<7 Punkte: inkontinent

teten 25% der Befragten über Stuhlinkontinenz, aber nur bei jedem Zehnten war diese Problematik aktenkundig. Eine epidemiologische Untersuchung an 881 Personen im Alter über 18 Jahren ergab eine Gesamtprävalenz von Stuhlinkontinenz von immerhin 18,4%, wobei immerhin 2,7% über tägliches Auftreten von Inkontinenz klagten (Johanson et al. 1996).

Störungen der Kontinenzreaktion können aus ganz unterschiedlichen Ursachen auftreten:

- Das Rektum muß in der Lage sein, sich ausreichend zu dehnen, um so der schubweisen Füllung durch das Kolon Raum zu geben. Die Compliance kann beispielsweise durch entzündliche (Crohn-Krankheit, Colitis ulcerosa) oder narbige Veränderungen (beispielsweise nach Bestrahlungstherapie im kleinen Becken) beeinträchtigt sein. Dies führt dazu, daß sich der Druck im Rektum auch bei geringen Füllmengen so steigert, daß selbst ein kräftiger Sphincter ani externus bei Erschlaffung des internen Sphinkters den Analkanal nicht mehr ausreichend verschließen kann.
- Die Füllung und Dehnung des Rektums durch die ankommenden Darminhalte muß bewußt wahrgenommen werden, um einerseits reflektorisch die Willkürkontraktion der gestreiften Muskulatur einzuleiten und andererseits den geeigneten Zeitpunkt für den Stuhlgang zu registrieren.
- Eine Beeinträchtigung der Sensibilität kann einerseits dazu führen, daß die Kontinenzreaktion des Sphincter ani externus ausbleibt, zum anderen aber auch dazu, daß sich bei zunächst erhaltener Kontinenz das Rektum immer weiter ausfüllt und eine sogenannte Überlaufinkontinenz in dem Augenblick auftritt, in dem der stetig anwachsende Druck die Schlußkraft des Sphinkters übersteigt.
- Eine Schädigung des Anoderms kann dazu führen, daß die Darminhalte nicht mehr unterschieden werden können. Eine entzündliche Reizung dieses Areals bedingt auch, daß schon geringe Rektuminhalte zu einem sehr starken Defäkationsreiz führen und die Betroffenen eine massiv erhöhte Stuhlfrequenz aufweisen.
- Die Funktion des Sphincter ani internus muß erhalten sein, da die alleinige Kraft der Beckenbodenmuskulatur und des Sphincter ani externus für den dauerhaften Verschluß des Anus nicht ausreichen.
- Zusätzlich muß die Dauerkontraktion von äußerem Schließmuskel und Beckenboden den Sphincter ani internus unterstützen und weiterhin durch die kurz anhaltende Kontinenzreaktion die rasche Erhöhung des Verschlußdrucks gewährleisten, sobald sich das Rektum füllt. Hierin findet sich ein Hauptansatzpunkt für die Biofeedback-Intervention bei der Stuhlinkontinenz.
- Schließlich muß die korrekte Koordination zwischen Distensionsreflex des Sphincter ani internus und Kontinenzreaktion im Verlauf der Sozialisation erlernt werden.

Bedingungen der Kontinenz:
- ausreichende Compliance (Dehnbarkeit) des Rektums
- bewußte Wahrnehmung der Rektumfüllung und des Distensionsreflexes
- intaktes Anoderm
- Integrität des Sphincter ani internus
- Integrität des Beckenbodens und des Sphincter ani externus
- korrekte Koordination zwischen Distensionsreflex und Kontinenzreaktion

Evaluation

Der erste Bericht über den erfolgreichen Einsatz von Biofeedback bei Stuhlinkontinenz (Tab. 8-5) stammt von Kohlenberg aus dem Jahr 1973, der einen dreizehnjährigen Jungen mit postoperativer Stuhlinkontinenz behandelte. Seit dieser Zeit sind eine Vielzahl von Studien zur Effizienz des Biofeedbacks bei Stuhlinkontinenz durchgeführt worden, wovon allerdings nur wenige kontrolliert waren. In diesen Studien wurden unterschiedliche Techniken des Biofeedbacks eingesetzt:

Tab. 8-5 Indikation zu unterschiedlichen Biofeedback-Ansätzen bei Stuhlinkontinenz

Problematik	Therapieansatz
Geminderte Willküranspannung des Beckenbodens und des Sphincter ani externus	Beckenboden-Biofeedback, Aufbau eines ausreichenden Preßdrucks, einer ausreichenden Plateauphase und einer kurzen Latenz der maximalen Willküranspannung
Herabgesetzte Sensibilität des Rektums	Diskriminationstraining mittels eines Ballons im Rektum
Herabgesetze Koordination zwischen Sphincter-ani-internus-Relaxation und simultaner Sphincter-ani-externus-Kontraktion	Bimodales Koordinationstraining mit Ballonkatheter im Rektum und Beckenboden-Biofeedback
Herabgesetzter Ruhedruck im Sphincter ani internus	Therapie problematisch, Versuch der Anhebung des Ruhedrucks durch Biofeedback
Verminderte rektale Compliance	Biofeedback-Therapie wenig sinnvoll, ggf. Operation

1. ausschließliches Training des analen Verschlußdrucks mittels Biofeedback, gegebenenfalls mit Rückmeldung der Bauchdeckenanspannung oder des intraabdominellen Drucks,
2. sensorisches Biofeedback, bei dem die Diskrimination von Dehnungsreizen im Rektum trainiert wurde,
3. Kombinationsverfahren aus beiden, wobei Ziel des Biofeedbacks in diesem Fall die Koordination von Rektumdehnung und Willküranspannung des Sphincter ani externus ist.

Rao et al. (1996) fanden, daß Biofeedback die Stärke und Dauer des analen Preßdrucks erhöhen kann, daß jedoch der Ruhedruck im Sphinkter im wesentlichen unverändert bleibt, das heißt, daß Biofeedback keinen meßbaren Einfluß auf den Sphincter ani internus hat.

Die kontrollierten klinischen Studien sowie die zahlreichen nicht kontrollierten Studien belegen eindrucksvoll den Wert des Biofeedback-Trainings bei der Stuhlinkontinenz. In einer Literaturübersicht beziffert Enck (1993) die durchschnittliche Besserungsrate aller Patienten auf etwa 80%.

Von den bisher kontrollierten Studien konnten alle bis auf eine (Loening-Baucke et al. 1990) die Wirksamkeit des Biofeedback-Trainings bestätigen, wobei allerdings die methodischen Ansätze erheblich differierten (Wald 1984, Latimer 1984, Whitehead et al. 1985, Enck et al. 1988, Miner et al. 1990).

Whitehead et al. (1985) wiesen 27 Patienten randomisiert entweder einer Biofeedback-Behandlungsgruppe oder einer Kontrollgruppe, die ausschließlich mit Verhaltensmodifikation behandelt wurde, zu. Allerdings wurden Patienten, die unter reiner Verhaltensmodifikation keine positiven Effekte zeigten, später ebenfalls dem Biofeedback zugewiesen. Nach sechs Monaten waren 77% der mit Biofeedback Behandelten weitgehend gebessert.

Latimer et al. (1984) verglichen zwei Behandlungsbedingungen, bei denen in unterschiedlicher Reihenfolge ein Beckenbodentraining, ein sensorisches Diskriminationstraining und schließlich eine Kombination von beiden erfolgte. Sie schlossen aus den unterschiedlichen Erfolgsraten in den jeweiligen Behandlungsphasen, daß sensorisches Diskriminationstraining sogar der entscheidende Bestandteil des Biofeedback-Erfolges sei, während das Koordinationstraining von untergeordneter Bedeutung bleibe. Dieses Ergebnis ist insofern von praktischer Relevanz, weil Biofeedback-Behandlungen oftmals ohne das personalintensive Diskriminationstraining durchgeführt werden.

In einer komplexen Studie setzten Miner et al. (1990) ein Zwei-Phasen-Treatment ein. In Phase 1 wurde jeweils die Hälfte von 32 Patienten einem Scheintraining oder einem sensorischen Diskriminationstraining zugewiesen. In Phase 2 wurden nach einer erneuten Randomisierung die Patienten entweder einem Koordinationstraining oder einem reinen Biofeedback der Kontraktionsstärke zugewiesen. Alle Patienten kamen anschließend je vier Wochen lang in das jeweils alternative Training. Auch hier waren die besten therapeutischen Fortschritte im sensorischen Diskriminationstraining nachzuweisen.

Nach einem Zeitraum von fünf bis sechs Jahren lag zwar bei genau so vielen Patienten weiterhin Inkontinenz vor, unabhängig davon, ob sie mit Biofeedback behandelt wurden oder nicht. Allerdings war die Schwere und Häufigkeit von Inkontinenzepisoden in der behandelten Gruppe ganz erheblich geringer als bei den Nicht-Behandelten. Die Besserung des klinischen Zustandes entsprach weitgehend dem Stand, der durch die vorausgegangene Biofeedback-Therapie erreicht wurde. Die Behandlungsergebnisse sind also offensichtlich über lange Zeit stabil (Enck et al. 1994).

Während sich die Wirksamkeit des Biofeedbacks bei Inkontinenz kaum mehr bezweifeln läßt, können auch diese Studien bisher noch nicht abschließend über den Wert der Einzelkomponenten entscheiden. Unter den Anwendern herrscht jedoch weitgehend Einigkeit darüber, daß der Eingangsdiagnostik die Bedeutung zukommt, über unterschiedliche Schwerpunktsetzung in der Behandlung zu entscheiden.

In jüngerer Zeit wird Biofeedback zunehmend auch in klinischen Problemgruppen eingesetzt. Bei einer *Sphinkteroplastik* wird operativ versucht, die gestörte Funktion der Schließmuskulatur durch Zuschaltung weiterer Muskelgruppen wiederherzustellen. Bei Patienten, bei denen diese Operation erfolglos durchgeführt wurde, kann die Durchführung einer Biofeedback-Behandlung immer noch eine deutliche klinische Besserung erbringen (Jensen u. Lowry 1997).

Beim *Rektumprolapssyndrom* stülpt sich das Rektum beim Pressen durch den Analkanal nach außen. Grund hierfür ist eine Schwächung der Beckenbodenmuskulatur. Mit Hilfe des Biofeedbacks kann zwar eine Besserung der Kontinenz und eine Stärkung der Willkürkontraktion des äußeren Sphinkters erreicht werden. Die niedrigen Druckwerte in Ruhe, die letztlich Grund für das Hervortreten des Rektums sind, bleiben hingegen unbeeinflußt, so daß durch Biofeedback keine definitive Therapie dieser Störung, sehr wohl aber eine klinische Besserung möglich ist (Hamalainen et al. 1996).

Bei *Diabetikern* tritt Inkontinenz gehäuft auf. Eine der wesentlichen Ursachen hierfür dürfte die Beeinträchtigung der peripheren Nerven, insbesondere der sensorischen Funktionen, durch eine autonome Polyneuropathie sein. Bei solchen Patienten hat sich Biofeedback seit langem bewährt, wobei bei dieser Patientengruppe dem sensorischen Diskriminationstraining eine besonders hohe Bedeutung zukommt (Wald u. Tununguntla 1984). Dagegen scheinen die Erfolge bei anderen neurologischen Ursachen der Inkontinenz eher schlecht zu sein (Van Tets et al. 1996), wobei die ausschließliche Berücksichtigung der Muskelkontraktion in der vorliegenden Studie die Aussage einschränkt.

> Auch bei Patienten mit postoperativer Schädigung des Sphinkterapparates, bei Patienten mit Polyneuropathie bei Diabetes mellitus und mit Einschränkungen auch bei Patienten mit Rektumprolaps-Syndrom hat Biofeedback Erfolg.

Praktische Durchführung

Die gezielte Biofeedback-Therapie der Inkontinenz erfordert eine vorherige Abklärung durch Rektummanometrie. Die Messung erfolgt üblicherweise in Linksseitenlage. Bereits die digitale Austastung erlaubt eine orientierende Beurteilung von Ruhe- und „Kneif"-druck sowie der Funktionsfähigkeit der Puborektalisschlinge. Zunächst wird mittels einer Manometriesonde der Ruhedruck (50–80 mmHg) und die Länge der Hochdruckzone des Analsphinkters (4–5 cm) gemessen. Der Patient wird dann instruiert, den Sphinkter über mindestens 20 sec kräftig zusammenzukneifen; dies erlaubt die Beurteilung des maximal möglichen Drucks (>100 mmHg) und der Dauer eines Plateaudrucks von über 80 mmHg (20 sec). Bei Verwendung von flüssigkeitsper fundierten Manometriekathetern mit mehreren Meßpunkten kann über eine Durchzugsmanometrie auch eine differenzierte Beurteilung der räumlichen Dimensionen der Sphinkterkontraktion erfolgen.

Als nächstes erfolgt die Manometrie intrarektal. Hier sollte die Effektivität der Bauchpresse überprüft werden. Bei der Manometrie während des Hustens kann beurteilt werden, wie stark der intraabdominelle Druck hierbei ansteigt und ob der notwendige reflektorische Anstieg der Sphinkteranspannung erfolgt.

Es folgt die Einführung eines Ballons, der mit Flüssigkeit gefüllt und mit einer größeren Spritze verbunden ist (minimales Volumen 100 ml). Hierbei ist die simultane Erfassung des Sphinkterdrucks erforderlich. Der Rektumballon wird sukzessiv über etwa 10–15 sec gefüllt, und es werden verschiedene Meßpunkte festgelegt:
1. minimales Volumen, bei dem der Patient die Füllung registriert (Sollwert 15–20 ml),
2. minimales Volumen, bei dem eine reflektorische Relaxation des Sphincter ani internus stattfindet,
3. minimales Volumen, bei dem der Patient Stuhldrang empfindet, und schließlich
4. das Volumen, bei dem der Patient Schmerz angibt (150–175ml).

Anhand dieser Werte kann entschieden werden, welche Biofeedback-Anwendungen sinnvoll sind. Bei geringer rektaler Compliance, also niedrigen Füllvolumina, bei denen der Patient Schmerz angibt, sollte eine rektoskopische Untersuchung erfolgen. Nur bei normalem rektoskopischem und histologischem Befund wäre unter diesen Umständen noch eine Anwendung von Biofeedback sinnvoll. Ansonsten ist hierbei eher eine entzündliche oder vernarbende Erkrankung des Rektums zu vermuten, die einer anderen Therapie zugeführt werden müßte. Ebenso problematisch für die Erfolgsaussichten eines Biofeedbacks ist ein erniedrigter Ruhedruck, der auf eine Schwäche des Sphincter ani internus hinweist.

Klassische Indikation für das Biofeedback bei Stuhlinkontinenz ist einerseits die Schwäche des Sphinkter-Apparates mit erniedrigtem Kneifdruck und verkürzter Plateauanspannung sowie andererseits eine herabgesetzte Sensibilität im Rektum.

Die praktische Durchführung des Biofeedback-Trainings zur Verbesserung der Sphinkterkontraktion erfordert eine EMG-Sonde oder eine Manometriesonde, die im Analkanal plaziert werden muß. Eine vaginale Messung ist wegen der Bedeutung des Sphincter ani externus und der spezifischen Wirkung der Puborektalisschlinge auf den After nicht sinnvoll.

Beckenboden-Biofeedback

Das Training wird in der Regel im Liegen durchgeführt. Übungen in verschiedenen Körperhaltungen sind im Gegensatz zur Urininkontinenz hier nicht sinnvoll. Das Einführen der EMG- oder Manometriesonde erfolgt in Linksseitenlage. Der Patient sollte instruiert werden, sich die Sonde selbst einzuführen. Dies ist für die Patienten in der Regel angenehmer und bereitet sie für nachfolgende Übungen mit einem ambulanten Gerät vor.

> Beim Beckenboden-Biofeedback können sich Patienten nach kurzer Anleitung die Sonden selbst einführen. Somit kann der persönlichen Schamschwelle Rechnung getragen werden.

Die Patienten beobachten zunächst die Druck- oder EMG-Kurven am Monitor und werden über die Bedeutung einer ausreichend langen Plateauanspannung unterrichtet. Für die meisten Patienten ist es kaum spürbar, daß ein anfänglich noch mäßig hoher Kneifdruck innerhalb weniger Sekunden absinkt und ineffektiv wird. Je nachdem, ob eher die Druckhöhe oder die Daueranspannung problematisch ist, können unterschiedliche Akzente gesetzt werden.

Das Training wird analog dem Training bei Urininkontinenz in Anspannungs-Entspannungszyklen durchgeführt. Die Plateauanspannung sollte anfangs für zumindest 10 sec und perspektivisch für 20 sec angehalten werden. Eine solch lange Plateauphase wird benötigt, um die Dauer des Distensionsreflexes zu überbrücken. Werden Manometriekatheter verwendet, sollte zumindest ein Druck von 60 mmHg gehalten werden. Die Ruhephasen zwischen den Anspannungsphasen sollten etwa 20–30 sec betragen.

In einem weiteren Schritt werden entweder die intrarektale Druckmessung oder abdominelle EMG-Elektroden verwendet, um die Bauchdeckenanspannung zu messen. Das Training erfolgt dann bimodal mit simultaner Darstellung von Bauchdeckenanspannung oder intrarektalem Druck und Sphinkteranspannung. Ziel ist es, eine Erhöhung des intraabdominellen Drucks bei Anspannung der Sphinkteren weitgehend zu vermeiden.

Die Sitzungen dauern 15–30 min. Soweit möglich, sollte der Patient mit einem ambulanten Gerät versorgt werden und zwischen den Therapiesitzungen selbst zumindest zweimal täglich für 15 min üben. Zusätzlich oder alternativ sind auch „Kneifübungen" ohne Gerät sinnvoll.

Diskriminationstraining

Streng genommen handelt es sich beim Diskriminationstraining nicht um eine Biofeedback-Behandlung. Zurückgemeldet werden keine physiologischen Parameter, sondern lediglich die Füllvolumina eines intrarektalen Ballons. Mit dieser Technik ist es möglich, die Wahrnehmungsschwelle für viszerale Reize, in diesem Fall die Dehnung des Rektums, herabzusetzen. Dieser Effekt ist für die Diskussion über die Genese funktioneller gastrointestinaler Erkrankungen von grundlegender Bedeutung: Bei diesen Störungen läßt sich eine Herabsetzung der Wahrnehmungsschwelle und eine erniedrigte Schmerzschwelle auf Ballondehnung nachweisen. Insofern ist es bemerkenswert, daß die Wahrnehmungsschwelle durch Lernprozesse veränderbar ist.

Benötigt wird lediglich ein Ballonkatheter und eine großvolumige (100 ml), auf diesen Katheter aufgesetzte Spritze. Zunächst wird die Wahrnehmungsschwelle bestimmt. Für das Training ist von großer Bedeutung, daß die Füllung stets mit der gleichen Geschwindigkeit erfolgt, da die Wahrnehmungsschwelle auch von der Zeitdimension der Rektumdehnung abhängt. Schnelle Änderungen des Dehnungszustandes werden leichter wahrgenommen als langsame. Anzustreben ist eine Füllung über etwa 10–15 sec.

Trainiert wird stets in der Nähe der jeweiligen Wahrnehmungsschwelle. Alternierend wird der Ballon auf Werte leicht ober- und leicht unterhalb der vorher bestimmten Schwelle gefüllt. In einem ersten Schritt kann der Patient über den jeweiligen Füllzustand des Ballons instruiert werden, oder er verfolgt selbst die Füllung mit, indem er die Spritze im Blick hält. Er kann sich so besser auf die zunächst nicht wahrnehmbare Änderung der Rektumdehnung einstellen.

Der zweite Übungsschritt erfolgt ohne Information über den jeweiligen Füllzustand des Ballons. Wenn der Patient sicher auch die Füllvolumina erkennt, die etwa 5–10 ml unterhalb der initialen Wahrnehmungsschwelle liegen, erfolgt ein neuer Zyklus mit dieser neuen niedrigeren Schwelle.

Dieses Training erfordert einen hohen Personalaufwand, da alle Übungen nur in Anwesenheit des Therapeuten möglich sind.

Koordinationstraining

Voraussetzung für das Koordinationstraining ist die Verfügbarkeit einer durchbohrten EMG- oder Manometriesonde, durch die der oben beschriebene Ballonkatheter in das Rektum eingeführt werden kann. Ein Koordinationstraining ist als Ergänzung für die beiden oben beschriebenen Trainingsformen sinnvoll, wenn Rektumdehnung und Sphinkteranspannung nicht ausreichend aufeinander abgestimmt sind.

Aufgabe für den Patienten ist es, mit einer sofortigen, ausreichend kräftigen und ausdauernden Sphinkteranspannung zu antworten, sobald er die Dehnung des Rektums wahrnimmt. Bei dieser komplexen Aufgabe lassen sich unterschiedliche Trainingsschwerpunkte formulieren:
- Frühzeitigkeit der Wahrnehmung
- Schnelligkeit der Reaktion
- Kraft der Sphinkteranspannung
- Ausdauer der Sphinkteranspannung

Letztlich simuliert diese Biofeedback-Form am ehesten die physiologischen Abläufe der Kontinenzreaktion. Auch hier besteht ein hoher Personalaufwand, wobei ein solches Training kaum als einzige Komponente des Biofeedbacks durchgeführt werden wird.

> Aus Kosten-Nutzen-Erwägungen und wegen der Möglichkeit eines selbständigen Trainings sollte – soweit dies möglich und sinnvoll ist – bei Stuhlinkontinenz zunächst ein Beckenbodentraining unter zusätzlicher abdomineller EMG-Kontrolle durchgeführt werden.

Fallbeispiel – Stuhlinkontinenz

Bei einer 47jährigen Patientin, die unter einer Pancolitis ulcerosa leidet, trat nach einer Analfisteloperation erstmals Inkontinenz auf. Vermutlich wurde hierbei der Schließmuskel verletzt. Die Patientin ist wegen der Colitis ulcerosa im besonderem Maße durch die Inkontinenz behindert. Von etwa zehn Stuhlgängen pro Tag von breiiger Konsistenz kann sie ca. 3–4 Stühle nicht kontrollieren. Drei- bis sechsmal am Tag muß sie deswegen ihre Einlagen wechseln. Sie fühlt sich hierdurch in ihrem Leben massiv eingeschränkt. Sie bleibt im wesentlichen zu Hause und vermeidet jede Situation, bei der Toilettengänge nicht unmittelbar möglich sind. Die Entwicklung hat zu einer starken sozialen Isolation geführt.

Bei der Analmanometrie zeigt die Patientin einen ausreichenden Ruhedruck von 50 mmHg, aber eine Willkürsteigerung lediglich auf 60 mmHg, die nur wenige Sekunden stabil durchgehalten werden kann. Gleichzeitig scheint die Dehnbarkeit des Rektums eingeschränkt, da eine deutliche Schmerzangabe bereits bei 80 ml erfolgt. Dies ist mutmaßlich auf den Befall des Rektums durch die Colitis ulcerosa zurückzuführen. Die Sensibilität ist bei 20 ml erhalten.

Die Untersuchung weist vor allem auf eine Schwäche des Sphincter externus und des Beckenbodens hin, was für die Anwendung des Biofeedbacks eine günstige Konstellation darstellt. Ein Diskriminationstraining ist bei der guten Sensibilität im Rektum nicht notwendig. Problematisch ist die geringe Schmerzschwelle; sie führt zu Stuhldrang auch bei geringen Stuhlmengen im Rektum. Da hier endoskopisch ein entzündlicher Befall des gesamten eingesehenen Kolons unter Einschluß des Rektums vorlag, wurden zusätzlich zur systemischen Behandlung Mesalazin-Suppositorien eingesetzt, um die vorliegende Proktitis gezielt zu beeinflussen.

Die Patientin erhielt neun Einzel-Biofeedback-Sitzungen. Unter EMG-Kontrolle beträgt der initial erreichte Wert der Willkürkontraktion maximal 7 µv. Die Patientin absolvierte ein Koordinationstraining mit Hilfe einer durchbohrten EMG-Sonde, durch die ein flüssigkeitsgefüllter Ballon in das Rektum eingeführt wurde. Die Patientin wurde instruiert, in dem Augenblick, in dem sie die Füllung des Ballons registriert, mit einer lang anhaltenden, submaximalen Anspannung des Sphinkters zu reagieren. Es ist wichtig, eine ausreichend lange Kontraktion (d.h. ca. 20 sec) anzustreben, um die Zeit der Erschlaffung des Sphincter ani internus zu überbrücken. Nach einer kurzen Ruhepause wurde die Übung wiederholt und dabei eine Zunahme des Plateaudrucks angestrebt. Gleichzeitig wurde die Patientin in die Verwendung eines kleinen, ambulanten EMG-Biofeedback-Gerätes eingewiesen, das lediglich der Aktivitätsmessung der Sphinktermuskulatur dient. Mit diesem Gerät sollte sie zusätzlich zweimal täglich für 15 Minuten trainieren. Sie führte zur Kontrolle der Übungen und der Kontinenz ein Tagebuch.

Nach vier Wochen steigerte sich die Maximalanspannung der Beckenbodenmuskulatur bis auf 13 µv; in der abschließenden Manometrie entsprach dies einem Willkürpreßdruck von jetzt 100 mmHg. Die Stuhlgänge waren noch breiig, aber die Frequenz betrug nur noch 2–4/Tag. Inkontinenzereignisse traten nicht mehr auf. Zur Sicherheit trug die Patientin noch Einlagen, die sie jedoch nur noch einmal täglich wechseln mußte. Ihr wurde geraten, das Biofeedback-Training mit dem ambulanten Gerät für weitere drei Monate fortzusetzen. In der Folge traten keine Inkontinenzereignisse mehr auf, und die Patientin gewann zunehmend Sicherheit, auch dann, wenn sie der Aufmerksamkeit Dritter ausgesetzt war.

Das Beispiel zeigt, daß eine chronisch-entzündliche Darmerkrankung keinesfalls eine Kontraindikation gegen die Anwendung des Biofeedbacks darstellt. Vielmehr nahmen in diesem Beispiel durch die Besserung der Kontinenz auch die Beschwerden seitens der Kolitis ganz erheblich ab, so daß langfristig ein deutliches Einsparen medikamentöser Therapie erreicht werden konnte.

Obstipation

Pathophysiologie der Obstipation

Obstipation (Verstopfung) ist einerseits gekennzeichnet durch seltene Stuhlgänge, wobei anhand epidemiologischer Daten als Normgrenze angesehen wird, daß zumindest alle zwei bis drei Tage Stuhlgang erfolgt. Aus der subjektiven Sicht der Patienten scheint jedoch andererseits weniger die Stuhlfrequenz, sondern die Schwierigkeiten, die beim Stuhlgang selbst auftreten, für die Definition von Obstipation ausschlaggebend zu sein. Sie leiden darunter, daß sie beim Stuhlgang regelmäßig heftig pressen müssen und daß sie den Eindruck haben, daß die Entleerung unvollständig bleibt. In einer Studie von Whitehead (1989) gaben etwa ein Drittel der Befragten über 65jährigen an, an Obstipation zu leiden. Davon hatten allerdings nur 26% der Männer und 15% der Frauen eine Stuhlfrequenz von weniger als einmal pro Tag, und gar nur 3% der Männer und 2% der Frauen gaben an, daß ihre Stuhlfrequenz tatsächlich geringer als dreimal pro Woche ist.

> Aufgrund epidemiologischer Daten gilt eine Stuhlfrequenz von dreimal pro Woche als noch normal. Patienten klagen jedoch auch dann über Obstipation, wenn die Stuhlfrequenz deutlich höher liegt: Sie leiden unter hartem Stuhlgang und unter der Notwendigkeit, beim Stuhlgang heftig pressen zu müssen.

Medizinisch gesehen ist Obstipation keine Krankheit; außer in extremsten Fällen sind keine akuten gesundheitlichen Risiken mit ihr verbunden. Unzweifelhaft besteht jedoch bei langjähriger Obstipation ein Zusammenhang mit der Kolondivertikulose, mit Erkrankungen des Anus und mit der Beckenbodeninsuffizienz. Darüber hinaus zeigt sich in epidemiologischen Studien eine erhöhte Inzidenz des kolorektalen Karzinoms. Obstipation führt aber vor allem und in erster Linie zu einer erheblichen subjektiven Beeinträchtigung der Betroffenen.

Epidemiologische Angaben zur Häufigkeit der Obstipation werfen immer wieder das Problem der subjektiven Unschärfe ihrer Definition auf. Etwa 20% der Gesamtbevölkerung klagen zumindest gelegentlich über Beschwerden, die mit einer Obstipation gleichzusetzen sind. Gravierende Formen sind jedoch erheblich seltener. Die Prävalenz von Obstipationsbeschwerden nimmt mit dem Alter deutlich zu.

Vergleichsweise selten liegt der Obstipation eine organische Ursache zugrunde. Am häufigsten sind dies endokrinologische und Stoffwechselerkrankungen wie Diabetes mellitus, Hypothyreose, Hyperparathyreoidismus, Phäochromozytom, Hyperkalzämie und Hypokaliämie (Tab. 8-6). Das Fehlen der intramuralen Nervenganglien des Plexus myentericus, die die Peristaltik des Kolons steuern, ist die Ursache der Hirschsprung-Erkrankung. Sie tritt zumeist im frühen Kindesalter in Erscheinung. Formen dieser Erkrankung, bei denen nur sehr kurze Kolonsegmente betroffen sind, können sich jedoch auch erstmals im Erwachsenenalter manifestieren. Häufiger liegt eine erworbene Schädigung dieser Ganglien durch Medikamente vor, insbesondere durch langjährigen Mißbrauch von Laxanzien (vor allem Bisacodyl), aber auch durch trizyklische Antidepressiva oder Neuroleptika.

Eine Stuhlentleerungsverzögerung kann auch durch Anomalien des Anorektums verursacht sein; hierzu zählen Rektozelen, Rektuminvagination und Abknickungen des anusnahen Kolonlumens.

In der weit überwiegenden Zahl der Fälle finden sich keine der der Obstipation zugrunde liegenden organischen Erkrankungen. Es bleibt allerdings zu klären, welche Form der Obstipation vorliegt. Wir bezeichnen diejenigen Formen, bei denen das Kolon zu langsam transportiert und der Koloninhalt damit nur sehr verzögert in den Rektum gerät, als **slow transit constipation**.

Erst in den letzten Jahren wurde erkannt, daß bei einem ganz erheblichen Teil der Obstipierten nicht die Passage durch den Dickdarm verzögert ist, sondern eine Funktionsstörung des Beckenbodens vorliegt. Schätzungsweise einem Drittel der Menschen mit Obstipation gelingt es nicht, den Beckenboden ausrei-

Tab. 8-6 Ursachen der Obstipation

Medikamente:
- Analgetika (Opiate)
- Anticholinergika
- Antidepressiva
- Anti-Parkinson-Mittel
- Diuretika
- Laxanzien (!) (bei längerem Gebrauch)
- Neuroleptika

Stoffwechselstörungen:
- Amyloidose
- Diabetes
- Hypokaliämie
- Porphyrie

Schädigung des peripheren und zentralen Nervensystems:
- Hirschsprung-Krankheit
- Parkinson-Krankheit
- Intestinale Pseudoobstruktion
- Multiple Sklerose

Erkrankungen des Gastrointestinaltraktes:
- Divertikulitis
- Tumoren
- Rektozele
- Proktitis
- Analfissuren

Endokrinologische Einflüsse und Erkrankungen:
- Hypothyreose (Schilddrüsenunterfunktion)
- Hyperkalzämie (z.B. Hyperparathyreoidismus)
- Schwangerschaft

chend zu entspannen, wenn beim Stuhlgang die Bauchpresse eingesetzt wird. Menschen, die unter diesem sogenannten Syndrom des **Spastischen Beckenbodens** leiden, müssen beim Stuhlgang sehr stark pressen und benötigen häufig lange Zeit für die Entleerung. Bereits die Beschwerdeschilderung kann Hinweise auf das Vorliegen dieser Form der Funktionsstörung geben. Der Fragebogen von Bleijenberg und Kuijpers (1996) (Tab. 8-7) erfaßt diese Beschwerden systematisch und erlaubt bereits die Verdachtsdiagnose eines Spastischen Beckenbodens. Gleichwohl setzt die Entscheidung für eine Biofeedback-Therapie die Durchführung verschiedener Funktionstests voraus.

Häufige Ursache von Obstipation ist eine Funktionsstörung des Beckenbodens. Für diese Form der Obstipation ist Biofeedback eine erfolgreiche Behandlungsalternative.

Die Dickdarmpassagezeit (Hinton 1969) kann mit Hilfe von sehr kleinen, röntgendichten Markern bestimmt werden, die über zumindest eine Woche regelmäßig zum gleichen Zeitpunkt eingeschlossen in einer Gelatinekapsel eingenommen werden. Nach einer Woche wird eine Röntgen-Übersichtsaufnahme des Abdomens angefertigt, bei der die im Bauch verbliebenen Marker leicht erkannt und gezählt werden können. Die durchschnittliche Passagezeit durch den Magen-Darm-Trakt beträgt etwa 20–43 Stunden, wobei die Passage des Dickdarms bei weitem die längste Zeit benötigt. Am Ort der größten Passageverzögerung sammeln sich die meisten Marker. Besteht eine **Outlet obstruction**, das heißt eine Störung der Ausscheidung derjenigen Darminhalte, die bereits ins Rektum gelangt sind, finden sich die meisten Marker im Rektum und im angrenzenden Sigma, was sich in der Übersichtsaufnahme leicht differenzieren läßt (Hinton-Test, Abb. 8-4a-c).

Spezielle Röntgentechniken (Defäkographie) erlauben die Beurteilung der Veränderungen des Analkanals während des Stuhlgangs, was organische Schädigungen wie zum Beispiel eine Rektozele erkennen läßt.

Schließlich ist die **Rektummanometrie** die unmittelbare Vorbereitung für das Biofeedback. Bei der Rektummanometrie werden über Druckwandler der Ruhedruck, Maximaldruck und Dauer der Willküranspannung sowie die Rektumsensibilität geprüft. Bei der simulierten Defäkation werden der Druck im Sphinkter sowie der intraabdominelle Druck gemessen. Hierbei kann eine simultane und damit paradoxe Kontraktion der Beckenbodenmuskulatur leicht erkannt werden.

In jüngster Zeit werden zunehmend Zweifel daran geäußert, ob die bei der Rektummanometrie aufgefundenen Defäkationsmus-

Tab. 8-7 Obstipationsfragebogen (Bleijenberg u. Kuijpers 1996). Minimum 4; Maximum 18; Crohnbach Alpha: .82. Ein Punktwert von > 10 spricht für ein Spastisches Beckenboden-Syndrom. Der Durchschnittswert bei gesunden Kontrollen liegt bei 6

Wie oft haben Sie Stuhlgang?	
• mehrmals am Tag	1
• täglich	2
• jeden zweiten Tag	3
• etwa 2–3mal die Woche	4
• etwa einmal die Woche	5
• weniger als einmal die Woche	6
Wie oft haben Sie das Gefühl, daß Sie eine unvollständige Entleerung haben?	
• selten oder nie	1
• manchmal	2
• oft	3
• sehr oft	4
Kostet Sie der Stuhlgang Mühe?	
• ja, sehr viel Mühe	4
• ja, viel Mühe	3
• manchmal	2
• nein, überhaupt nicht	1
Empfinden Sie Schmerzen während des Pressens zur Stuhlentleerung?	
• nein, selten oder nie	1
• manchmal	2
• oft	3
• fast immer	4

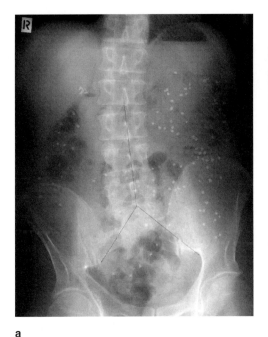

a

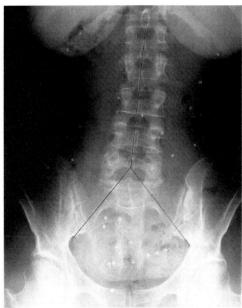

b

ter auch den natürlichen Abläufen beim Stuhlgang entsprechen. Bei einer ambulanten kontinuierlichen Langzeitmanometrie, die eine Messung in der natürlichen Umwelt erlaubt, konnten Duthie et al. (1992) nur bei 20% die zuvor in der unter Laborbedingungen durchgeführten Rektummanometrie gestellte Diagnose Anismus bestätigen. Das heißt, der alleinige rektummanometrische Befund einer paradoxen Sphinkterkontraktion beim Pressen reicht für die Diagnose nicht aus. Dafür spricht auch, daß paradoxe Sphinkteranspannung auch bei Inkontinenten und gesunden Kontrollpersonen gefunden wird, allerdings nur halb so häufig wie bei den Obstipierten (Voderholzer et al. 1997).

Evaluation

Die vorliegenden Studien zur Biofeedback-Therapie ergeben noch kein einheitliches Bild. Eine ganze Reihe von unkontrollierten Studien

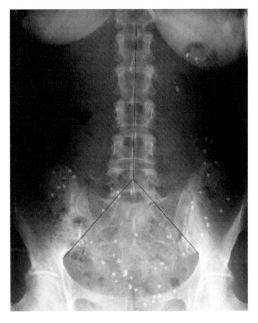

c

Abb. 8-4 Hinton-Test: **a** bei deutlicher Verzögerung der Darmpassage, **b** bei Normalpassage im Darm, **c** bei „Outlet obstruction"

Tab. 8-8 Neue Studien zum Biofeedback bei Obstipation

Autor	Behandlung	Kontrollbehandlung	N	Vordiagnose Spastischer Beckenboden	Follow-up	Prozent gebessert bzw. Kontrollbehandlung
Karlbom et al. (1997)	EMG-Biofeedback		28	ja	14 Monate	43%
Rieger et al. (1997)	EMG		19	nein	6 Monate	23%
Patankar et al. (1997)	EMG-Biofeedback		116	nein		84%
Gilliland et al. (1997)	EMG		194	nein		63% bei vollständiger Behandlung, 18% bei frühzeitigem Abbruch
Ko et al. (1997)	EMG			ja		80%
Glia et al. (1997)	Manometrie	EMG	13/13	ja	6 Monate	61%/76% 46%/69%
Van der Plas et al. (1996)	Konvent. Ther. + BF	Konvent. Ther.	94/98 Kinder	nein	12 Monate	50% / 59%
Park et al. (1996)	EMG		68	ja		67%
Ho et al. (1996)	EMG		62	ja	14 Monate	90%
Bleijenberg et al. (1994)	EMG	Ballon	9/11	ja		73%/11%
Siproudhis et al. (1995)	EMG		27	ja	unterschiedlich	51%
Loening-Baucke (1995)	Konvent. Ther. + BF	Konvent. Ther.	63/66 Kinder	ja	4,1 Jahre	50%/62%
Dahl (1991)	EMG		14	ja	6 Monate	92%

zeigen einen sehr guten initialen Effekt auf die Symptomatik, sowie eine meßbare Veränderung physiologischer Abläufe. Dabei variieren die berichteten Erfolgsraten jedoch ganz beträchtlich: von minimal 10% bis zu 90% (Tab. 8-8).

Eine wichtige Erklärung für die unterschiedlichen Ergebnisse liegt darin, daß keine Übereinstimmung bezüglich der Erfolgskriterien besteht. Neben der globalen Angabe einer subjektiven Besserung erfassen die Studien mit unterschiedlicher Gewichtung die Stuhlfrequenz, die Schwierigkeiten beim Stuhlgang, die Zeit, die für das Pressen beim Stuhlgang erforderlich ist, oder Schmerzen beim Stuhlgang. Als objektivierbare Maße werden rektummanometrische Daten erhoben oder die Fähigkeit, einen kleinen Ballon aus dem Rektum zu pressen, geprüft. Auch die Follow-up-Zeitpunkte sowie die Erhebungsmethoden variieren sehr stark, so daß eine vergleichende Wertung dieser Studien kaum möglich ist.

Enck (1993) kommt in einem Review der bis 1992 erschienenen unkontrollierten Studien zu einer geschätzten durchschnittlichen Erfolgsrate von 67%. Da alle diese Studien unkontrolliert durchgeführt wurden, können allerdings auch Änderungen der Stuhlgewohnheiten, der Ernährungsgewohnheiten oder auch regelmäßige Stuhlentleerungen für das Biofeedback-Training zu den Erfolgen beigetragen haben.

Bei Kindern tritt Obstipation häufig gemeinsam mit Enkopresis auf. Bei solchen Kindern (Van der Plas et al. 1996, Loening-Bauke 1995) konnte die Wirksamkeit einer Kombinationsbehandlung von Biofeedback und konventioneller Therapie gegenüber einer alleinigen konventionellen Therapie bisher nicht belegt werden. Hierbei ist allerdings zu berücksichtigen, daß aus diesen Studien keine Rückschlüsse auf die Behandlung von Erwachsenen gezogen werden können, und es bleibt zu fragen, ob nicht der nachweisbare gute initiale Effekt des Biofeedbacks als Erfolg verbucht werden kann, auch wenn bei späteren Follow-up-Untersuchungen die meisten Kinder unabhängig von der Art der Behandlung deutliche klinische Besserung aufweisen.

Für den Erwachsenenbereich fehlen bisher gute randomisierte kontrollierte Studien, bei denen ein vergleichbares Basistreatment mit dem Biofeedback verglichen wurde. Bleijenberg und Kuijper (1994) verglichen ein Ballonbiofeedback mit einem konventionellen EMG-Biofeedback. Dabei war das EMG-Biofeedback mit einer Erfolgsrate von 73% dem Ballontraining mit 22% hoch überlegen. Keinen Unterschied hingegen fanden Glia et al. (1997) beim Vergleich von manometrischem Biofeedback mit EMG-Biofeedback; die Erfolgsraten lagen bei 61%, respektive 76%.

Beim Vergleich der Studien wird deutlich, daß eine unselektionierte Aufnahme aller Patienten mit Biofeedback die Erfolgsquoten deutlich schmälert. Rieger et al. (1997) finden nur eine Erfolgsquote von 23% und beurteilen die Biofeedback-Therapie dementsprechend als verzichtbar. Ganz im Gegensatz hierzu fanden Ho et al. (1996) bei 62 Patienten mit Outlet obstruction, deren Diagnose mittels Kolontransitmessung und Defäkographie bestätigt wurde, bei über 90% einen guten Therapieerfolg, und dies interessanterweise unabhängig davon, ob in der Manometrie eine paradoxe Sphinkterkontraktion vorlag oder nicht.

Bei einer differenzierten röntgenologischen Abklärung von Patienten mit Anismus unterscheiden Park et al. (1996) zwei unterschiedliche Typen: Beim Typ A besteht ein erhöhter Druck im Analkanal aufgrund einer vermehrten Anspannung der Sphinkteren. Beim Typ B findet sich eine vermehrte Anspannung der Beckenbodenmuskulatur mit dem Effekt eines auch während der Preßversuche konstant spitzen Winkels zwischen Analkanal und Rektum. Biofeedback, das auf eine Druckabsenkung im Anus beim Pressen abzielt, ist weit erfolgreicher beim Typ B des spastischen Beckenbodens (86%) als beim Typ A (25%), bei dem die erhöhte Anspannung der Sphinkteren das Problem darstellt.

Bei der Gesamtwertung der bisher vorliegenden Ergebnisse sollte berücksichtigt werden, daß Obstipation ein mit konventionellen Mitteln nur sehr eingeschränkt zu behandelnder Symptomkomplex ist. In die vorliegenden Studien wurden nur solche Patienten aufgenommen, die bisher auf pharmakologische oder diätetische Therapie nicht ausreichend ansprachen und die stark unter ihren Symptomen leiden. Insofern sind Erfolgsraten von 50-70%, die bei realistischer Betrachtung von einem gut durchgeführten Biofeedback-Training erwartet werden können, ausreichend hoch, wenn auch die Patienten über die Möglichkeit eines ausbleibenden Erfolges informiert werden sollten.

In der Praxis wird man Biofeedback sinnvollerweise mit anderen Maßnahmen kombinieren, um damit den Patienten ein effektives Behandlungspaket anbieten zu können. Allerdings werden weitere Studien benötigt, um die Wertigkeit der Einzelkomponenten gegeneinander abzuwägen.

Ein interessantes neues Einsatzgebiet wird von Gilliland et al. (1997) vorgestellt: Anfallsartig einsetzende Schmerzen (Proctalgia fugax) im Bereich des Afters werden auf Spasmen der Sphinkteren, etwas länger anhaltende Schmerzen auch auf Spasmen des Beckenbodens zurückgeführt. Für diese sehr heftigen Schmerzzustände gab es bisher kaum eine wirklich erfolgversprechende Therapiemethode. Mit Biofeedback ließen sich in einer Serie von 86 Patienten immerhin 35% erfolgreich behandeln, wobei auch hier der Erfolg sehr von der Motivation der Patienten abhängt.

Praktische Durchführung

Obstipation ist nicht nur ein lästiges, sondern auch ein äußerst langwieriges Symptom. Patienten, die eine Behandlung aufsuchen, leiden bereits jahrelang unter diesen Beschwerden. Kurzfristige Hilfe finden sie allenfalls in Laxanzien, die jedoch auf die Dauer Abhängigkeiten schaffen und vor allem langfristig über

eine Schädigung der intramuralen Ganglienzellen die Darmmotorik beeinträchtigen und damit das Problem weiter vergrößern. Die Erfolgserwartung an die Biofeedback-Therapie sollte der Hartnäckigkeit dieser Beschwerden Rechnung tragen. Nicht immer sind dramatische Erfolge zu erzielen; es ist daher sinnvoll, Biofeedback mit Verhaltensänderungen zu kombinieren, um die Effizienz zu optimieren.

Der ungezielte Einsatz von Biofeedback-Training ohne vorherige diagnostische Abklärung führt zu eher enttäuschenden Ergebnissen. Biofeedback ist vor allem bei solchen Patienten erfolgversprechend, die
1. klinisch Zeichen einer Dyschezie (erschwerte Stuhlausscheidung) aufweisen (siehe Fragebogen von Bleijenberg u. Kuijpers 1996),
2. beim Hinton-Test eine Ansammlung der Marker im Rektosigmoid aufweisen,
3. bei der Defäkographie die Zeichen einer Outlet obstruction aufweisen (wobei diejenigen Patienten besser geeignet sind, bei denen die Relaxation der Puborektalisschlinge bei Preßversuchen ausbleibt),
4. bei der Analmanometrie eine paradoxe Sphinkterkontraktion beim Pressen zeigen. Dieses letzte Zeichen ist nach neueren Befunden unzuverlässig und als alleiniges Kriterium nicht ausreichend (Voderholzer et al. 1997, Duthie et al. 1992).

Die Ergebnisse der Basisdiagnostik bestimmen die Therapieziele. Liegt vorwiegend eine Spastik des Beckenbodens vor, ergibt sich als Therapieziel die Relaxation von Beckenboden und Sphincter ani externus bei simultanem Betätigen der Bauchpresse. In vielen Fällen hat allerdings die langjährige Behinderung der Stuhlentleerung zu einer Aufdehnung des Rektums durch die hier gelagerten Stuhlmassen geführt. Die Wahrnehmung der Rektumdehnung wird hierdurch zunehmend eingeschränkt, was dazu führt, daß der richtige Zeitpunkt für die Entleerung nicht mehr registriert wird. Dies führt dann zu einer Überlaufinkontinenz, wenn sich das Rektum unbemerkt immer weiter füllt, der Distensionsreflex des Sphincter internus erfolgt und damit unkontrollierter Stuhlabgang auftritt. Bei sehr langer Retention der Stuhlmassen im Kolon können sich diese sekundär durch Gärungsprozesse verflüssigen und so das Problem verstärken. Das klinische Bild kann dann eher einer Diarrhö gleichen, wobei das zugrunde liegende Problem die Passageverzögerung im Rektosigmoid ist.

Bei vorwiegender Verzögerung der Stuhlpassage im restlichen Kolon tritt die Bedeutung des Biofeedbacks in der Behandlung zurück. Hier sind Verhaltensänderungen und eine Ernährungsumstellung sinnvoll. Unterstützt werden kann diese durch ein Toilettentraining, bei dem die Defäkation konditioniert wird (Tab. 8-9).

Noch mehr als bei anderen Biofeedback-Interventionen am Beckenboden ist für die Therapie der Obstipation ein einfühlsames Vorgehen des Therapeuten und eine strenge Wahrung der Intimität des Patienten vonnöten. Der Patient wird nicht in der Lage sein, neue Funktionsabläufe in einer Atmosphäre zu erlernen, in der er sich gestört oder gar abgewertet fühlt. Die Therapie selbst ist personalintensiv, da die wesentlichen Interventionen nur unter Anleitung und mit Unterstützung des Therapeuten durchgeführt werden können.

Biofeedback-Therapie kann nur bei vorher entleertem Rektum durchgeführt werden. Gleichzeitig ist die Entlastung des chronisch überfüllten Rektums eine Bedingung eines dauerhaften Therapieerfolgs. Zu diesem Zweck kann es sinnvoll sein, Klysmen einzusetzen. Man kann sich die Anwendung der Klysmen in der Therapie zunutze machen. Die Entleerung des Rektums sollte regelmäßig zu einem Zeitpunkt erfolgen, der auch an anderen Tagen für die Defäkation günstig liegt. In den meisten Fällen eignet sich hierfür der Zeitpunkt nach dem Frühstück, da hier die physiologischen Voraussetzungen für die Stuhlentleerung am günstigsten sind. Die Umgebungsbedingungen sollten konstant gehalten werden, um durch die Regelmäßigkeit der Darmentleerung vor der Therapiesitzung eine Konditionierung der Defäkation auf diesen Zeitpunkt und auf die Umgebungsbedingungen einzuleiten.

Die Klysmen werden im Liegen in Linksseitenlage appliziert. Es sollte danach möglichst so lange gewartet werden, bis Stuhldrang auftritt. Die hierauf erfolgende Stuhlentleerung sollte mit möglichst wenig aktiver Beteiligung der Bauchpresse geschehen, um nicht zu diesem frühen Zeitpunkt falsche Funktionsabläufe zu verfestigen.

Die Therapiesitzungen für die Biofeeback-Behandlung sollten über einen begrenzten Zeitraum (etwa drei bis acht Wochen) in ausreichend hoher Frequenz, nämlich zumindest zweimal, besser dreimal in der Woche, anberaumt werden. Dies dient auch dazu, daß während der Dauer der Behandlung dysfunktionale Defäkationsversuche möglichst ausbleiben sollen.

Tab. 8-9 Problematik und Therapieansatz bei Obstipation

Problematik	Therapieansatz
Paradoxe Beckenbodenanspannung bei der Defäkation mit Dyschezie	Bimodales Biofeedback mit rektaler Sonde und Messung der Beckenbodenanspannung; simultane Erhöhung des intrarektalen Drucks und Relaxation der Sphinkteren
Herabgesetzte Rektumsensibilität mit konsekutiver Überfüllung des Rektums	Diskriminationstraining, regelmäßige Entleerung des Rektums
Herabgesetzte Stuhlfrequenz, verzögerte Kolonpassagezeit	Konditionierung des Defäkationsreflexes durch vermehrten Ballaststoffgehalt der Ernährung, Unterstützung mit Quellstoffen

Für die Biofeedback-Therapie selbst wird eine durchbohrte EMG-Sonde benötigt, durch die ein Ballonkatheter zur Druckmessung eingeführt werden kann. Dem Patienten werden die beiden Druckkurven am Monitor erläutert, von denen die eine den Druck im Sphinkter und die andere den Druck im Rektum repräsentiert. Das Verständnis der Abläufe, die die Stuhlentleerung zum Problem werden lassen, ist Voraussetzung für einen Therapieerfolg. Der Patient wird aufgefordert, die Bauchpresse wie zum Stuhlgang zu betätigen. Am Monitor werden die Abläufe kontrolliert und mit dem Patienten besprochen. Bei korrekter Indikationsstellung wird es dem Patienten zunächst nicht gelingen, den Sphinkter beim Pressen gleichzeitig zu relaxieren. Es wird gleichzeitig mit dem durch die Bauchpresse verursachten Druckanstieg im Rektum ein deutlicher Druckanstieg im After auftreten. Die Aufgabe für die folgenden Biofeedback-Sitzungen besteht darin, die Bauchpresse so zu betätigen, daß gleichzeitig die Beckenmuskulatur entspannt bleibt und die Druckkurve der EMG-Sonde im Anus flach verläuft oder – besser noch – abfällt.

Sobald die Grundzüge der Beckenbodenrelaxation für den Patienten klar geworden sind, kann als nächster Schritt das Auspressen des gefüllten Ballonkatheters geübt werden. Man wird zunächst mit einem kleinen Volumen von 10–20 ml beginnen und dies langsam steigern. Ohne eine ausreichende Sphinkterrelaxation wird dies nicht gelingen.

Sobald hier die ersten Erfolge auftreten, sollte zur Generalisierung der erlernten Reaktion ein Toilettentraining begonnen werden. Zu regelmäßigen Zeitpunkten (ca. dreimal am Tag) sollte der Patient eine Toilette aufsuchen und die erlernten Abläufe für eine begrenzte Zeit von maximal 5 min praktizieren.

Bei beeinträchtigter Sensibilität des Rektums sollte die Biofeedback-Behandlung ausgedehnt werden. Es wird ein Diskriminationstraining wie zur Behandlung der Stuhlinkontinenz eingesetzt. Der Patient wird angeleitet, die Toilette aufzusuchen, sobald er eine Füllung des Rektums wahrnimmt. Diese Zeitpunkte sind für die Stuhlentleerung am günstigsten.

Das hier beschriebene Vorgehen kann jeweils mit anderen im Einzelfall indizierten Verhaltensänderungen kombiniert werden, die förderlich für eine gesunde Verdauung sind, hier jedoch nicht explizit aufgeführt werden sollen (Eßgewohnheiten, Bewegung etc.).

Fallbeispiel – Obstipation

Eine 27jährige Verwaltungsangestellte litt seit dem sechsten Lebensjahr an mühsamer Stuhlentleerung (Stuhlkonsistenz wie „Hasenköttel") mit starken Bauchschmerzen und Blähungen, so daß sie seit ihrer Kindheit ständig Abführmittel einnahm. Die Patientin unterzog sich intensiver internistischer Diagnostik, wobei jedoch keine krankhaften Veränderungen der Bauchorgane festgestellt werden konnten. Seit 1994 setzte sie die Abführmittel ab und verwendete statt dessen Einläufe, die sie alle zwei Tage einsetzte und dann 1,5 bis 2 Stunden lang benötigte, in denen sie den Bauch massierte und knetete, um den Darm zufriedenstellend zu entleeren.

Beim Hinton-Test fand sich eine mit 102 Stunden deutlich verzögerte Dickdarmpassagezeit, wobei die wesentliche Verzögerung der Passage im Rektosigmoid vorlag. Hier betrug die Passagezeit 54 Stunden. In der Defäkographie zeigte sich eine leichte Rektozele, vor allem aber eine persistierende Kontraktion der Puborektalisschlinge während der Preßversuche. Die Entleerung des Kontrastmittels gelang nur unvollständig.

Bei der Rektummanometrie fand sich ein relativ hoher Ruhedruck mit 114 mmHg. Bei den Preßversuchen stieg der Druck weiter um 10 mmHg an. Die Rektumsensibilität war nicht beeinträchtigt.

Bei der Patientin lag eine eindeutige Outlet obstruction vor. Wegen der nicht veränderten Rektumsensibilität wurde kein Diskriminationstraining benötigt. In initial drei, später zwei Sitzungen pro Woche übte

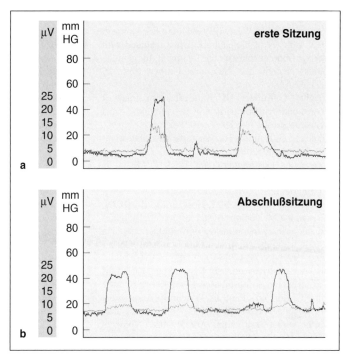

Abb. 8-5 Druckkurven im Verlauf der Biofeedback-Behandlung. Die dunkle Kurve stellt die Druckableitung aus dem Mastdarm dar (gemessen mit einem kleinen Ballon, Maßeinheit mmHg); die helle Kurve entspricht der Anspannung des äußeren Schließmuskels des Afters (gemessen mit einem Mikrotransducer, der die Muskelaktivität in μV mißt). Während in der ersten Sitzung **(a)** die Druckerhöhung im Mastdarm von einer gleichzeitigen Druckerhöhung im Schließmuskel begleitet wird (und damit eine Austreibung des Darminhalts fast unmöglich wird), gelingt es der Patientin in der letzten Sitzung **(b)**, eine Druckerhöhung im Schließmuskel bei Einsetzen der Bauchpresse vollständig zu vermeiden.

sie die richtige Koordination der Beckenbodenmuskulatur. Der Verlauf ist in den Druckkurven (Abb. 8-5a,b) dokumentiert. Das Auspressen eines kleinen Ballons war der Patientin zunächst überhaupt nicht möglich. Nachdem sie gelernt hatte, den Beckenboden zu entspannen, konnte sie aber auch einen Ballon mit 20 ml Inhalt – später auch mit größeren Volumina – auspressen. Nach diesem für die Patientin als erheblicher Erfolg erlebten Therapiefortschritt besserten sich die Stuhlgangsprobleme sehr rasch.

Nach drei Wochen war es ihr erstmals seit Jahren möglich, ohne Einlauf zur Toilette zu gehen. Gegen Ende der Behandlung bestand keine Obstipation mehr. Auch aufgrund weiterer im Verlauf der stationären Therapie erzielter Veränderungen gab sie gegen Ende des Aufenthaltes an, „sich wie ein neuer Mensch zu fühlen".

Literatur

Bear M, Dwyer JW, Benveneste D, Jett K, Dougherty M. Home-based management of urinary incontinence: a pilot study with both frail and independent elders. J Wound Ostomy Continence Nurs 1997; 24 (3): 163-71.

Berghmans LC, Frederiks CM, de Bie RA, Weil EH, Smeets LW, van Waalwijk van Doorn ES, Janknegt RA. Efficacy of biofeedback, when included with pelvic floor muscle exercise treatment, for genuine stress incontinence. Neurourol Urodyn 1996; 15 (1): 37-52.

Bleijenberg G, Kuijpers HC. Biofeedback treatment of constipation: a comparison of two methods. Am J Gastroenterol 1994; 89 (7): 1021-6.

Bleijenberg G, Kuijpers HC. Therapie gastrointestinaler Funktionsstörungen (Obstipation). In: Psychologie und Gastroenterologie. Enck P, Musial F, Hrsg. Göttingen, Bern, Toronto, Seattle: Hogrefe 1996; 61-72.

Brandeis GH, Baumann MM, Hossain M, Morris JN, Resnick NM. The prevalence of potentially remediable urinary incontinence in frail older people: a study using the Minimum Data Set. J Am Geriatr Soc 1997; 45 (2): 179-84.

Brubaker, L. and Kotarinos, R. Kegel or cut? Variations on his theme. J Reprod Med 1993; 38 (9): 672-8.

Bump RC, Hurt WG, Fantl JA, Wyman JF. Assessment of Kegel pelvic muscle exercise performance after brief verbal instruction. Am J Obstet Gynecol 1991; 165 (2): 322-7.

Burgio KL, Matthews KA, Engel BT. Prevalence, incidence and correlates of urinary incontinence in healthy, middle-aged women. J Urol 1991; 146 (5): 1255-9.

Burgio KL, Robinson JC, Engel BT. The role of biofeedback in Kegel exercise training for stress urinary incontinence. Am J Obstet Gynecol 1986; 154: 58-64.

Burns PA, Pranikoff K, Nochajski T, Desotelle P, Harwood MK. Treatment of stress incontinence with pelvic floor exercises and biofeedback. J Am Geriatr Soc 1990; 38 (3): 341-4.

Burns PA, Pranikoff K, Nochajski TH, Hadley EC, Levy KJ, Ory MG. A comparison of effectiveness of biofeedback and pelvic muscle exercise treatment of stress incontinence in older community-dwelling women. J Gerontol 1993; 48 (4): M 167-74.

Burton JR, Pearce KL, Burgio KL, Engel BT, Whitehead WE. Behavioral training for urinary incontinence in elderly ambulatory patients. J Am Geriatric Soc 1988; 36: 693-8.

Cardozo L, Stanton SL. Biofeedback – a five-year follow-up. Br J Urol 1985; 56 (2): 220.

Cardozo L, Abrams P, Stanton SL, Feneley R. Idiopathic bladder instability treated by biofeedback. Br J Urol 1978; 50 (7): 521-3 (zit. als Cardozo et al. 1978a).

Cardozo L, Stanton SL, Hafner J, Allan V. Biofeedback in the treatment of detrusor instability. Br J Urol 1978; 50: 250-4 (zit. als Cardozo et al. 1978b).

Ceresoli A, Zanetti G, Seveso M, Bustros J, Montanari E, Guarneri A, Tzoumas S. Perineal biofeedback versus pelvic floor training in the treatment of urinary incontinence. Arch Ital Urol Androl 1993; 65 (5): 559-60.

Clark A, Romm J. Effect of urinary incontinence on sexual activity in women. J Reprod Med 1993; 38 (9): 679-83.

Dahl J, Lindquist BL, Tysk C, Leissner P, Philipson L, Jarnerort G. Behavioral medicine treatment in chronic constipation with paradoxical anal sphincter contraction. Dis Colon Rectum 1991; 34 (9): 769-76.

Duthie GS, Bartolo DC. Anismus: the cause of constipation? Results of investigation and treatment. World J Surg 1992; 16 (5): 831-5.

Eisman E, Tries J. A new probe for measuring electromyographic activity from multiple sites in the anal canal. Dis Colon Rectum 1993; 36 (10): 946-52.

Enck P, Frieling T. Therapie der Stuhlinkontinenz aus internistischer Sicht. Z Gastroenterol 1993; 31 (6): 405-9.

Enck P. Biofeedback training in disordered defecation: a critical review. Dig Dis Sci 1993; 38 (11): 1953-60.

Enck P, Daublin G, Lübke HJ, Strohmeyer G. Long-term efficacy of biofeedback training for fecal incontinence. Dis Colon Rectum 1994; 37 (10): 997-1001.

Enck P, Kränzle U, Schwiese J, Dietz M, Lübke MJ, Erckenbrecht JF, Wienbeck M, Strohmeyer G. Biofeedback-Behandlung bei Stuhlinkontinenz. Dtsch Med Wschr 1988; 113: 1789-94.

Gilliland R, Heymen JS, Altomare DF, Vickers D, Wexner SD. Biofeedback for intractable rectal pain: outcome and predictors of success. Dis Colon Rectum 1997; 40 (2): 190-6.

Gilliland R, Heymen S, Altomare DF, Park UC, Vickers D, Wexner SD. Outcome and predictors of success of biofeedback for constipation. Br J Surg 1997; 84 (8): 1123-6.

Glavind K, Nohr SB, Walter S. Biofeedback and physiotherapy versus physiotherapy alone in the treatment of genuine stress urinary incontinence. Int Urogynecol J Pelvic Floor Dysfunct 1996; 7 (6): 339-43.

Glia A, Gylin M, Gullberg K, Lindberg G. Biofeedback retraining in patients with functional constipation and paradoxical puborectalis contraction: comparison of anal manometry and sphincter electromyography for feedback. Dis Colon Rectum 1997; 40 (8): 889-95.

Hamalainen RJ, Raivio P, Antila S, Palmu A, Meclin JP. Biofeedback therapy in rectal prolapse patients. Dis. Colon Rectum 1996; 39 (3): 262-5.

Hampel C, Wienhold D, Benken N, Eggersmann C, Thuroff JW. Prevalence and natural history of female incontinence. Eur Urol 1997; 32, Suppl. 2: 3-12.

Harris JL. Treatment of postprostatectomy for urinary incontinence with behavioral methods. Clin Nurse Spec 1997; 11 (4): 159-66.

Hinton J, Lennard-Jones J, Young A. A new method of studying gut transit times using radio opaque markers. Gut 1969; 10: 842-7.

Hirsch A, Weirauch G, Steimer B, Bihler K, Peschers U, Bergauer F, Leib B, Dimpfl T. Treatment of female urinary incontinence with EMG-controlled biofeedback home training. Int Urogynecol J 1999; 10: 7-10.

Hjalmas K. Functional daytime incontinence: definitions and epidemiology. Scand J Urol Nephrol Suppl 1992; 141: 39-44.

Ho YH, Tan M, Goh HS. Clinical and physiologic effects of biofeedback in outlet obstruction constipation. Dis Colon Rectum 1996; 39 (5): 520-4.

Hoebeke P, Van de Walle J, Theunis M, De Paepe H, Oosterlinck W, Renson C. Outpatient pelvic-floor therapy in girls with daytime incontinence and dysfunctional voiding. Urology 1996; 48 (6): 923-7.

Holschneider AM. Elektromanometrie des Enddarms. München, Wien, New York: Urban & Schwarzenberg 1977.

Iwai N, Nagashima M, Shimotake T, Iwata G. Biofeedback therapy for fecal incontinence after surgery for anorectal malformations: preliminary results. J Pediatr Surg 1993; 28 (6): 863-6.

Jackson J, Emerson L, Johnston B, Wilson J, Morales A. Biofeedback: a noninvasive treatment for incontinence after radical prostatectomy. Urol Nurs 1996; 16 (2): 50-4.

Jackson SL, Weber AM, Hull TL, Mitchinson AR, Walters MD. Fecal incontinence in women with urinary incontinence and pelvic organ prolapse. Obstet Gynecol 89(3): 423-7.

Jensen LL, Lowry AC. Biofeedback improves functional outcome after sphincteroplastic. Dis Colon Rectum 1997; 40 (2): 197-200.

Karlbom U, Hallden M, Eeg Olofsson KE, Pahlman L, Graf W. Results of biofeedback in constipated patients: a prospective study. Dis Colon Rectum 1997; 40 (10): 1149-55.

Kjolseth D, Madsen B, Knudsen LM, Norgaard JP, Djurhuus JC. Biofeedback treatment of children and adults with idiopathic detrusor instability. Scand J Urol Nephrol 1994; 28 (3): 243-7.

Kohlenberg JR. Operant conditioning of human anal sphincter pressure. J Appl Behav Anal 1973; 6: 201-8.

Kok AL, Voorhorst FJ, Burger CW, van Houten P, Kenemans P, Janssens J. Urinary and faecal incontinence in community-residing elderly women. Age Ageing 1992; 21 (3): 211-5.

Ko CY, Tong J, Lehman RE, Shelton AA, Schrock TR, Welton ML. Biofeedback is effective therapy for fecal incontinence and constipation. Arch Surg 1997; 132 (8):829-33.

Koutsomanis D, Lennard Jones JE, Roy AJ, Kamm MA. Controlled randomised trial of visual biofeedback versus muscle training without a visual display for intractable constipation. Gut 1995; 37 (1):95-9.

Lagro Janssen T, Smits A, van Weel C. Urinary incontinence in women and the effects on their lives. Scand J Prim Health Care 1992; 10 (3): 211-6.

Latimer PR, Campbell D, Kasperski J. A component analysis of biofeedback in the management of fecal incontinence. Biofeedback and Self-Regulation 1984; 9: 311-24.

Loening-Baucke V. Balloon defecation as a predictor of outcome in children with functional constipation and encopresis. J Pediatr 1996; 128 (3): 336-40.

Loening Baucke V. Biofeedback training in children with functional constipation: a critical review. Dig Dis Sci 1996; 41 (1): 65-71.

Loening Baucke V. Biofeedback treatment for chronic constipation and encopresis in childhood: long-term outcome. Pediatrics 1995; 96 (1 Pt 1): 105-10.

Loening Baucke V. Efficacy of biofeedback training in improving faecal incontinence and anorectal physiologic function. 1990; Gut 31 (12): 1395-1402.

Mattox TF, Bhatia NN. The prevalence of urinary incontinence or prolapse among white and Hispanic women. Am J Obstet Gynecol 1996; 174 (2): 646-8.

McIntosh LJ, Frahm JD, Mallett VT, Richardson DA. Pelvic floor rehabilitation in the treatment of incontinence. J Reprod Med 1993; 38 (9): 662-6.

Miner PB, Donnelly TC, Read NW. Investigation of mode of action of biofeedback in treatment of fecal incontinence. Dig Dis Sci 1990; 35 (10): 1291-8.

O'Brien J, Austin M, Sethi P, O'Boyle P. Urinary incontinence: prevalence, need for treatment, and effectiveness of intervention by nurse. Br Med J 1991; 303 (6813): 1308-12.

O'Donnell PD, Doyle, R. Biofeedback therapy technique for treatment of urinary incontinence. Urology 1991; 37 (5): 432-6.

Papachrysostomou M, Smith AN. Effects of biofeedback on obstructive defecation – reconditioning of the defecation reflex? Gut 1994; 35 (2): 252-6.

Park UC, Choi SK, Piccirillo MF, Verzaro R, Wexner SD. Patterns of anismus and the relation to biofeedback therapy. Dis Colon Rectum 1996; 39 (7): 768-73.

Patankar SK, Ferrara A, Levy JR, Larach SW, Williamson PR, Perozo SE. Biofeedback in colorectal practice: a multicenter, state-wide, three-year experience. Dis Colon Rectum 1997; 40 (7): 827-831.

Rao SS, Enck P, Loening Baucke V. Biofeedback therapy for defecation disorders. Dig Dis 1997; 15, Suppl. 1: 78-92.

Rieger NA, Wattchow DA, Sarre RG, Cooper SJ, Rich CA, Saccone GT, Schloithe AC, Toouli J, McCall JL. Prospective trial of pelvic floor retraining in patients with fecal incontinence. Dis Colon Rectum 1997; 40 (7): 821-6.

Rieger NA, Wattchow DA, Sarre RG, Saccone GT, Rich CA, Cooper SJ, Marshall VR, McCall JL. Prospective study of biofeedback for treatment of constipation. Dis Colon Rectum 1997; 40 (10): 1143-8.

Sandvik H, Hunskaar S, Vanvik A, Bratt H, Seim A, Hermstad R. Diagnostic classification of female urinary incontinence: an epidemiological survey corrected for validity. J Clin Epidemiol 1995; 48 (3): 339-43.

Schulman C, Claes H, Matthijs J. Urinary incontinence in Belgium: a population-based epidemiological survey. Eur Urol 1997; 32(3): 315-20.

Schultz A, Dickey G, Skoner M. Self-report of incontinence in acute care. Urol Nurs 1997; 17 (1): 23-8.

Siproudhis L, Dautreme S, Ropert A, Briand H, Renet C, Beusnel C, Juguet F, Rabot AF, Bretagne JF, Gosselin M. Anismus and biofeedback: who benefits? Eur J Gastroenterol Hepatol 1995; 7 (6): 547-52.

Stein M, Discippio W, Davia M, Taub H. Biofeedback for the treatment of stress and urge incontinence. J Urol 1995; 153 (3 Pt 1): 641-3.

Susset J, Galea G, Manbeck K, Susset A. A predictive score index for the outcome of associated biofeedback and vaginal electrical stimulation in the treatment of female incontinence. J Urol 1995; 153 (5): 1461-6.

Susset JG, Galea G, Read L. Biofeedback therapy for female incontinence due to low urethral resistance. J Urol 1990; 143 (6): 1205-8.

Talley NJ, Weaver AL, Zinsmeister AR, Melton LJ, 3rd. Functional constipation and outlet delay: a population-based study. Gastroenterol 1993; 105 (3): 781-90.

Talley NJ, Zinsmeister AR, Van Dyke C, Melton LJ, 3rd. Epidemiology of colonic symptoms and the irritable bowel syndrome. Gastroenterol 1991; 101 (4): 927-34.

Thiede A, Kraemer M, Fuchs KH. Diagnostik der chronischen Obstipation. Dtsch Med Wschr 1995; 13 (120): 449-53.

Thiede A, Kraemer M, Fuchs KH. Therapie der chronischen Obstipation. Dtsch Med Wschr 1995; 13 (120): 485-8.

Tries J, Eisman E. Urinary incontinence – evaluation and biofeedback treatment. In: Biofeedback – A Practitioner's Guide. Schwartz MS, ed. New York: Guilford Press 1995; 597-632.

Tries J, Eisman E, Lowery SP. Fecal incontinence. In: Biofeedback – A Practitioner's Guide. Schwartz MS, ed. New York: Guilford Press 1995; 633-60.

Van der Plas RN, Benninga MA, Buller HA, Bossuyt PM, Akkermans LM, Redekop WK, Taminiau JA. Biofeedback training in treatment of childhood constipation: a randomised controlled study. Lancet 1996; 348 (9030): 776-80.

Van der Plas RN, Benninga MA, Taminiau JA, Buller HA. Treatment of defaecation problems in children: the role of education, demystification and toilet training. Eur J Pediatr 1997; 156 (9): 689-92.

Van Tets WF, Kuijpers JH, Bleijenberg G. Biofeedback treatment is ineffective in neurogenic fecal incontinence. Dis Colon Rectum 1996; 39 (9): 992-4.

Vijverberg MA, Elzinga Plomp A, Messer AP, van Gool JD, De Jong TP. Bladder rehabilitation, the effect of a cognitive training programme on urge incontinence. Eur Urol 1997; 31 (1): 68-72.

Voderholzer WA, Neuhaus DA, Klauser AG, Tzavella K, Muller Lissner SA, Schindlbeck NE. Paradoxical sphincter contraction is rarely indicative of anismus. Gut 1997; 41 (2): 258-62.

Wald A, Tununguntla AK. Anorectal sensorimotor dysfunction in fecal incontinence and diabetes mellitus. New Engl J Med 1984; 310: 1282-7.

Wald A. Constipation and fecal incontinence in the elderly. Gastroenterol Clin North Am 1990; 19 (2): 405-18.

Walters MD, Taylor S, Schoenfeld LS. Psychosexual study of women with detrusor instability. Obstet Gynecol 1990; 75 (1): 22-6.

Wennergren H, Oberg B. Pelvic floor exercises for children: a method of treating dysfunctional voiding. Br J Urol 1995; 76 (1): 9-15.

Whitehead WE, Burgio KL, Engel BT. Biofeedback treatment of fecal incontinence in geriatric patients. J Am Geriat Soc 1985; 33: 320-4.

Whitehead WE, Drinkwater D, Cheskin LJ, Heller BR, Schuster MM. Constipation in the elderly living at home – definition, prevalence, and relationship to lifestyle and health status. J Am Geriat Soc 1989; 37: 423-9.

Zellmann K, Pietsch S, Liedl B. Ist eine postoperative Harninkontinenz durch Biofeedback-Methoden zu bessern? In: Praktische Onkologie VII. Schmid L, Wilmanns W, Hrsg. München: Zuckschwerdt Verlag 1997; 156-71.

9 Biofeedback bei Lähmungen und anderen neurologischen Erkrankungen

Friedemann Müller, Ingo Keller, Marguerite Leches, Jörg Wissel

Einführung

Die häufigste neurologische Erkrankung stellt mit einer jährlichen Inzidenz von 190 bis 350 pro 100 000 Einwohner der ischämische Insult dar. Ähnliche Ausfallserscheinungen entstehen nach einer Hirnblutung, so daß sich für beide Erkrankungen der Begriff Schlaganfall eingebürgert hat. Paresen bestehen in bis zu 85% der Patienten zwei Wochen nach einem Schlaganfall. Initial sind bis zu 60% der Patienten vollständig bettlägerig, lediglich 20 bis 30% sind gehfähig. Die motorischen Behinderungen führen bei der Hälfte zu Abhängigkeit von pflegerischer Versorgung bei den Verrichtungen des täglichen Lebens. Abhängig von den therapeutischen Bemühungen können bis zu drei Viertel der den Schlaganfall überlebenden Menschen jedoch wieder selbständig lebensfähig werden.

In einer epidemiologischen Feldstudie, die auch leichtere, nicht klinisch-stationär behandelte Patienten einschloß, hatten nach einem halben Jahr 47% der Überlebenden keine meßbare Schwäche mehr, allerdings erreichte auch keiner der Patienten, der nach drei Wochen noch eine Parese zeigte, wieder die volle Kraft (Wade u. Hewer 1987).

> Schlaganfall stellt die häufigste neurologische Erkrankung dar. Die Mehrzahl der Schlaganfallpatienten leidet unter motorischen Störungen, deren Auswirkungen zum Teil Pflegebedürftigkeit nach sich ziehen.

Der Grad der verbleibenden Behinderung und damit der Pflegebedürftigkeit ist in hohem Ausmaß vom residuellen motorischen Defizit abhängig. Eine gezielte und alle Fähigkeiten mobilisierende, rechtzeitig einsetzende Rehabilitationsbehandlung des motorischen Defizits ist deshalb notwendig. Ein gutes Rehabilitationsergebnis ist um so wahrscheinlicher, je jünger der Patient und je weniger stark ausgeprägt die initiale Symptomatik ist (Ween et al. 1996). Patienten bessern sich nach intrazerebraler Blutung langsamer, aber oft in größerem Ausmaß, als nach einem ischämischen Insult.

Zur Wiedererlangung funktionell einsetzbarer selektiver Muskelfunktion ist meist ein langwieriger Therapieprozeß erforderlich, bei dem die wesentliche Arbeit von Physiotherapeuten und Ergotherapeuten geleistet wird. Wie in der Psychotherapie-Forschung kristallisieren sich auch hier langsam wesentliche Elemente heraus, die unabhängig von den Annahmen der verschiedenen therapeutischen Schulen als Grundprinzipien motorischen Lernens zu gelten haben:

Bisher dürfte die *Bedeutung repetitiven Trainings* eher unterschätzt worden sein: Häufige Wiederholungen des einzuübenden motorischen Verhaltens ermöglichen eine Ökonomisierung und Automatisierung von Bewegungsabläufen. Weitere wichtige Elemente sind die Selbstinitiierung und -kontrolle von Bewegungen und das Erarbeiten eigener Bewegungsstrategien sowie die sensomotorische Kopplung von afferenten Signalen und Muskelaktivierung.

Um Muskelaktivierung zu fördern und Spastik zu reduzieren, sind von verschiedenen Autoren EMG-Biofeedback-Verfahren bei verschiedenen Muskeln versucht worden. Gerade die Möglichkeit für Patienten, selbständig aktiv zu üben, unterstreicht die Bedeutung des Biofeedback-Trainings für neurologische Patienten im Blickfeld der neueren Thesen zum motorischen Lernen. Viele kleinere Studien zeigten jedoch noch keine signifikante Überlegenheit gegenüber der Physiotherapie (Moreland et al. 1994). Aufgrund der eingeschränkten Gruppengröße sollten diese Ergebnisse jedoch nicht zu negativ bewertet werden (Gefahr eines Typ-II-Fehlers). Darüber hinaus wäre auch bereits eine Gleichwertigkeit angesichts der größeren Patientenselbständigkeit beim Üben mit Biofeedback eine Möglichkeit, die Therapeutenkapazität besser zu nutzen als die nur limitiert verfügbare Physiotherapie.

Durch EMG-Biofeedback kann Muskelaktivierung oder der Abbau von Spastiken unterstützt werden.

In den letzten Jahren sind auch vermehrt Versuche mit funktioneller Elektrostimulation der Armmuskulatur unternommen worden. Allerdings sind auch hier die bisherigen Gruppengrößen der Therapiestudien noch nicht sehr aussagekräftig (Glanz et al. 1996), wenn auch die Methode eine Verbesserung der Versorgung erhoffen läßt.

Neben der Behandlung von Paresen stehen auch andere Störungsmuster im Fokus der Biofeedback-Therapie, die einer direkten Verhaltenssteuerung entweder weniger zugänglich oder nicht bewußt sind. Insbesondere Störungen der axialen Motorik sowie der Stand- und Gangmotorik, die über direkte lähmungsbedingte Folgen hinausgehen, wurden in Therapiestudien untersucht. Im folgenden wollen wir den Schwerpunkt auf die Behandlung von Lähmungen legen, aber auch beispielhaft andere Einsatzmöglichkeiten wie Posturales Training und andere vorstellen.

Grundlagen der Biofeedback-Therapie bei Lähmungen und weiteren neurologischen Erkrankungen

Lähmungen

Das motorische System besteht aus verschiedenen Subsystemen, die am Ablauf von Bewegungen in unterschiedlichem Maß beteiligt sind (Abb. 9-1). Dementsprechend kann es je nach Ausfall einzelner Systeme zu unterschiedlichen Störungsmustern kommen.

Schädigungen der motorischen Rinde führen typischerweise zu einer zentralen Hemiparese. Darüber hinaus kann es nach Gewebsläsionen im Frontallappen zu Bewegungsautomatismen oder Haltungsverharren kommen. Halbseitige Lähmungen sind auch nach Schädigungen in der inneren Kapsel und im Hirnstamm zu erwarten. Durch Biofeedback beeinflußbar sind einerseits die bei Lähmungen entstehenden Plussymptome, wie vermehrter muskulärer Widerstand, patholo-

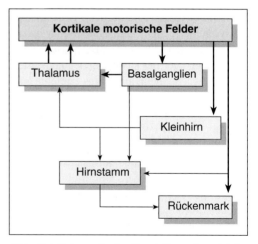

Abb. 9-1 Schematische Darstellung der wichtigsten motorischen Systeme und ihrer Verbindungen (nach Alexander 1996)

gische Reflexe, assoziierte Reaktionen oder Massenbewegungen, und andererseits Minussymptome wie Kraftminderung, reduzierte Feinmotorik oder verminderte Antagonistenhemmung.

Störungen des Bewegungsablaufs

Nach Parietallappenläsionen kommt es zu kontralateral gelegenen halbseitigen Sensibilitätsstörungen, die auch Auswirkungen auf die Motorik haben. Hier kann durch ein externes Feedback der unterbrochene Regelkreis zur Steuerung der Motorik geschlossen werden. In diesen Fällen ist es sinnvoll, kinematische Informationen wie Stellungen der Gelenke oder Positionen der betroffenen Extremität im Raum rückzumelden.

Die Stammganglien können als motorisches „Servosystem" betrachtet werden, da sie weitgehend unbewußte, automatisierte motorische Prozesse unterstützen. Dies sind insbesondere die Gleichgewichtsregulation beim Stehen, aber auch später erlernte automatisierte Bewegungsabläufe, wie sie beispielsweise beim Erlernen einer Sportart entstehen. Läsionen im Bereich der Stammganglien führen entweder zu einer Verminderung der Bewegungsfähigkeit (Hypokinesen nach Läsionen im Pallidum und der Substantia nigra), oder sie lösen unkontrollierbare, überschießende Bewegungen aus (Hyperkinesen bei Schädigung des Putamens, des Caudatums, des äußeren Pallidums und des Nucleus subthalamicus). Störungen des Bewegungsmusters (insbesondere Ataxien) sind auch nach Schädigungen des Zwischenhirns und Kleinhirns zu erwarten. Wie nach Parietallappenläsionen können auch hier vorzugsweise kinematische Informationen für ein Feedback verwendet werden. Mit Hilfe einer beweglichen Standplattform ist es beispielsweise möglich, dem Patienten Informationen über seine Körperhaltung zu vermitteln (Pepino et al. 1996). Bei speziellen Bewegungsabläufen wie etwa dem Schreiben können auch die Kraft-entfaltung sowie Beschleunigungen und Geschwindigkeiten der Hand- und Fingerbewegungen gemessen werden (Mai 1992, O'Neill et al. 1997).

Funktionsweise des Biofeedbacks bei motorischen Störungen

EMG-Biofeedback wird sowohl bei zentralen als auch bei peripheren Lähmungen eingesetzt. Während Biofeedback bei zentralen Lähmungen auch auf den Abbau pathologischer zentralnervöser Aktivierungsmuster abzielen kann, versucht man durch Biofeedback bei peripheren Lähmungen die Reinnervierung der motorischen Endplatte bzw. die reparative axonale Aussprossung im Rückenmark zu fördern (Wissel 1991). Das motorische System kann als Regelkreis betrachtet werden (Abb. 9-2a). Kommt es infolge einer Hirnschädigung zu einer Störung des Regelkreises, besteht die Möglichkeit, verloren gegangene oder fehlerhafte Informationen durch Biofeedback wieder herzustellen (Abb. 9-2b). Dies erleichtert es dem Patienten, die Durchführung motorischer Funktionen zu erlernen.

Nach Bach-Y-Rita (1983) existieren drei wichtige Mechanismen, die zum Erfolg einer Biofeedback-Therapie bei Patienten der Neurologie entscheidend beitragen:

> **Grundprinzipien des Biofeedbacks nach Bach-y-Rita (1983)**
> 1. Biofeedback liefert die notwendigen sensorischen Informationen für eine willkürliche Bewegung.
> 2. Biofeedback fördert den Gebrauch alternativer neuronaler Strukturen zur Steuerung der Motorik und ermöglicht das Austesten verschiedener Strategien.
> 3. Biofeedback macht unangemessene motorische Reaktionen bewußt.

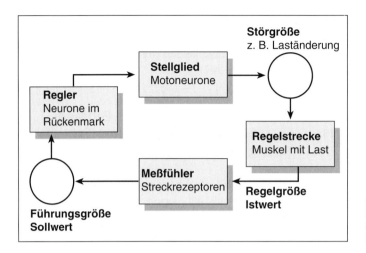

Abb. 9-2a Biokybernetisches Modell eines sensomotorischen Regelkreises im Rückenmark

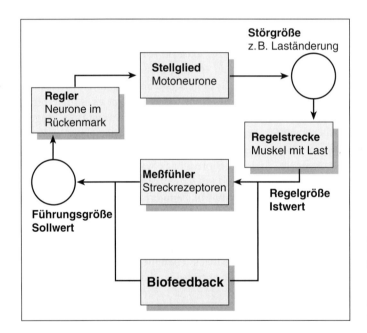

Abb. 9-2b Einfluß des Biofeedbacks auf einen sensomotorischen Regelkreis. Die gestörte sensorische Rückkopplung wird durch das externe Feedback-Signal ersetzt.

Insbesondere der Aspekt des Erlernens neuer Strategien zur Kontrolle der Motorik hat eine zentrale Bedeutung. Nach einer Hirnschädigung setzen mehrere Mechanismen der Reorganisation ein. Neben dem vermehrten Aussprossen der Neurone am Rand der Gewebsläsion kommt es auch zur Übernahme gestörter Funktionen durch intakte Strukturen des Gehirns (Heiss et al. 1997, Pizzamiglio et al. 1998). Honda et al. (1997) konnten zudem zeigen, daß Patienten, die sich von einer Halbseitenlähmung erholten, eine Zunahme des zerebralen Blutflusses in der motorischen Rinde der kontraläsionalen Hirnhälfte aufwiesen (Abb. 9-2a,b).

Die genannten Erholungsprozesse sind durch Training beeinflußbar. So konnten Jenkins et al. (1990) in tierexperimentellen Untersuchungen zeigen, daß die Größe sensorischer Rindenfelder im Kortex durch ein gezieltes Training veränderbar ist. Im Vergleich zu anderen Anwendungsgebieten bietet sich daher in der Neurologie die Möglichkeit, durch eine Verbindung von Training und Biofeedback physiologische Reorganisationsprozesse direkt zu bahnen. Da die meisten Bewegungsabläufe im Alltag nur wenig bewußte Steuerung benötigen, kommt es bei der Rehabilitation motorischer Funktionen darauf an, bewußte Steuer- und Kontrollmechanismen für das Erlernen ursprünglich unbewußt ablaufender Prozesse gezielt zu nutzen. Die Initialisierung bewußter und unbewußter Bewegungen erfolgt dabei durch unterschiedliche Systeme. Nach Goldberg (1985) können das laterale prämotorische System (LPS) und das mediale prämotorische System (MPS) unterschieden werden. Das LPS entspricht im wesentlichen dem primären Motorkortex und erhält sensorisches Feedback direkt aus dem Parietalkortex und führt, weitgehend ohne bewußte Kontrolle, motorische Reaktionen durch. Im Vergleich dazu hat das MPS, das anatomisch hauptsächlich durch das supplementärmotorische Areal repräsentiert wird, die Aufgabe, bewußte, selbstinitiierte Bewegungen zu steuern. Keller und Heckhausen (1990) konnten in einer elektrophysiologischen Studie zeigen, daß durch eine entsprechende Instruktion ursprünglich unbewußte Bewegungen bewußt wahrgenommen werden können. Diese Verschiebung auf der Ebene des Bewußtseins führte gleichzeitig zu einer entsprechenden Verlagerung der Aktivität vom LPS zum MPS.

> Durch Biofeedback wird vermutlich die Bahnung physiologischer Reorganisationsprozesse (z.B. im Gehirn) gefördert.

Auf die Rehabilitation motorischer Funktionen übertragen, zeigt dieses Ergebnis, daß die Wiedererlangung motorischer Funktionen von geeigneten Instruktionen und Bedingungen abhängt, die eine bewußte Kontrolle der Motorik erlauben. Hier unterstützt Biofeedback die Wahrnehmung intrinsischer, für den Patienten kaum beobachtbarer Prozesse. Zum Erlangen einer bewußten Kontrolle über motorische Funktionen haben sich bei der praktischen Anwendung von Biofeedback-Verfahren in der neurologischen Rehabilitation zwei wesentliche Prinzipien bewährt:

1. Das **Referenzprinzip** (Wehner et al. 1987): Bei Halbseitenlähmungen wird nicht nur das EMG der betroffenen Seite, sondern über einen zweiten Kanal auch das EMG der gesunden, kontralateralen Extremität rückgemeldet. Der Patient hat so die Möglichkeit, die „normale" EMG-Aktivität mit dem gestörten Muster zu vergleichen. Dabei wird zunächst mit der gesunden Extremität ein definierter Bewegungsablauf geübt und der Aktivierungsverlauf der eingesetzten Muskeln in ein akustisches oder optisches Signal umgewandelt. Auf diese Weise prägt sich der Patient die Bewegung als Abfolge von Tönen oder Zeigerausschlägen einer Analogskala ein. Dann soll er versuchen, diesen prototypischen Bewegungs- und Signalablauf mit dem beeinträchtigten Körperteil zu imitieren.

2. Die **Handlungseinbettung:** Bei einem Training motorischer Funktionen ist nicht nur die Art der Bewegung, sondern auch die Einbettung in eine sinnvolle Handlung wichtig. Die zu trainierende Funktion kann dazu in eine Alltagshandlung wie die Handhabung eines Gegenstandes oder in Bewegungssequenzen, die beispielsweise für das Gehen von Bedeutung sind, integriert werden. Ergotherapeutische Trainingsprogramme wie beispielsweise das Perfetti-Konzept (Oberleit 1996) stellen die Integration ihrer Übungen in einen kognitiven Kontext sogar in den Mittelpunkt. Wissel (1991) betont außerdem, daß das Einüben sinnvoller Bewegungsabläufe im Kontext einer Alltagshandlung auf den Patienten stark motivierend wirkt.

Durchführung eines EMG-Feedbacks

Beim EMG-Feedback des Armes hat es sich bewährt, das Biosignal über den Extensoren der Unterarme abzuleiten.

Empfohlene Ableite- und Feedbackbedingungen

EMG-Biofeedback
- Eingangsimpedanz: maximal 10 kΩ
- Impedanz zwischen den Elektroden: maximal 1 kΩ
- Mindestabstand zwischen den Elektroden (Unterarm, z.B. Flexor digitorum communis): 2–3 cm
- Frequenz: Bandpaßfilter (20–200 Hz), 50 Hz Artefaktunterdrückung
- Feedback-Signal: Akustisch (Tonhöhe) oder visuell (Balken)
- Eingangsschwelle: niedrig, so daß jede Bewegung ein Signal auslöst
- Abbruchkriterium: zwei Drittel erfolgreiche Versuche

Zu Beginn der Therapie wird dem Patienten der Zusammenhang zwischen Muskelanspannung und dem rückgemeldeten Signal (z.B. Variation der Tonhöhe) erklärt. Dann hebt der Patient zunächst den Unterarm der gesunden Körperseite mehrfach hoch und prägt sich die hieraus resultierende „Melodie" des rückgemeldeten Biosignals ein. Danach versucht er, mit dem paretischen Arm dieselbe Bewegung durchzuführen. Dabei sollte er darauf achten, daß die hierdurch erzeugte Tonfolge der Tonfolge des gesunden Armes möglichst ähnlich ist. Falls erwünscht, darf der Patient diese Übung unterbrechen, um die Tonfolge durch Bewegen des gesunden Armes zum erneuten Vergleich zu produzieren. Die Übungsphasen dauern je nach Belastbarkeit des Patienten zwischen 30 und 60 Minuten. Nach spätestens vier Sitzungen haben die meisten Patienten das Prinzip erlernt und sind in der Lage, weitgehend selbständig zu trainieren.

Viele Patienten profitieren davon, wenn man ihnen zusätzlich die Anweisung gibt, sich eine konkrete Handlung wie das Heben eines Glases oder das Öffnen einer Tür vorzustellen.

Abbildung 9-3 zeigt die Ergebnisse von sechs Patienten, die ein spezifisches Training zur Verbesserung von Finger- und Handbewegungen durchgeführt haben, mindestens ein Jahr nach der Schädigung. Die integrierten Summenpotentiale des EMGs wurden bei maximaler Innervierung der Finger- und Handextensoren der paretischen Extremität gemessen und zeigen deutliche Verbesserungen der Aktivität bei vier Patienten.

Gleichgewichtsstörungen

Nach einem Schlaganfall treten neben oder als Folge von Lähmungen erhebliche Störungen des Gleichgewichtes auf. Dies betrifft die Standstabilität (Zunahme des Sway), die Standsymmetrie durch einseitige Gewichtsübernahme auf dem gesunden Bein und die dynamische Stabilität (Sturzgefahr beim Gehen), die oft schwer gestört sind. Nach Nichols (1997) bestehen nur geringe Korrelationen zwischen verschiedenen Gleichgewichtsfunktionen und Ganggeschwindigkeit, Unabhängigkeit in der Lebensführung oder Rollstuhlmobilität, so daß Gleichgewichtstraining als eigenständiges Therapieziel einzustufen ist. Gleichgewicht zu halten ist daneben für Patienten die Voraussetzung für freies Gehen. Technische Fortschritte haben zu leichterer Verfügbarkeit von Meßinstrumenten geführt, durch die verschiedene Parameter des Gleichgewichtes gemessen werden können. Kraftmeßplattformen messen über die Bewegungen des Schwerkraftvektors, des Center of Pressure (COP), das Ausmaß der Körperbewegung während des Standes: Durch ein visuelles oder akustisches Feedback können somit Standsymmetrie (durch getrennte Messung mit einer Meßplattform für jeden Fuß) und Standstabilität (Strecke oder Winkelverläufe des COP-Verlaufes) trainiert werden (Nichols 1997). Über die Wirksamkeit derartiger An-

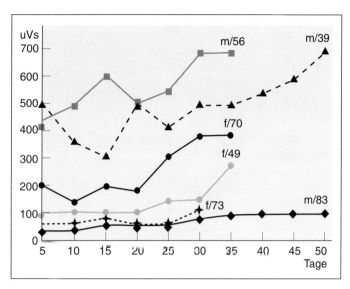

Abb. 9-3 Verlauf des integrierten EMG-Summenpotentials bei isometrischer Kontraktion der Finger- und Handgelenksstrecker des gelähmten Arms unter Biofeedback-Therapie (nach Wissel et al. 1989)

wendungen, meist in Kombination mit etablierter Physiotherapie, liegt bereits eine breitere Datenbasis vor (vgl. Abb. 9-4a und b, Abb. 9-5a und b).

Wong et al. (1997) trainierten die Standsymmetrie bei 60 Patienten mit Hemiplegie nach Schlaganfall oder Trauma mit Hilfe von visuell-akustischem Feedback des Signals von Kraftmeßsensoren. Nach vier Wochen war der Anteil posturaler Asymmetrie signifikant unterschiedlich von 17,2% auf 3,5% in der Experimentalgruppe und von 17% auf 10 % in der Kontrollgruppe gebessert. Petersen et al. (1997) zeigten einen signifikanten Effekt von akustischem Feedback auf Sway-Messungen bei Patienten mit einem Schlaganfall, der maximal ein Jahr zurück lag, während Patienten mit mehreren, länger zurückliegenden Schlaganfällen nicht profitierten. Vibrationsstimuli an der Wade dienten als Störreize.

Wu (1997) trainierte ältere Menschen mit diabetischer Polyneuropathie mit einem Biofeedback-Programm des Center of Gravity mit 12 Sitzungen über vier Wochen durch Perturbationen (ruckartige Bewegungen) auf einer Plattform. Die Patienten, die ein visuelles Feedback ihrer Standstabilität erhalten hatten, zeigten danach eine größere Reduktion der Zahl der Stürze sowie der Sturzheftigkeit als die Gruppe ohne visuelles Feedback. Ähnliche Programme wurden auch nach vestibulären Läsionen vorgeschlagen (Hirvonen et al. 1997).

Durch visuelles Feedback der Standstabilität können Gleichgewichtsstörungen erfolgreich behandelt werden.

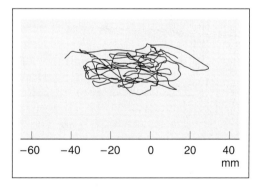

Abb. 9-4a Standaufzeichnung mit einer Kraftmeßplattform. Dargestellt sind die Bewegungen des Schwerpunktes über 30 sec.

Kap. 9 Biofeedback bei Lähmungen und anderen neurologischen Erkrankungen

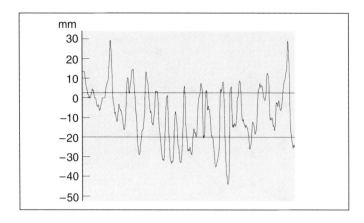

Abb. 9-4b Standaufzeichnung mit einer Kraftmeßplattform. Dargestellt sind die Bewegungen in einer Richtung mit Einzeichnung eines Zielbereiches, innerhalb dessen der Patient seinen Körperschwerpunkt halten soll.

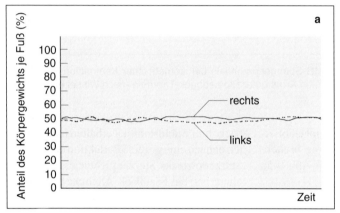

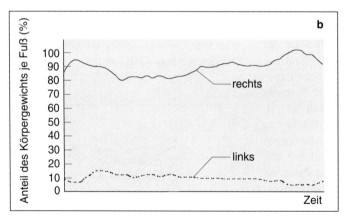

Abb 9-5 Verteilung der Schwerkraft zwischen beiden Beinen (Standsymmetrie), gemessen mit Fußdrucksohlen (parotec ®) über 5 sec. ruhigen Stand. **a:** Nahezu gleichgewichtige Verteilung der Belastung bei einem Gesunden, **b:** Deutliche Asymmetrie mit verminderter Belastung einer Seite bei einem Patienten mit Hemiparese links.

Ein großes Problem stellt die mangelnde Rumpfstabilität hemiplegischer Patienten bereits bei der Mobilisation in den Rollstuhl dar. Dursun et al. (1996) versuchten durch einen Kontaktschalter, der Abweichungen der Körperachse von der Vertikalen rückmeldete, die Zeit im freien Sitz zu optimieren. Bei einer halben Stunde Biofeedback-Training täglich zusätzlich zur Physiotherapie (die Kontrollgruppe erhielt eine um eine halbe Stunde längere Physiotherapie pro Tag) verhalf dieses System der Feedback-Gruppe zu einem rascheren Erwerb des freien Sitzens und früherem Erreichen der Gehfähigkeit, während, wie in vielen Studien, am Ende der Beobachtungsperiode der Anteil der gehfähig Gewordenen nicht unterschiedlich war.

Mit einer leichten Variation des Biofeedback-Prinzips trainierten Wiart et al. (1997) Patienten mit unilateralem Neglect, die vernachlässigte Seite in ihr Verhalten zu integrieren. Ein Zeigestab war mit dem Körperrumpf so verbunden, daß die Patienten durch Rotation der Körperachse auf Ziele auf der vernachlässigten Seite zeigen mußten und so die Beachtung dieser Seite in ihr Verhaltensrepertoire einbauten. Über elektrische Kontaktschalter erfolgte visuelles und auditives Feedback. Auf diese Art trainierten die Patienten auch intensiv die anfangs sehr eingeschränkte Rumpfkontrolle, was in der Studie leider nicht als sekundäre Zielvariable genau erfaßt wurde.

Wie bei vielen Untersuchungen mit neuartigen apparativen Methoden ist ein unspezifischer Placeboeffekt nicht ausgeschlossen, doch ist dieser schwierig vom Wirkfaktor einer häufigen, selbstinitiierten Wiederholung des einzuübenden motorischen Verhaltens abzugrenzen.

Unwillkürliche Körperbewegungen bei Dystonien

Dystonien sind Bewegungsstörungen, bei denen, teilweise auf erblicher Basis, anhaltende, unwillkürliche Muskelkontraktionen zu rotierenden und repetitiven Bewegungen oder abnormen Haltungen führen. Während die Einordnung als psychosomatische Erkrankung schon länger aufgegeben wurde und Psychotherapie fraglich effektiv ist, konnte das Biofeedback-Training des Tortikollis vor der Einführung der Therapie mit Botulinumtoxin (Müller et al. 1996) als eine interessante Alternative zu in der Regel belastenden pharmakologischen Verfahren angesehen werden. Die gezielte Entspannung dystoner Muskeln (in der Regel M. sternocleidomastoideus) konnte von Jahanshahi et al. (1991) als wirksam nachgewiesen werden, doch ließ sich die in der Therapiesitzung mögliche Entspannung nicht in ausreichendem Maß auf Dauer beibehalten. Seit mit der lokalen chemischen Denervierung mittels Botulinumtoxin A ein im wesentlichen gleich nebenwirkungsarmes, aber deutlich effektiveres Verfahren zur Verfügung steht, kommt Biofeedback oftmals nur noch als Ergänzung oder bei Kontraindikationen (z.B. Schwangerschaft) in Betracht.

Bisher liegen keine Studien über den kombinierten Einsatz von Botulinumtoxin A und Biofeedback vor. Sofern die Patienten bei Anspannung eine deutliche Verstärkung der Symptomatik zeigen, hat sich in Einzelfällen die biofeedback-unterstützte Entspannungstherapie sehr erfolgreich einsetzen lassen. Gezieltes EMG-Entspannungs-Biofeedback der injizierten Muskulatur (vor allem M. sternocleidomastoideus) ist allerdings nach der Injektion aufgrund der angestrebten chemischen Denervierung mit nur noch niedrigen Summenpotentialen wenig erfolgversprechend.

Praktische Durchführung einer intentionsabhängigen, EMG-getriggerten Elektrostimulation

Die Vorstellung einer Bewegung bzw. die Intention der Bewegungsausführung erhöht die elektrische Aktivität in den beteiligten Muskelgruppen, auch in zentral gelähmter Muskulatur (Hansen 1979). Beim hemiparetischen Patienten baut sich allerdings in der gelähmten Muskulatur nach der akuten Phase oft eine Spastik in den gegen die Schwerkraft gerichteten Muskeln (Beuger am Arm, Strecker am Bein) auf, die Bewegungen, die eigentlich möglich wären, verhindert.

Allein die Vorstellung einer Bewegung führt bereits zur Aktivitätserhöhung der in der Vorstellung aktivierten Muskelgruppen.

Die EMG-getriggerte Muskelstimulation verbindet eine Eigenbewegung mit einer Elektrostimulation. Von vielen Ärzten wird diese Methode unter Biofeedback-Verfahren subsumiert, obwohl es sich streng genommen um eine Kombination mehrerer therapeutischer Elemente handelt. Bei schwer gelähmten Muskeln ist diese Methode jedoch effektiver als ein reines Feedback-Verfahren, das bereits eine ausreichende Ausprägung einer Bewegung voraussetzt. Bezüglich Elektrodenposition und praktischer Durchführung unterscheidet es sich – mit Ausnahme der Form der apparativen Rückmeldung – jedoch nur unwesentlich, so daß wir im folgenden die praktische Durchführung einer Stimulationsbehandlung beschreiben:

Die maximal mögliche Muskelaktivierung wird während einer willkürlichen, inkompletten Bewegung mittels Oberflächen-EMG vom Gerät gemessen und gespeichert. Danach wird die Bewegung mittels Elektrostimulation vollendet, so daß der initiierte Befehl über die Afferenzen als ausgeführt gemeldet wird. Der elektrische Stimulus wird also nicht als Auslöser genutzt, sondern als Verstärker für eine insuffiziente Eigenbewegung. Für die Patienten wird die Bewegung zum Erfolgserlebnis und damit zur Hilfe, „vergessene" Bewegungsmuster wieder zu erlernen. Ziel dieser Therapieform ist die Bewegungsanbahnung und die Verbesserung der funktionellen Beweglichkeit. Von manchen Autoren wird zudem eine Reduktion der Spastik berichtet.

Voraussetzung für die Behandlung ist die Kooperation des Patienten: Er muß in der Lage sein, aktiv mitzuarbeiten, um die Therapie auch allein durchführen zu können. Dies setzt ebenfalls ein genügendes Instruktionsverständnis und eine gewisse Konzentrationsfähigkeit voraus. Ausschlußkriterien sind ein schlechter Allgemeinzustand, eine ungenügende Rumpfkontrolle, ausgeprägte neuropsychologische Defizite (sensorische Aphasie, Apraxie, Neglect) oder mangelnde Kooperation (Verwirrtheit, unzureichende Konzentration, erhöhte Ablenkbarkeit).

Die Behandlung wird in sitzender, möglichst physiologischer Position des Patienten durchgeführt. Dabei ist darauf zu achten, daß der Arm respektive das Bein gut gelagert ist, um eine pathologische Tonuserhöhung zu vermeiden. Bei der Muskelstimulation der oberen Extremität muß auf eine gute Unterstützung von Schulter und Ellenbogen geachtet werden, insbesondere wenn eine Subluxation der Schulter besteht. Der Patient soll sich möglichst entspannen und voll auf die auszuführende Bewegung konzentrieren. Behandelt werden die Antagonisten der spastischen Muskulatur. Die Behandlung wird idealerweise von proximal nach distal aufgebaut: Schulterabduktion (M. deltoideus, M. supraspinatus), Ellenbogenextension (M. triceps), Hand- und Fingerextension (Extensorengruppe am Unterarm); im Bereich der unteren Extremität Kniebeuger und Fuß- und Zehenheber. Die Elektrodenplazierung erfolgt jeweils über der zu stimulierenden Muskulatur, die Referenzelektrode kann beliebig plaziert werden (Abb. 9-6).

Die Parameter der Elektrostimulation werden so gewählt, daß eine deutlich spürbare und möglichst sichtbare Muskelkontraktion hervorgerufen werden kann. Es dürfen dabei keine Mißempfindungen, Schmerzen oder unphysiologischen Bewegungsmuster entstehen. Allgemein werden geschwellte, biphasische Rechteckimpulse mit einer Impulsdauer von 0,2–0,3 msec verwendet, die Impulsfrequenz beträgt 20–100 Hz, die Impulsintensität 0–90 mA, die Stimulationsdauer ist von 2–12 sec variabel, die Pausendauer von 2–50 sec. Die Pausendauer sollte mindestens doppelt so lang sein wie die Stimulationsdauer. Die EMG-Sensibilität liegt zwischen 0,1 und 2000 µV. Alle diese Parameter können jedoch von Gerät zu Gerät leicht variieren.

Zu Beginn der Sitzung wird der Patient aufgefordert, sich ganz auf die Bewegung zu kon-

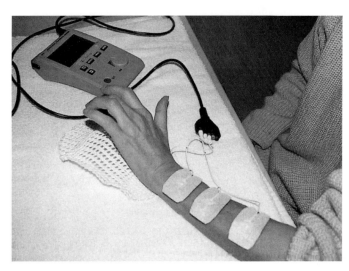

Abb. 9-6 Typische Handhaltung und Elektrodenposition zur Ableitung (und Stimulation) der Handgelenksstrecker. Eine Schiene zur Lagerung der Hand in funktioneller Ruhestellung hat sich nach unserer Erfahrung bewährt, damit die Patienten das EMG-Signal nicht durch eine störende Massenanspannung auch der Beugemuskulatur verstärken.

zentrieren und mittels dieser Vorstellung (wenn möglich in einem alltagsrelevanten Zusammenhang) zu versuchen, die Bewegung einzuleiten. Das dadurch ausgelöste Oberflächenpotential wird von den Elektroden erfaßt und zur Auslösung (Triggerung) des Stimulationsstroms verwendet. Die EMG-Schwelle kann manuell eingestellt werden oder sich automatisch der Leistung des Patienten anpassen. In der automatischen Betriebsart entspricht die zu überschreitende Schwelle der tatsächlichen Leistung, bei der der Patient sich anstrengt. Bei zunehmender Muskelermüdung kann es aber zu wiederholten Fehlversuchen kommen. Aus diesem Grund hat es sich als sinnvoll erwiesen, den Schwellenwert durch den Therapeuten fest einzustellen, ihn aber im Verlauf einer Therapiesitzung dem Zustand des Patienten anzupassen. Das heißt, daß zum Beispiel bei zunehmender Ermüdung der Schwellenwert niedriger eingestellt wird. Mit dieser Verfahrensweise kann der Patient zumindest einige erfolgreiche Versuche hintereinander machen, und er weiß von vornherein, welchen Wert er erreichen muß. Im allgemeinen wird der Schwellenwert zur Auslösung der Muskelstimulation auf ca. 80% der maximalen Willküraktivität eingestellt. Ist zu Beginn der Behandlung keine Willküraktivität der betroffenen und zu stimulierenden Muskulatur abzuleiten, kann die EMG-Registrierung über Ableitung des EMGs der gesunden Seite erfolgen (vgl. Abb. 9-7).

Nach jeder Muskelkontraktion soll der Patient möglichst entspannen; erst nach vollständiger Entspannung sollte eine neue willkürliche Anspannungsbewegung zum Auslösen der Elektrostimulation erfolgen. Aus diesem Grund, und auch, um eine zu große Muskelermüdung zu vermeiden, sollte eine Pause von 10–30 sec zwischen den einzelnen Kontraktionen eingehalten werden. Die Stimulationsdauer beträgt je nach Zustand des Patienten und der Muskelermüdbarkeit zwischen 10 und 20 min. Stimuliert wird 1–2mal täglich. In einigen Behandlungsprotokollen wird jede Muskelgruppe 10–15mal stimuliert, angefangen von proximal nach distal.

Durch die Anwendung des Biofeedback-Trainings mit oder ohne Stimulation können

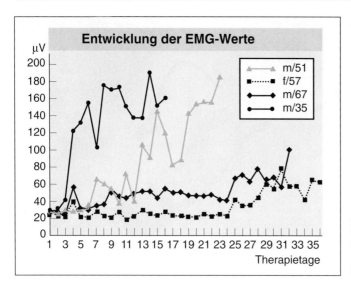

Abb. 9-7 Aufzeichnung des Zuwachses gemittelter EMG-Signale bei vier Patienten mit EMG-getriggerter Muskelstimulation (AM 800)

auch unerwünschte Wirkungen beobachtet werden: zum Beispiel die Entwicklung respektive die Verstärkung einer Spastik oder eines Ödems. Manchmal versuchen Patienten auch, das EMG-Feedback oder die Stimulation durch falsche Bewegungsmuster (bei der Behandlung der Armparese z.B. durch Verstärkung der Beugerspastik) auszulösen. Es ist daher sehr wichtig, daß die Biofeedback-Therapie bei neurologischen Patienten unter Aufsicht von Therapeuten stattfindet, um solche Komplikationen zu verhindern respektive zu korrigieren. Ein Gerät zur häuslichen Behandlung für die Zeit nach dem Klinikaufenthalt sollte deshalb nur für Patienten verordnet werden, bei denen keine unerwünschten Nebenwirkungen aufgetreten sind und die in der Lage sind, diese Therapieform adäquat ohne Kontrolle weiterzuführen.

Literatur

Alexander G. Anatomy of the basal ganglia and related motor structures. In: Movement Disorders. Watts RL, Koller WC, eds. New York: McGraw-Hill 1996.

Bach-Y-Rita P. Rehabilitation versus passive recovery of motor control following central nervous system lesion. In: Motor Control Mechanisms in Health and Disease. Desmedt JE, ed. New York: Raven Press 1983.

Dursun E, Hamamci N, Donmez S, Tuzunalp O, Cakci A. Angular biofeedback device for sitting balance of stroke patients. Stroke 1996; 27: 1354-7.

Glanz M, Klawansky S, Stason W, Berkey C, Chalmers TC. Functional electrostimulation in post-stroke rehabilitation: a meta-analysis of the randomized controlled trials. Arch Phys Med Rehab 1996; 77: 549-53.

Goldberg G. Supplementary motor area structure and function: review and hypotheses. Behav Brain Sci 1985; 8: 567-616.

Hansen G v O. EMG-controlled functional electrical stimulation of the paretic hand. Scand J Rehab Med 1979; 11: 189-93.

Heiss WD, Karbe H, Weber-Luxemberger G, Herholz K, Kessler J, Pietrzyk U, Pawlik G. Speech-induced cerebral metabolic activation reflects recovery from aphasia. J Neurol Sci 1997; 145: 213-7.

Hirvonen TP, Aalto H, Pyykko I. Stability limits for visual feedback posturography in vestibular rehabilitation. Acta Oto-Laryngol, Suppl., 1997; 529: 104-7.

Honda M, Nagamine T, Fukuyama H, Yonekura Y, Kimura J, Shibasaki H. Movement-related cortical potentials and regional cerebral blood flow change in patients with stroke after motor recovery. J Neurol Sci 1997; 146: 117-26.

Jahanshahi M, Sartory G, Marsden CD. EMG biofeedback treatment of torticollis: a controlled outcome study. Biofeedback and Self-Regulation; 1991; 16: 413-48.

Jenkins WM, Merzenich MM, Recanzone G. Neocortical representational dynamics in adult primates:

implications for neuropsychology. Neuropsychol 1990; 28: 573-84.

Keller I, Heckhausen H. Readiness potentials preceding spontaneous motor acts: voluntary versus involuntary control. Electroenceph Clin Neurophysiol 1990; 76: 351-61.

Mai N. Differentielle Ansätze zur Behandlung cerebraler Schreibstörungen. Praxis Ergother 1992;5: 84-95.

Moreland J, Thomson MA. Efficacy of electromyographic biofeedback compared with conventional physical therapy for upper-extremity function in patients following stroke: a research overview and meta-analysis. Phys Ther 1994; 74: 534-43.

Müller F, Dichgans J, Jankovic J. Dyskinesias. In: Neurological Disorders: Course and Treatment. Brandt T, Caplan LR, Dichgans J, Diener HC, Kennard C, eds. San Diego, Ca.: Academic Press 1996; 779-95.

Nichols DS. Balance retraining after stroke using force platform biofeedback. Phys Ther 1997; 77: 553-8.

Oberleit S. Kognitive therapeutische Übungen nach Prof. Perfetti. Krankengymn 1996; 48: 533-49.

O'Neill MA, Gwinn KA, Adler CH. Biofeedback for writer´s cramp. Am J Occup Ther 1997; 7: 605-7.

Pepino A, Bracale M, Iocco M. A quantitative approach in the treatment of hemiplegic patients using an electropneumatic platform. IEEE Trans Rehabil Eng 1996; 4: 410-5.

Petersen H, Magnusson M, Johansson R, Fransson PA. Auditory feedback regulation of perturbed stance in stroke patients. Scand J Rehab Med 1996; 28: 217-23.

Pizzamiglio L, Perani D, Cappa SF, Vallar G, Paolucci S, Grassu F, Paulescu E, Fazio F. Recovery of neglect after right hemispheric damage: H2(15)O positron emission tomographic activation study. Arch Neurol 1998; 55: 561-8.

Wade DT, Hewer RL. Functional abilities after stroke: measurement, natural history and prognosis. J Neurol Neurosurg Psychiat 1987; 50: 177-82.

Ween JE. Factors predictive of stroke outcome in a rehabilitation setting. Neurol 1996; 47: 388-92.

Wehner T, Vogt S, Stadler M, Krause, P. Intra- and interpersonal biosignal processing: further developments of common EMG-Biofeedback procedures. J Neurophysiol 1987; 1: 135-48.

Wiart L, Come AB, Debelleix X, Petit H, Joseph PA, Mazaux JM, Barat M. Unilateral neglect syndrome rehabilitation by trunk rotation and scanning training. Arch Phys Med Rehab 1997; 78: 424-9.

Wissel J. EMG-Biofeedback. Praxis Ergother 1991; 6: 362-9.

Wissel J, Ebersbach G, Gutjahr L, Dahlke F. Treating chronic hemiparesis with modified biofeedback. Arch Phys Med Rehab 1989; 70: 612-7.

Wong AM, Lee MY, Kuo JK, Tang FT. The development and clinical evaluation of a standing biofeedback trainer. J Rehab Res Dev 1997; 34: 322-7.

Wu G. Real-time feedback of body center of gravity for postural training of elderly patients with peripheral neuropathy. IEEE Trans Rehab Engin 1997; 5: 399-402.

10 Biofeedback von Hirnaktivität bei epileptischen Anfällen: ein verhaltensmedizinisches Behandlungsprogramm

Ute Strehl, Boris Kotchoubey, Niels Birbaumer

Epilepsien

Erscheinungsformen und Systematik

Jedes Jahr erkranken 20 bis 50 von 100 000 Menschen an Epilepsie. Die meisten Ersterkankungen finden im ersten Lebensjahrzehnt statt. Danach nimmt die Inzidenzrate kontinuierlich ab. Ein erneuter Anstieg findet sich jenseits des sechzigsten Lebensjahrs. Insgesamt kommen auf 1000 Einwohner je nach Erhebungsmethode 4 bis 10 Epilepsiekranke.

Diese starke Verbreitung der Krankheit steht in keinem Verhältnis zu dem Wissen über sie. Stärker noch als andere neurologische Erkrankungen ist sie von dem Stigma der „Geisteskrankheit" geprägt. Im Unterschied zu Erkrankungen wie Alzheimer- und Parkinson-Krankheit wird die Epilepsie jedoch durch Beinamen wie „die heilige Krankheit" und mit Verweisen auf historisch berühmte Kranke (z.B. Alexander der Große, Caesar, Paulus, Dostojewski) oder literarische Quellen (z.B. Dostojewskis „Idiot", die Seherin in der griechischen Mythologie) mystifiziert. Damit verbunden sind Vorstellungen von einem Anfall, bei dem der Kranke zu Boden fällt, mit dem gesamten Körper krampft, nicht mehr ansprechbar ist und selbst „in fremden Zungen" spricht. In der Tat gibt es derartige epileptische Anfälle, allerdings sind sie in dieser Form selten.

Die Internationale Liga gegen Epilepsie unterscheidet in ihrer *Klassifikation der epileptischen Anfälle (1981)* im wesentlichen
- fokale (partielle) Anfälle
- komplex fokale Anfälle
- sekundär generalisierte Anfälle
- (primär) generalisierte Anfälle

Die Anfälle, die das Bild der Epilepsie in der Öffentlichkeit beherrschen, beziehen sich auf die zuletzt genannte Gruppe, genauer auf den Subtypus **tonisch-klonischer Anfall,** auch **Grand Mal** genannt. Abbildung 10-1 zeigt, daß dieser häufig als „Epilepsie" schlechthin (miß-)verstandene Anfallstyp nur einen geringen Teil der verschiedenen Anfallsarten ausmacht.

Mit der Stellung der Diagnose „Epilepsie" wird neben der Beschreibung der Anfallsart auch eine Aussage zur Ätiologie, Altersbindung und Prognose gemacht (siehe z.B. Stefan 1995). Auf diese Klassifikation der Epilepsien und der epileptischen Syndrome (Internationale Liga gegen Epilepsie 1989) soll hier nicht weiter eingegangen werden. Wichtig hingegen ist die Unterscheidung zwischen partiellen und generalisierten Anfällen. Die **partiellen Anfälle** haben ihren Ausgangspunkt in einem umschriebenen Hirnareal (Fokus/Herd), häufig existieren auch mehrere Herde. Im deutschen Sprachgebrauch werden partielle Anfälle deshalb auch fokale Anfälle genannt. **Einfach fokale Anfälle** gehen je nach Areal, in dem der Fokus ist, mit motorischen, somatosensorischen, autonomen oder psychischen Symptomen einher. Sie sind von extrem kurzer Dauer, der Patient ist bewußtseinsklar. Diese Anfälle werden von Außenstehenden häufig nicht registriert. Ist das Bewußtsein getrübt, spricht man von **komplex fokalen** Anfällen. Der Patient ist benommen und kann nicht mehr situationsgerecht reagieren. Es treten Bewegungsautomatismen auf, die von einfachen repetitiven Handlungen (z.B. Reiben, Schmatzen) über agitierte Bewegungen wie Fortlaufen bis hin zur Versteifung der Muskulatur und zum Sturz führen können. Vegetative Symptome können ebenfalls auftreten. Aus den fokalen Anfällen kann sich ein **sekundär generalisierter Anfall** entwickeln. Hauptkennzeichen ist die nach nur kurzen Vorzeichen schlagartig einsetzende Bewußtlosigkeit mit Sturz, Muskelzuckungen (klonisch) und Muskelversteifungen (tonisch).

Im Unterschied zu diesen fokalen Anfallsarten sind bei **(primär) generalisierten Anfällen** alle Hirnstrukturen gleichermaßen betroffen, die paroxysmalen Entladungen sind seitengleich, ein fokaler Ausgangspunkt ist nicht zu erkennen. Neben den eingangs geschilderten tonisch-klonischen (Grand Mal) Anfällen gehören die Absencen (Petit Mal), Myoklonien sowie tonische, klonische und atonische Anfälle in diese Kategorie.

Pathophysiologie

Epilepsien lassen sich nicht auf einen einzigen pathologischen Mechanismus zurückführen. Der epileptische Anfall selbst beruht auf einer hochamplitudigen Depolarisation des Membranpotentials zusammen mit hochfrequenten Serien von Aktionspotentialen, die mit einer Hyperpolarisation beendet werden („paroxysmaler Depolarisationsshift"). Ihm geht eine gesteigerte neuronale Erregbarkeit voraus, die biochemisch auf Störungen im extra- und intrazellulären Ionenhaushalt und eine Störung im Transmittergleichgewicht zurückzuführen ist. Ausgangspunkt dieser pathogenen Abläufe wiederum sind vermutlich genetische Dispositionen, Faktoren wie peri- und postnatale Hirnschädigungen, Infektionen des Gehirns, Hirntumore, zerebrale Durchblutungsstörun-

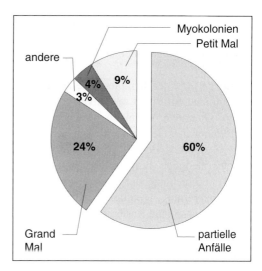

Abb. 10-1 Prozentualer Anteil der Anfallsarten (nach Hauser u. Hesdorffer 1990)

gen und Stoffwechselerkrankungen (vgl. Stefan 1995).

Prognose

Die herkömmliche Behandlung von Epilepsien ist vorzugsweise pharmakologisch. Antiepileptika versuchen auf den kortikalen Ionenhaushalt oder das Neurotransmittersystem Einfluß zu nehmen, immer mit dem Ziel, das Hemmpotential zu verbessern. Die Beurteilung der Erfolge der medikamentösen Behandlung in der Literatur ist äußerst uneinheitlich. Sie reicht von 80% (Schmidt 1993) bis hin zu nur 25% (Epilepsie-Kuratorium 1998). Neben methodologischen Problemen (unklare, zum Teil nicht nachvollziehbare Kriterien für einen Therapieerfolg) dürften diese deutlichen Unterschiede auch darauf zurückzuführen sein, daß die Erfolgsquoten für die verschiedenen Anfallsarten sehr unterschiedlich sind. „Benigne Epilepsien im Kindesalter" kommen in aller Regel in der Pubertät zum Stillstand, sind aber bis dahin nur schwer medikamentös behandelbar, fokale Epilepsien andererseits gelten als besonders therapieresistent. Schließlich hängt der Behandlungserfolg auch von der Güte der medizinischen Versorgung und der Compliance des Patienten ab, die miteinander interagieren.

Nur ca. 20% der therapieresistenten Patienten kommen für einen operativen Eingriff in Frage. Operative Verfahren bestehen in der Entfernung des Gewebes, in dem der Fokus liegt (Neokortex oder auch limbische Strukturen des medialen Temporallappens), oder in der Unterbrechung der epileptischen Erregungsausbreitung (partielle Kallosotomie, multiple transpinale Resektion). Resezierende Operationen sind immer dann kontraindiziert, wenn mehrere Herde bestehen oder die Herde in funktionstragendem Gewebe liegen. Für die dann tatsächlich operierten Patienten (etwa ein Drittel derjenigen, die sich der prächirurgischen Diagnostik unterzogen haben) werden Erfolgsquoten von 66% angegeben (Mattson 1992).

Legt man die aktuellen Zahlen des Epilepsie-Berichts (Epilepsie-Kuratorium 1998) zugrunde, so ergibt sich für Deutschland das in Tabelle 10-1 skizzierte Bild.

Im Hinblick auf diesen Bedarf nach neuen Entwicklungen in der Therapie haben in den letzten 20 Jahren lerntheoretisch fundierte Behandlungsstrategien zunehmend an Interesse gewonnen, nicht zuletzt auch deshalb, weil sie im Unterschied zur medizinischen Behandlung nicht invasiv sind und den ohnehin zu beobachtenden Bemühungen vieler Patienten um Selbstkontrolle entgegenkommen.

Biofeedback der Hirnaktivität zur Behandlung von epileptischen Anfällen

Feedback einzelner Frequenzbereiche

Die Studien zum Einsatz von Biofeedback reichen bis in das Jahr 1972 zurück. Sterman und Friar (1972) führten bei einem Patienten mit generalisierten Anfällen (Grand Mal) ein Training durch, in dem der Patient die Aufgabe hatte, vermehrt hirnelektrische Aktivitäten im Bereich von 11–13 Hz zu produzieren. Für einen fünfjährigen Beobachtungszeitraum nach Ende der Therapie wurde ein Rückgang der Anfallsfrequenz von zwei Anfällen pro Monat auf einen Anfall im Vierteljahr festgestellt. Diese Studie war die erste, die über die Stärkung des sensomotorischen Rhythmus generalisierte und fokale Epilepsien zu beeinflussen versuchte.

Der sensomotorische Rhythmus (SMR) hat eine Frequenz von etwa 12–15 Hz und wird über dem sensomotorischen Kortex abgeleitet. In neurophysiologischen Studien bei Tieren wurde festgestellt, daß bei SMR-Aktivität die Schaltstellen zwischen somatosensorischem Input und Kortex im ventrobasalen Kern des Thalamus nicht mehr zufällig, sondern synchron aktiv sind (Abb. 10-2).

Entsprechende Befunde in Humanstudien stützen das Modell, wonach die SMR-Aktivi-

Tab. 10-1 Epilepsie-Kranke in Deutschland: Prävalenz, Prognose und Behandlungsbedarf

Prävalenz der Fälle in Deutschland
500 000 aktive Epilepsien
davon 250 000 Anteil fokaler Epilepsien
davon • 125 000 medikamentös gut eingestellt (anfallsfrei oder deutlich gebessert) • 125 000 medikamentenresistent davon • 25 000 geeignet für eine prächirurgische Diagnostik • 100 000 Bedarf für andere Therapien

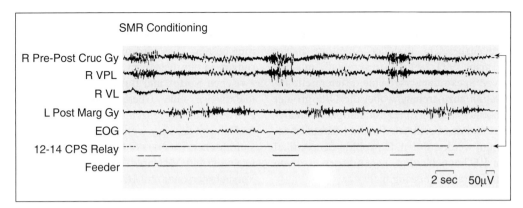

Abb. 10-2 Polygraphische Ableitung bei einer Katze während und nach einer Sitzung mit SMR-Feedback. EEG-Aktivität am sensomotorischen Kortex (Gyrus prae- und postcentralis), am rechten Nucleus ventralis posterolateralis des Thamalus (VPL), am parietalen Kortex (Gyrus supramarginalis) zusammen mit dem Elektrookulogramm (EOG). Eine Response mit 12–14 Hz im sensomotorischen Kortex aktiviert die Futtergabe (Feeder) (aus Howe u. Sterman 1972).

tät mit einem Anwachsen thalamo-kortikaler Hemmung verbunden ist. Patienten, die trainiert wurden, mehr SMR zu produzieren und gleichzeitig langsame Aktivitäten im Theta-Band zu unterdrücken, zeigten nach erfolgreichem Training eine Zunahme der Dichte der Schlafspindeln sowie insgesamt eine Konsolidierung ihres Schlafs. Sterman (1996) nimmt an, daß die Auswirkungen des Trainings auf den Schlaf (zumindest bei Patienten mit verminderter Spindelaktivität) auch den pathologischen Effekten der Anfallserkrankung entgegenwirken. Bis 1993 sind eine Reihe von Therapiestudien publiziert, die nach diesem Modell arbeiten.[1] Bei einer kritischen Analyse zeigt sich jedoch, daß diese Untersuchungen nicht ausreichen, um den Nutzen des SMR-Feedbacks zu belegen. Nur wenige Studien sind kontrolliert, die Zahl der Patienten ist gering. Es fehlen Angaben zum Anfallstyp, oder die Angaben sind von ihrer Klassifikation her nicht nachvollziehbar. Follow-up-Daten sind ebenfalls nur unzureichend angegeben, oder aber das Follow-up ist sehr kurz. Auch aus technischer Perspektive müssen Bedenken angemeldet werden: Die zu verstärkende SMR-Aktivität ist im Wachzustand im Oberflächen-EEG kaum registrierbar und daher auch schwer verstärkbar (Birbaumer et al. 1991).

Als Alternative zum SMR-Training wählte Kaplan (1975) die Verstärkung von Frequenzen im Alpha-Bereich (8–12 Hz). Dies führte zu keiner Veränderung im EEG und bei den Anfällen. Bei zwei von drei Patienten, die Feedback zur Verstärkung im Frequenzbereich von 6–12 Hz erhielten, wurde eine Anfallsreduktion erreicht, allerdings ohne daß eine Veränderung im EEG festgestellt werden konnte. Dieser Befund verweist auf ein weiteres nicht gelöstes Problem: Anfallsreduktion und Trainingserfolg korrelieren nicht miteinander. Einige Patienten zeigen keine Veränderung in den trainierten Spektren, haben aber weniger Anfälle, andere wiederum haben veränderte Spektren, die Anfallshäufigkeit jedoch ist unverändert. Tozzo et al. (1988) warnen trotz eigener positiver Resultate vor einer Generalisierung der Ergebnisse und plädieren für eine liberale Handhabung bei der Auswahl der zu trainierenden Frequenzbereiche. Möglicherweise, so ihre These, hat das Biofeedback an sich und nicht der gewählte Bereich den

---

1 Eine Übersicht zu den Studien mit Biofeedback von EEG-Frequenzen findet sich bei Strehl (1998).

größten Anteil an einer Normalisierung des EEG. Die Uneinheitlichkeit der gewählten Frequenzbereiche und der Ableitorte haben Sterman (1993, 1996) dazu veranlaßt, mit Hilfe von Spektralanalysen eine differentielle Indikation anzustreben, wobei die Orte größter abnormer EEG-Hintergrundtätigkeit analysiert und das Feedback-Training darauf abgestimmt werden sollen. Obwohl in dem Artikel von 1993 angekündigt, liegen Ergebnisse von Anfallskranken bislang nicht vor.

Feedback der Langsamen Potentiale

Anders als das SMR-Training zur Veränderung einzelner Frequenzen im EEG zielt der Erwerb von Selbstkontrolle der Langsamen Potentiale auf die Vermittlung der Fähigkeit zur direkten Regulierung von Hemmung und Erregung des neuronalen Geschehens, ganz unabhängig davon, in welchem Aktivierungsgrad sich das jeweilige epileptogene Areal befindet.

Langsame Potentiale (LP) repräsentieren neurophysiologisch den Depolarisationsgrad der apikalen Dendriten kortikaler Pyramidenzellen. Sie gelten als Indikator kortikaler Erregbarkeit (vgl. Rockstroh et al. 1989). Langsame negative Potentiale entsprechen demnach erhöhter kortikaler Erregbarkeit und wurden sowohl im Tierexperiment (Caspers et al. 1984, Speckmann u. Elger 1982) als auch bei Patienten im Zusammenhang mit epileptischen Anfällen beobachtet, die kurz vor und während der Anfälle negative Potentiale aufweisen (Abb. 10-3; Cohn 1964, Chatrian et al. 1968, Stodieck u. Wieser 1987).

Da nach dem Abklingen von Anfällen Positivierungen der LP beobachtet werden (Ayala et al. 1973), wurde von unserer Arbeitsgruppe um Birbaumer (z.B. Birbaumer et al. 1990) die Hypothese formuliert, daß epileptische Anfälle akut durch ein Versagen der kortiko-subkortikalen Erregungsregulation entstehen. Es wird vermutet, daß ein Defizit in der Produktion von Positivierungen oder, anders ausgedrückt, in einer Unterdrückung von Negativierung besteht. Dies wird zurückgeführt auf Störungen in den negativen Rückmeldeschleifen zwischen Kortex und Basalganglien, die normalerweise eine Übererregung neuronaler Zellverbände begrenzen (Elbert et al. 1990). Im Rahmen der Entwicklung einer psychophysiologischen Theorie der Langsamen Potentiale wurde ein Verfahren entwickelt, mit dem Versuchspersonen mit Hilfe von Biofeedback die gezielte Steuerung ihrer Langsamen Potentiale lernen können.

In einer ersten, kontrollierten Studie mit Epilepsie-Patienten konnte gezeigt werden, daß

1. diese im Unterschied zu Gesunden mehr Zeit benötigen, um eine Selbstkontrolle ihrer Langsamen Hirnpotentiale zu erwerben,
2. ein großer Anteil von ihnen gleichwohl nach längerem Training diese Selbstkontrolle erwerben kann, und
3. sich mit Fortschreiten des Trainings die Zahl der Anfälle reduziert (Birbaumer et al. 1991, Rockstroh et al. 1993).

Da einige Patienten trotz erfolgreicher Selbstkontrolle ihrer Langsamen Potentiale im Labor keine klinische Besserung aufwiesen, wurde ein Programm entwickelt, in dem das Biofeedback-Training in einen umfassenden verhaltenstherapeutischen Kontext integriert wurde, mit dem Ziel, den Transfer in den Alltag zu erleichtern.

Verhaltensmedizinisches Training bei epileptischen Anfällen

Verhaltensmedizinische Ansätze zur Behandlung organischer Erkrankungen betrachten die Symptomatik, hier die epileptischen Anfälle, als Verhalten, das durch

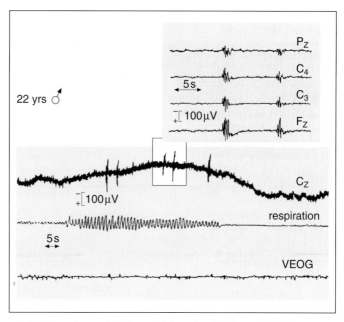

Abb. 10-3 EEG-Ableitung bei einem Patienten mit Grand Mal. Die von Cz abgeleitete EEG-Kurve zeigt die durch eine Hyperventilation (mittlere Kurve) ausgelösten Spikes, die auf der Negativierung „reiten". Eingeblendet ist die Darstellung für verschiedene Ableitpunkte (Fz-frontal; C3, C4 zentral; Pz parietal) mit einer höheren zeitlichen Auflösung. Untere Kurve: Vertikales Elektrookulogramm zur Erfassung von Augenartefakten. Mit freundlicher Genehmigung aus Elbert et al. 1990.

Faktoren beeinflußt wird, die diesem Verhalten vorausgehen und ihm folgen. Antezedentien und Konsequenzen können sowohl in internen (Gedanken, Emotionen, physiologische Befindlichkeiten) als auch externen Faktoren (Verhalten anderer Personen, Unterbrechung oder Wegfall eigener Verhaltenspläne) bestehen.

Im Unterschied zu dem eher jungen Feld des Biofeedbacks von Hirnaktivität reichen die therapeutischen Versuche, die sich in dieses Paradigma einordnen lassen, bis in das 18. Jahrhundert zurück. Lysons berichtete 1772 von dem erfolgreichen Versuch, einen Anfall dadurch zu vermeiden, daß vor dem Anfall vom Fuß aufsteigende Empfindungen durch das Anlegen eines engen Sockenhalters unterbunden wurden. Bekannter sind die Versuche von Gowers (1881), Anfälle je nach ihrer Erscheinungsform mit Methoden zu unterbrechen, die seit den Arbeiten von Efron (1956, 1957) als Gegenkonditionierung bezeichnet werden: Die Paarung eines unangenehmen Geruchs mit den ersten Anzeichen eines Anfalls führte zu einer konditionierten Hemmung komplex partieller Anfälle. Inzwischen liegen eine Vielzahl von Studien vor, die sich wie folgt einordnen lassen (Tab. 10-2):

Das komplexeste Behandlungsprogramm auf dieser Grundlage wurde von Dahl (1992) vorgestellt (Tab. 10-3). Eine Reihe von Studien, in denen die Wirksamkeit einzelner therapeutischer Maßnahmen evaluiert wurde, führten zu einem verhaltensmedizinischen Programm, in dessen Mittelpunkt die direkte Beeinflussung des Anfalls als Reaktion auf vorausgehende Ereignisse steht. Gleichzeitig wird eine Kontrolle über die Antezedentien sowie eine Berücksichtigung von Konsequenzen, die das Verhalten „Anfall" verstärken, angestrebt.

Tab. 10-2 Nicht-medizinische, lerntheoretisch fundierte Behandlungsmöglichkeiten epileptischer Anfälle (nach Strehl 1998)

Ansatzpunkte für die Intervention	Reaktionen	Konsequenzen
Reize:		
spezifische externe Stimuli (Bsp. Reflexepilepsien) physiologische Konsequenzen der Lebensführung Streß	paroxysmale Aktivität, Anfälle	Zuwendung Vermeidung von unangenehmen Aufgaben/Konflikten
Methoden:		
Habituation/Extinktion durch Desensibilisierung	Biofeedback	operante Kontrolle, z.B. Belohnung, Bestrafung (Kontingenzmangement)
edukative Programme	Gegenkonditionierung (Habit reversal, Gegenmaßnahmen)	
Streßmanagement	operante Kontrolle mit aversiven Maßnahmen	Training sozialer Fertigkeiten

Tab. 10-3 Studien der Gruppe um Dahl

Studie	Patienten, Anfallstyp	Methode	Ergebnis/Follow-up
Dahl et al. 1987	18 Erwachsene; einfach, komplex fokale Anfälle; primär und sekundär generalisierte Anfälle	Progressive Muskelentspannung in anfallskritischen Situationen. Kontrollbedingungen: Wartezeit; Aufmerksamkeitsgruppen	nur PM führt zu signifikanter Reduktion der Anfälle Follow-up: 30 Wochen
Dahl et al. 1988	3 Kinder; Myoklonien, Petit Mal, komplex fokale Anfälle	1. Training der Selbstwahrnehmung für frühe Anzeichen eines Anfalls durch Rückmeldung entsprechender EEG-Signale anhand von Videofilmen und Verhaltensbeobachtung 2. Identifikation geeigneter Gegenmaßnahmen 3. Progressive Muskelentspannung und Imaginationsverfahren 4. Verstärkung für die Anwendung von Techniken der Anfallskontrolle	signifikante Reduktion von Anfällen und paroxysmaler Aktivität im EEG. Wahrnehmungstraining allein hatte keinen Effekt. Follow-up: 1 Woche
Dahl et al. 1992	18 Kinder; alle Anfallsarten, davon vorrangig komplex fokale	„Broad spectrum behavioral medicine treatment": Verhaltensanalyse, (Selbst-)Beobachtungstraining, Verstärkung für Anwendung von Selbstkontrolltechniken (Gegenmaßnahmen, Veränderung des Erregungsniveaus) und Gesundheitsverhalten	signifikante Reduzierung des Indexes aus Anfall mal Anfallsdauer nur in der Experimentalgruppe Follow-up: jeweils 10 Wochen unmittelbar nach Ende der Therapie und 8 Jahre später

Diese Studien belegen grundsätzlich die Wirksamkeit verhaltensmedizinischer Therapie bei therapieresistenten Epilepsien. Unser im folgenden vorgestelltes Therapieprogramm integriert das EEG-Biofeedback als zusätzliche reaktionsbezogene Methode (vgl. Tab. 10-2) in diesen umfassenden verhaltensmedizinischen Ansatz.

Verhaltensmedizinisch integriertes Biofeedback für Patienten mit epileptischen Anfällen

Die Integration von Biofeedback in eine umfassende verhaltenstherapeutische Behandlung epileptischer Anfälle wird derzeit in einer multizentrischen Studie untersucht.[2] Das Projekt befindet sich in seiner Schlußphase; Ergebnisse der Evaluation werden am Ende dieses Kapitels vorgestellt.

Einen kurzen Überblick über das Therapieprogramm enthält Tabelle 10-4. Eine ausführliche Beschreibung mit allen Materialien findet sich in Strehl (1998).

Das Therapieprogramm besteht aus zwei Phasen, in denen der Patient an einem massierten Behandlungsprogramm teilnimmt. Der Verlauf ist im Überblick in Tabelle 10-5 dargestellt.

Auswahl der Patienten

Das Programm ist für Patienten mit medikamentenresistenten fokalen Epilepsien entwickelt worden. In der Evaluationsstudie verwendete Kriterien für die Aufnahme in das Programm wie Alter (14 bis 60 Jahre) und mindestens zwei Anfälle pro Monat sowie Ausschlußkriterien (progrediente Erkrankung, psychogene Anfälle, affektive, schizophrene Störungen) sollten aus pragmatischen Gründen beibehalten werden. Ansonsten sollten nur solche Patienten ausgewählt werden, die kognitiv und affektiv in der Lage sind, Selbstkontrolle auszuüben, oder deren Umfeld den Patienten entsprechend anleiten kann. Während in der Therapiestudie nur Patienten berücksichtigt wurden, die mit antiepileptischer Medikation optimal (d.h. alle Alternativen sind ausgeschöpft) eingestellt waren, ist das Programm durchaus auch für Patienten geeignet, die keine Medikamente einnehmen. Für Patienten, die Anfälle vorwiegend im Schlaf oder beim Aufwachen haben, liegen noch keine systematischen Erfahrungen vor. Die Berichte einiger Patienten geben Anlaß zur Annahme, daß die Selbstkontrollstrategie soweit automatisiert werden kann, daß sie selbst im Schlaf eingesetzt wird.

Die Einschränkung auf fokale Epilepsien und auf Patienten, die eine „Aura" (die in der Regel bereits ein einfach fokaler Anfall ist) oder Prodromi (Vorzeichen, die bereits mehrere Stunden oder Tage vor dem Anfall erlebt werden) spüren, ist nicht zwingend. Im Rahmen unserer Studie hat sich bei einigen Patienten, die diese Voraussetzung nicht erfüllten, gezeigt, daß diese mit der Zeit die Fähigkeit entwickelten, einen Anfall rechtzeitig wahrzunehmen. Wichtig ist, daß eine günstige Prognose im Hinblick darauf besteht, daß die Patienten in der Lage sind, rechtzeitig vor Beginn des Anfalls die im Biofeedback erworbene Strategie einzusetzen oder diese Selbstwahrnehmungsfähigkeit zu entwickeln.

Biofeedback-Training der Langsamen Potentiale

Das Training wird mit Hilfe eines Computer-Programms durchgeführt, das über die Autoren erhältlich ist (Schleichert 1995). Kommerziell wird hierzu derzeit nur eine angenäherte

---

2 Unter Beteiligung des Epilepsiezentrums Kehl-Kork, des Psychiatriezentrums Weissenau und des Instituts für Medizinische Psychologie und Verhaltensneurobiologie der Universität Tübingen und gefördert von der Deutschen Forschungsgemeinschaft.

Tab. 10-4 Übersicht zum Therapieprogramm (die speziell das Biofeedback betreffenden Anteile sind hervorgehoben)

Bereich	Ziele	Inhalte/Methoden
Vorhersage von Anfällen (präventiv)	Diskrimination externer und interner (physiologischer, behavioraler, kognitiver, emotionaler) Faktoren, die mit einem hohen oder niedrigen Risiko für das Auftreten von Anfällen verbunden sind	Verhaltensanalyse, Tagebücher
Verhinderung von Anfällen (reaktiv)	Erlernen von Selbstkontrollfähigkeiten zur Bewältigung anfallsauslösender Reize und Reaktionen	Motivationsstärkung Training zur kortikalen Selbstregulation Desensibilisierungstraining mit EEG-Feedback Entspannungstraining Patienteninformation Umgang mit der Krankheit weitere Ansatzpunkte, je nach Problemlage, soziale Kompetenz; kognitive Umstrukturierung; Streßbewältigung
Verhindern des Ausbreitens paroxysmaler Aktivität	Erlernen spezifischer Verhaltensweisen, die unvereinbar sind mit dem vom epileptischen Fokus ausgehenden Erregungsgeschehen	Einsatz der Biofeedback-Strategie und Verwendung anderer Methoden der Gegenkonditionierung
Kontingenzmanagement und Rückfallprävention	Änderung von Verstärkungsmustern	Transfer der Biofeedback-Strategie in den Alltag Aktivitätsaufbau Rolle von Bezugspersonen Rückfallprävention

Tab. 10-5 Verlauf des Trainings

Zeitraum	Biofeedback	sonstige Verhaltenstherapie
3 Wochen Therapiephase 1	20 Sitzungen an 15 Tagen	pro Tag eine Sitzung
8 Wochen Übungsphase zu Hause		
2 Wochen Therapiephase 2	15 Sitzungen an 10 Tagen	pro Tag eine Sitzung
Ende der Therapie		
Nach 26 Wochen Follow-up 1	1 Sitzung	Katamnese 1
Nach 26 Wochen Follow-up 2	bei Bedarf Auffrischungssitzung	Katamnese 2

Version angeboten[3], mit der die Autoren bislang nicht gearbeitet haben. Informationen zu Hard- und Software des Originalprogramms sind in der o.a. Programmbeschreibung enthalten.

Für die Durchführung des Programms sind zwei PC (bzw. ein PC mit zwei Bildschirmen) und ein EEG-Verstärker mit einer Zeitkonstante von mindestens 10 sec notwendig, sowie eine A/D-Wandlerkarte und ein Satz von Ag/AgCl-Elektroden. Die Elektrodenpaste sollte eine schnelle und zuverlässige Befestigung der Elektroden und gute Leitfähigkeit (Übergangswiderstand nicht höher als 10 kOhm) gewährleisten. Dafür ist z.B. die Paste „Elefix" von der Fa. Nihon Kohden zu empfehlen.

Der Patient sitzt auf einem bequemen Stuhl vor einem Monitor. Zur Ableitung des EEGs wird eine Elektrode bei Cz befestigt. Zwei verbundene Elektroden an den Mastoiden dienen als Referenz. Zur Kontrolle von Augenartefakten werden zwei weitere Elektroden etwa 1 cm oberhalb und unterhalb des Auges angebracht. Die sechste Elektrode ist für die Erdung erforderlich und wird entweder an der Stirn oder unterhalb des Schlüsselbeins befestigt.

Zur Vermeidung von Bewegungsartefakten wird der Patient instruiert, während der einzelnen Durchgänge jede Bewegung zu vermeiden. Vor der ersten Sitzung erhält der Patient eine ausführliche Instruktion (siehe Kasten).

Jede einzelne der insgesamt 35 Sitzungen besteht aus 145 einzelnen Durchgängen von 8 sec Dauer, in denen die Patienten die Aufgabe haben, ihre langsamen kortikalen Potentiale gezielt zu negativieren (diskriminierender Stimulus „A") oder zu positivieren (diskriminierender Stimulus „B"). Jede Sitzung ist in Blöcke unterteilt. Die Blöcke unterscheiden sich dadurch, daß die Patienten eine Rückmeldung über ihre Leistung erhalten (Feedback-Bedingung) oder nicht („Transfer-Bedingung"). Aufgaben (Positivierung versus Negativierung) und Bedingung (Feedback versus Transfer) können je nach Lernfortschritt gestaltet werden.

Der einzelne Durchgang beginnt mit der Darbietung des diskriminierenden Stimulus und einer sogenannten Rakete auf dem Monitor. In Abhängigkeit von der Veränderung des EEG-Potentials gegenüber einer zuvor ermittelten Baseline verändert sich die Position der Rakete.

In Trainingsphase 2 werden die Übungen unter Ablenkungsbedingungen durchgeführt: Die Patienten hören Radio, die Tür zum Laborraum bleibt geöffnet, der Therapeut meldet sich über die Sprechanlage. Ein weiterer Schritt zur Erleichterung des Transfers ist, daß die Patienten in den begleitenden Therapiesitzungen und zu Hause den Einsatz ihrer kortikalen Selbstkontrollstrategie üben. Sie haben zum einen die Aufgabe, in der Übungsphase und nach Abschluß der Therapiephasen jeden Tag das Labortraining imaginativ zu simulieren. Zum anderen sollen sie in allen Situationen, in denen sie einen Anfall zu bekommen scheinen, die Strategie einsetzen. In den begleitenden Therapiesitzungen wird auf Spaziergängen, bei Einkäufen und anderen, für den Alltag des Patienten typischen Situationen der Einsatz der Strategie geübt.

Auswertung

Während des Feedback-Trainings sieht der Therapeut den Verlauf der EEG-Kurven während jedes einzelnen Durchgangs sowie die gemittelten Kurven für jeden Block. Nach der Beendigung einer Sitzung können die Durchgänge und auch die Mittelwerte für die Blöcke gemeinsam mit dem Patienten auf dem Bildschirm angesehen werden. Ebenso ist es möglich, die Mittelwerte der SCP-Amplituden für jeden Block auszudrucken, und zwar getrennt für die Negativierungs- und Positivierungsaufgabe. Falls darüber hinaus weitere Daten erforderlich sind, zum Beispiel der Ausdruck der EEG-Kurven in jeder Sitzung, die Ergeb-

---

3 VDT Vertriebszentrum für Diagnostik- und Therapie-Technologien, Göttingen.

Instruktion

Mit dem Biofeedback-Training können Sie lernen, Ihre Gehirnströme soweit unter Ihre Kontrolle zu bringen, daß Sie zukünftig einen Teil oder sogar alle ihre Anfälle vermeiden können.

Zu Beginn des Trainings werden Sie lernen, zwei unterschiedliche körperliche Reaktionen zu unterscheiden. Diese Reaktionen werden normalerweise nicht bewußt wahrgenommen. Wir nennen die eine Reaktion „Reaktion A" und die andere „Reaktion B". Das Training wird folgendermaßen ablaufen:

In unregelmäßigen Abständen wird auf dem Bildschirm vor Ihnen ein großer Buchstabe, „A" oder „B", erscheinen. Gleichzeitig sehen Sie eine „Rakete", die sich waagerecht nach rechts oder links bewegt. Diese Rakete zeigt die Aktivität in Ihrem Gehirn. Ihre Aufgabe besteht jedesmal darin, die Rakete so weit wie möglich nach rechts – also in Richtung der Spitze der Rakete – zu bewegen. In Abbildung 10-4 sehen Sie ein Beispiel.

Wir können Ihnen leider nicht sagen, wie Sie die Rakete am besten nach rechts mit Ihren Hirnströmen bewegen können, da jeder Mensch seine eigene individuelle Art und Weise hat, wie sie/er das macht. Sie werden es schon herausfinden, mit welchen Gedanken oder Vorstellungen Sie das am besten schaffen.

Wenn ein B am Bildschirm erscheint, müssen Sie einen *anderen* Gehirnzustand „erzeugen", um die Rakete nach rechts zu bewegen. Wenn der Buchstabe „A" auf dem Bildschirm erscheint, bringt nur die Reaktion A die Rakete nach rechts; wenn der Buchstabe „B" auf dem Bildschirm erscheint, bringt nur die Reaktion B die Rakete nach rechts. Die Rakete wird bei „A" immer über dem Buchstaben erscheinen, bei „B" hingegen unter dem Buchstaben.

Wenn die Rakete nach links („rückwärts") fliegt, so haben Sie etwas falsch gemacht.

Weiterhin wollen wir prüfen, wie gut Sie die Kontrolle über Reaktion A und Reaktion B schon beherrschen. Zu diesem Zweck werden in sogenannten Test-Durchgängen nur die Buchstaben (entweder A oder B) erscheinen, nicht jedoch die Rakete. Versuchen Sie auch in diesen Durchgängen, bei „A" die Reaktion A zu produzieren, bei „B" die Reaktion B, genauso, wie Sie das zuvor gelernt haben.

Sie können jede Strategie oder Methode ausprobieren, die Ihnen einfällt, um Reaktion A bei „A" und Reaktion B bei „B" zu kontrollieren. Eine allgemein geltende Methode gibt es nicht. Denken Sie immer daran, daß es jeder Mensch anders macht; Sie dürfen also gerne experimentieren. *Lassen Sie sich nicht entmutigen, wenn es anfangs nicht klappt:* Das geht den meisten so.

Aus früheren Untersuchungen wissen wir,
- daß Sie bei „A" und bei „B" *verschiedene Vorgänge* benutzen müssen,
- daß Bewegungen des Kopfes, der Augen, der Zunge, der Arme und der Beine störend wirken, und zwar sowohl bei „A" als auch bei „B", und
- daß man auch mit verschiedenen Atemzügen keine Erfolge erzielen kann.

Atmen Sie daher regelmäßig und ruhig. Versuchen Sie, den Blick immer auf den Bildschirm gerichtet zu halten, nicht zu oft zu blinzeln und sich auch sonst nicht zu bewegen, während die Rakete auf dem Bildschirm sichtbar ist. Im Falle einer Augen- oder Körperbewegung wird der Durchgang abgebrochen, und der Bildschirm wird grau. Wenn Sie sich doch bewegen müssen, so sagen Sie bitte Bescheid, während der Bildschirm dunkel ist. Wir können dann die Untersuchung vorübergehend unterbrechen.

Wenn Ihnen noch etwas unklar ist und Sie noch Fragen haben, stellen Sie diese bitte jetzt.

nisse der Spektralanalyse (im Laufe des SCP-Trainings können sich auch spektrale Charakteristika des EEGs ändern) oder Lernkurven über die Sitzungen, muß dies off-line mit Hilfe eines kommerziellen Systems für die EEG-Analyse berechnet werden. Wir verwenden dazu das System „EEG-Analyst", und die EEG-Daten werden auch im entsprechenden Format gespeichert. Ein Paket der off-line-Auswertungsprogramme für „EEG-Analyst" ist vorhanden. Für andere kommerzielle Systeme müssen die Rohdaten umformatiert werden.

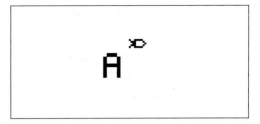

Abb. 10-4 Biofeedback-Training der Langsamen Potentiale. Vorlage zur Instruktion

Weitere Bestandteile des Trainings

Für die sonstigen, in Tabelle 10-2 genannten Bestandteile der Therapie wurden eine Reihe von Materialien entwickelt, die in den begleitenden Therapiesitzungen bearbeitet werden. Für alle Patienten gleichermaßen werden folgende Elemente angeboten:
- Anwendung der Biofeedback-Strategie am Bildschirm unter bestimmten imaginierten Bedingungen, die bei dem betreffenden Patienten als anfallsfördernd bekannt sind
- Motivationsklärung, Selbstkontrolle
- Selbstverstärkung
- Identifikation von Auslösern
- Entspannungstraining
- Patienteninformation
- Umgang mit der Krankheit
- Verstärkeranalyse
- Rückfallprävention

Je nach besonderer Situation (Verhaltensdefizite; Verhaltensexzesse) des Patienten können zusätzliche Inhalte bearbeitet werden.

Therapiekontrolle

Zur Kontrolle der Wirksamkeit der Therapie führen die Patienten einen Anfallskalender. Bis zum Ende der Therapiephase 2 wird zusätzlich für jeden einzelnen Anfall eine möglichst genaue Beschreibung zu Verlauf und Begleitumständen auf einem gesonderten Protokollbogen erhoben. Diese Daten erleichtern neben dem ausführlichen Erstinterview die Identifikation von Auslösern und Konsequenzen. Ein halbes und ein ganzes Jahr nach Ende der Therapie finden Katamnesen statt. Anläßlich der ersten Katamnese wird eine weitere Biofeedback-Sitzung durchgeführt. Bei einigen Patienten hat es sich bewährt, auch zwischenzeitlich Auffrischungssitzungen zu ermöglichen. Nach unseren Erfahrungen muß hierbei darauf geachtet werden, daß Patienten nicht in einer mangelnden Ablösung von der Therapie verstärkt werden.

Fallbeispiel: Anamnese, Diagnostik und Therapie

Vorgeschichte

Patient AB ist zwischen 30 und 40 Jahre alt. Er hat Abitur, lebt mit Frau und zwei Kindern zusammen und schließt gerade eine Umschulung in einem akademischen Ausbildungsgang ab. Erster Anfall im Alter von 20 Jahren. Laut fachärztlicher Diagnose hat er eine „Epilepsie mit einfach fokalen, komplex fokalen Anfällen und seltenen großen Anfällen". Die Anfälle treten tagsüber und nachts auf, ihre Häufigkeit schwankt zwischen 3 und 8 pro Monat. Die längste anfallsfreie Zeit hatte er zu Beginn seiner neuen Ausbildung. Derzeit nimmt er zwei Antiepileptika. Die ärztlichen Blutspiegelkontrollen geben zu der Vermutung Anlaß, daß er die Medikamente nicht regelmäßig nimmt. Bis zum Beginn der Baseline bei uns führt er auch keinen genauen Anfallskalender.

AB war im Kleinkindalter wegen einer Meningitis knapp ein Jahr lang im Krankenhaus. Seine Kindheit sei überbehütet und massiv eingeschränkt gewesen. Er habe nie die Möglichkeit gehabt, das in ihm steckende Potential auszuleben und weiterzuentwickeln.

Verhaltensanalyse

Verlauf:
Vor einem Anfall spürt AB ein „mulmiges, süßliches Gefühl" vom Magen her aufsteigen, zum weiteren Verlauf kann er nichts sagen. Die Ehefrau berichtet Unruhe und viel Redefluß. Er diskutiere mit ihr über abstruse Themen. Unmittelbar vor dem Anfall verändere sich die Atmung, er halte die Luft an, um dann im Anfall zu hecheln und flach zu atmen.

Antezedentien:
Alkoholgenuß, veränderte Atmung, Müdigkeit, imperativer Harndrang, Zeitdruck, Angst vor Versagen und andere angstbesetzte Gedanken, Ärger, Hören bestimmter klassischer Musik, Beschäftigung mit „verzwickten" Problemen. Die Ehefrau berichtet, daß sie oft vor Anfällen eine Gereiztheit bei AB beobachte, die sich über Tage hin aufbaue.

Konsequenzen:
Physiologisch: erschöpft, benommen, Kopfweh, unangenehmer Geschmack, aber auch erleichtert, bei leichten Anfällen aktiviert, bei schweren Schlaf. Funktional: Aufschieben von Entscheidungen, Schutz vor zu hoher Anstrengung, Rechtfertigung dafür, daß er seine Begabungen nicht ausschöpfen könne.

Diagnostik

Überdurchschnittliche Intelligenz, ein überdurchschnittliches logisches Gedächtnis bei im Vergleich verringerter Aufmerksamkeit und unterdurchschnittlichem visuellen Gedächtnis. Sehr gute frontale Leistungen (*Wisconsin Card Sorting Test*, Nelson 1966). Die Ergebnisse im BDI (*Beck-Depressions-Inventar*, Hautzinger et al. 1994) und MMPI (*Minnesota Multiphasic Personalitiy Inventory;* deutsche Kurzfassung: Gehring u. Blaser 1993) sind auffällig, erhöht sind die Werte für Depression, Hypochondrie, Hysterie. FLL (Fragebogen zu Lebenszielen und zur Lebenszufriedenheit, Kraak u. Nord-Rüdiger 1989): geringe Lebenszufriedenheit; FKK (Fragebogen zu Kompetenz- und Kontrollerwartungen Krampen, 1991): geringes Selbstbewußtsein, externale Kontrollüberzeugungen. Es besteht Verdacht auf eine narzißtische Persönlichkeitsstörung. Für die Prognose des Therapieerfolgs kritisch ist die Annahme des Patienten, daß die Anfallserkrankung Ursache dafür sei, daß sich die großartigen Vorstellungen über das Selbst nicht realisieren ließen. Er werde auch seine Ausbildung mit einer schlechten Note abschließen und keine Anstellung bekommen.

Therapieverlauf

Im Biofeedback gelingt die Aufspaltung, aber meist verkehrt herum. In der Positivierungsbedingung negativiert er, in der Negativierungsbedingung positiviert er. Versuche, die Strategien zu tauschen, sind wenig erfolgreich. In Phase 2 ist er erfolgreicher; in der letzten Sitzung sind die Trefferquote und das Ausmaß der Aufspaltung nahezu perfekt.

Die das Biofeedback-Training begleitenden Therapiesitzungen in Phase 1 (Intensivtraining: Wochen 1 bis 3) befassen sich vorwiegend mit der Analyse und dem Abbau kognitiver Fehlannahmen und dysfunktionaler Affekte, um der positiven Vermeidungsfunktion der Anfälle entgegenzuwirken. Gegen Ende und in Phase 2 (Intensivtraining: Wochen 4 und 5) werden hauptsächlich Möglichkeiten des Transfers der Selbstkontrollstrategien in den Alltag behandelt. Den Schwerpunkt bilden dabei die Antezedentien. In Momenten großer Müdigkeit (nach anstrengender beruflicher Tätigkeit; in Arbeitspausen, wenn er im Auto nach Hause gefahren wird, wenn er sich zu den Mahlzeiten an den Tisch setzt) soll er versuchen, mit Hilfe seiner Strategie kortikaler Negativierung entgegenzuwirken oder diese zu hemmen. Für die Unterbrechung von Grübeleien und angstbesetzten Gedanken wird die Methode des Gedankenstops geübt. Das Biofeedback-Training selbst wird bei der klassischen Musik durchgeführt, die als Antezedens genannt worden war. Für die weniger bewußten Ereignisse, die einem Anfall vorausgehen, wie Harndrang, Redefluß und flache Atmung, wird vereinbart, daß die Ehefrau – so zugegen – ihn an den Einsatz der Strategie erinnert.

Ergebnisse

Biofeedback:

AB hat gelernt, zwischen den Zuständen kortikaler Negativierung und Positivierung zu differenzieren, wobei erst in Phase 2 die Aufspaltung statistisch signifikant ist (Abb. 10-5).

Anfälle:

Die Häufigkeit der Anfälle pro Woche ist von 0,82 Anfällen in der Baseline auf 0,12 Anfälle in der ersten Follow-up-Phase (Wochen 1 bis 26 nach Ende des Trainings) und 0,23 Anfälle in der zweiten Follow-up-Phase (Wochen 27 bis 52 nach Ende des Trainings) um insgesamt 71% zurückgegangen. Die Veränderung der Anfallshäufigkeit im Verlauf des Follow-up läßt sich mit Hilfe einer Sequenzanalyse darstellen. Diese Sequenzanalyse beruht auf einem statistischen Modell (Künkel 1979), das Aussagen darüber erlaubt, ob und ab wann

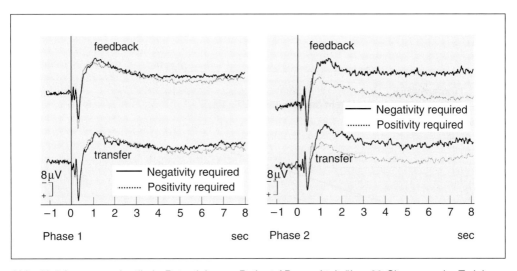

Abb. 10-5 Langsame kortikale Potentiale von Patient AB, gemittelt über 20 Sitzungen der Trainingsphase 1 (linkes Bild) und 15 Sitzungen der Trainingsphase 2 (rechtes Bild)

die Verringerung der Häufigkeit von Anfällen statistisch signifikant ist. Die Gerade wird aus den kumulativen Häufigkeiten der Anfälle, der Korridor auf der Grundlage der Anzahl der Anfälle während der Baseline, der angestrebten prozentualen Besserung und einer Irrtumswahrscheinlichkeit von $\alpha = .05$ (Typ-I-Fehler) und $\beta = .10$ (Typ-II-Fehler) gebildet. Verläßt die Gerade den Korridor nach unten, ist die Besserung statistisch mit einer Irrtumswahrscheinlichkeit von α signifikant (Abb. 10-6).

Im vorliegenden Fall zeigt sich, daß der Patient ab Woche 36 um mindestens 25% gebessert ist. Aus den Tagebuchdaten ist bekannt, daß die Anfälle in den Wochen 6 bis 11 an Tagen auftraten, an denen AB nicht die vollständige Tagesdosis der Antiepileptika eingenommen hatte.

Testdaten und Lebensereignisse:

Fast alle Tests weisen nach Ende der Therapie und Follow-up bessere Werte auf (Gedächtnis; MMPI, Depression, Lebenszufriedenheit, Kompetenz- und Kontrollerwartungen). Auch die emotionalen Streßreaktionen (UBV, Fragebogen zum Umgang mit Belastungen im Verlauf, Reicherts u. Perrez 1993) sind normalisiert.

Beruflich hat AB nach Abschluß seiner Ausbildung einen befristeten Vertrag in seinem Wunschberuf bekommen, der zunächst verlängert und später in einen unbefristeten Vertrag umgewandelt wurde. Die familiäre Situation hat sich weiter stabilisiert, die Familie zieht in ein Eigenheim.

Kommentar:

Bei vielen Patienten sind psychische Störungen als Folgen der Erkrankung zu verzeichnen, die in der Therapie mitbehandelt werden sollten (depressive Verstimmung, mangelnde soziale Kompetenz, Ängste etc.), wobei der Fokus auf dem Erwerb von (kortikaler) Selbstkontrolle liegt. In dem hier vorgestellten Fall wird eine Persönlichkeitsstörung vermutet, deren Beginn in eine Zeit zurückreicht, in der AB noch gar nicht anfallskrank war. In solchen Fällen ist zum einen der differentialdiagnostische Ausschluß einer psychogenen Epilepsie besonders wichtig. Eine derartige Störung kann im gegebenen Setting nicht ausreichend behandelt, muß aber gleichwohl berücksichtigt werden, um eine tragfähige therapeutische Beziehung herzustellen.

Auch bei AB ist trotz der positiven Entwicklungen nicht davon auszugehen, daß neben der Verringerung der Häufigkeit der Anfälle eine vollständige Remission der Persönlichkeitsstörung erreicht worden ist. Gleichwohl zeigt dieser Fall, daß trotz an-

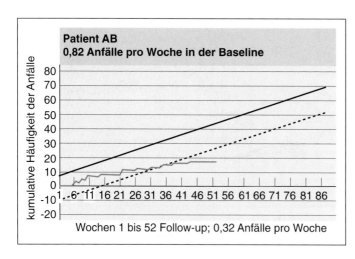

Abb. 10-6 Sequenzanalyse Patient AB

derer Störungen die Therapie der Epilepsie erfolgreich durchgeführt werden kann. Voraussetzung ist eine detaillierte klinische Diagnostik und Berücksichtigung zusätzlicher Diagnosen im therapeutischen Prozeß.

Evaluation

Aus der Evaluationsstudie liegen bislang die Anfallsdaten für 25 Patienten vor, die beide Follow-up-Phasen abgeschlossen haben (Kotchoubey et al. 1997, 1998). Für die gesamte Gruppe ergibt sich eine signifikante Reduktion der Zahl der Anfälle sowohl für die Follow-up-Phase 1 ($p < .05$) als auch für den Vergleich der Baseline mit dem Follow-up 2 ($p < .01$, Wilcoxon-Test, zweiseitig). Die Auswertung der EEG-Daten zeigt, wie sich die gewünschte Aufspaltung zwischen den Bedingungen entwickelt (Abb. 10-7).

Zur Klärung des Zusammenhangs zwischen dem Erwerb der Selbstkontrolle und der Verbesserung der Anfallssituation wurde für jeden einzelnen Patienten eine Sequenzanalyse durchgeführt, so wie oben in der Falldarstellung beschrieben. Im Ergebnis führte dies zu drei Outcome-Gruppen: „mindestens um 25% gebessert", „noch keine Entscheidung über Besserung möglich" und „nicht gebessert" (Abb. 10-8).

Diese Gruppen unterscheiden sich nicht im Hinblick auf ihren Lernerfolg im Biofeedback. Der Unterschied liegt vielmehr darin, daß die nicht gebesserten Patienten bei beiden Aufgaben (Positivierung und Negativierung) stärker im elektrisch negativen Bereich sind als die Patienten, die eine klinische Besserung erfahren (Abb. 10-9).

Es soll weiter untersucht werden, ob diese Tendenz als Prädiktor bei der Auswahl geeigneter Patienten verwendet werden kann. Eine andere Konsequenz bestünde in einer Anpassung des Biofeedbacks an diese Reaktionstendenz.

Schlußbemerkung

Wir haben ein Therapieprogramm zur Selbstkontrolle epileptischer Anfälle vorgestellt, das sich noch in der Evaluation befindet. Gleich-

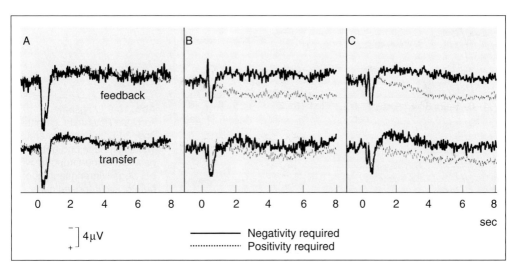

Abb. 10-7 Langsame kortikale Potentiale, gemittelt über N = 36 Patienten. A: 1. Sitzung; B: 35. (letzte) Sitzung; C: Auffrischungssitzung am Ende von Follow-up 1 (Katamnese1).

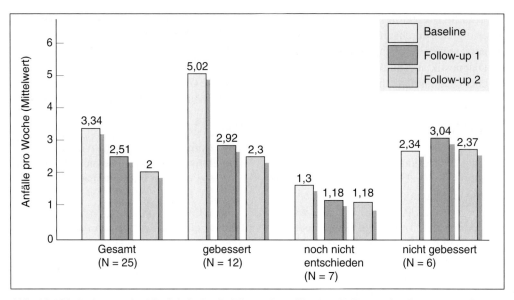

Abb. 10-8 Veränderung der Häufigkeit der Anfälle nach 52 Wochen Follow-up für die gesamte Gruppe und gegliedert nach klinischem Outcome im Einzelfall

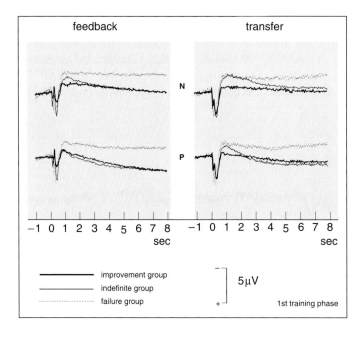

Abb. 10-9 Langsame kortikale Potentiale, gemittelt über 20 Sitzungen der ersten Trainingsphase und getrennt nach Outcome-Gruppen. N: bei Negativierungsaufgabe; P: bei Positivierungsaufgabe.

wohl ist bereits jetzt erkennbar, daß eine Reihe von Patienten, die seit Jahren trotz medikamentöser Behandlung keine Verringerung der Häufigkeit ihrer Anfälle erfahren haben, eine erhebliche Besserung erfahren, ohne ihre Medikation zu verändern. Eine Verbreitung des Programms erscheint daher dringend geboten, auch wenn vergleichbare Hard- und Software noch nicht kommerziell verfügbar sind. Bis dahin bieten die Autoren Betreuung bei der Implementation des Programms und der Therapie der ersten Patienten an.

Literatur

Ayala GF, Dichter M, Gumnit H, Matsumoto H, Spencer WA. Genesis of epileptic interictal spikes: new knowledge of cortical feedback systems suggests a neurophysiological explanation of brief paroxysms. Brain Res 1973; 52: 1-17.

Birbaumer N, Elbert T, Canavan AGM, Rockstroh B. Slow potentials of the cerebral cortex and behavior. Physiol Rev 1990; 70(1): 1-41.

Birbaumer N, Elbert T, Rockstroh B, Daum I, Wolf P, Canavan A. Clinical-psychological treatment of epileptic seizures: a controlled study. In: Perspectives and Promises of Clinical Psychology. Ehlers A, ed. New York: Plenum Press 1991.

Caspers H, Speckmann EJ, Lehmenkühler A. Electrogenesis of slow potentials of the brain. In: Self-regulation of the Brain and Behavior. Elbert T, Rockstroh B, Lutzenberger W, Birbaumer N, eds. Berlin, Heidelberg: Springer Verlag 1984; 26-41.

Chatrian GE, Somasundaram M, Tassinari CA. DC changes recorded transcranially during „typical" 3/sec spike and wave discharges in men. Epilepsia 1968; 9: 185-209.

Cohn R. DC recordings of paroxysmal disorders in men. Electroencephal Clin Neurophysiol 1964; 17: 17-24.

Dahl JA. Epilepsy – a Behavior Medicine Approach to Assessment and Treatment in Children. Seattle, Toronto, Göttingen, Bern: Hogrefe & Huber 1992.

Dahl JA, Brorson LO, Melin L. Effects of a broad-spectrum behavioral medicine treatment program on children with refractory epileptic seizures: an 8-year follow-up. Epilepsia 1992; 33 (1): 98-102.

Dahl JA, Melin L, Lund L. Effects of a contingent relaxation treatment program on adults with refractory epileptic seizures. Epilepsia 1987; 28 (2): 125-32.

Efron R. Effect of olfactoric stimuli on uncinate fits. Brain 1956; 79: 267-81.

Efron R. The conditioned inhibition of uncinate fits. Brain 1957; 80: 251-61.

Elbert T, Rockstroh B, Canavan A, Birbaumer N, Lutzenberger W, von Bülow I, Linden A. Self-regulation of slow cortical potentials and its role in epileptogenesis. In: International Perspectives on Self-regulation and Health. Carlson J, Seifert AR, eds. New York: Plenum Press 1991; 65-94.

Epilepsie-Kuratorium, Hrsg. Epilepsie-Bericht 1998. Berlin: Verlag einfälle 1998.

Gehring A, Blaser A. MMPI – Minnesota Multiphasic Personality Inventory. Deutsche Kurzform für Handauswertung. 2. Aufl. Bern, Göttingen, Toronto, Seattle: Huber 1993.

Gowers WR. Epilepsy and Other Chronic Convulsive Disorders. London: Churchill 1881.

Hauser WA., Hesdorffer DC. Epilepsy: frequency, courses and consequences. Landover Maryland, Demos: Epilepsy Foundation of America 1990.

Hautzinger M, Bailer M, Worall H, Keller F. Beck-Depressions-Inventar (Bearbeitung der deutschen Ausgabe). Bern: Hans Huber Verlag 1994.

Howe RC, Sterman MB. Cortical – subcortical EEG correlates of suppressed motor behavior during sleep and waking in the cat. Electroencephal Clin Neurophysiol 1972; 32: 681-95.

International Liga Against Epilepsy, ed. Proposal for the revised clinical and electroencephalographic classification of epileptic seizures. Epilepsia 1981; 22: 489-501.

International Liga Against Epilepsy, ed. Proposal for revised classification of epileptics and epileptic syndromes. Epilepsia 1989; 30: 389-99.

Kaplan BJ. Biofeedback in epileptics: equivocal relationship of reinforced EEG frequency to seizure reduction. Epilepsia 1975; 16: 477-85.

Kotchoubey B, Blankenhorn V, Fröscher W, Strehl U, Birbaumer N. Stability of cortical self-regulation in epilepsy patients. Neuro Report 1997; 8 (8): 1867-70.

Kotchoubey B, Strehl U, Holzapfel S, Schneider D, Blankenhorn V, Birbaumer N. Control of cortical excitability in epilepsy. In: Plasticity and Epilepsy (Advances in Neuorology). Stephan H, Adermann F, Shorvon SD, Chauvel P, ed. New York: Raven Press 1998.

Kraak B, Nord-Rüdiger D. Fragebogen zu Lebenszielen und zur Lebenszufriedenheit. Göttingen, Toronto, Zürich: Hogrefe 1989.

Krampen G. Fragebogen zu Kompetenz- und Kontrollüberzeugungen. Göttingen, Toronto, Zürich: Hogrefe 1991.

Künkel H. Zur Kontrolle des Behandlungserfolges bei Epilepsien. Acta Neurol 1979; 6: 215-25.

Lysons D. Practical Essays upon Intermitting Fevers. Bath: 1772.

Mattson RH. Drug treatment of uncontrolled seizures. In: Surgical Treatment of Epilepsy. Theodore WH, ed. Amsterdam: Elsevier 1992; 29-35.

Nelson HE. A modified card-sorting test sensitive to frontal lobe defects. Cortex 1976; 12: 313-24.

Rockstroh B, Elbert T, Birbaumer N, Wolf P, Düchting-Roth A, Reker MI, Lutzenberger W, Dichgans J. Cortical self-regulation in patients with epilepsies. Epilepsy Res 1993; 63-72.

Rockstroh B, Elbert T, Canavan A, Lutzenberger W, Birbaumer N. Slow cortical potentials and behavior. 2nd ed. Baltimore, München, Wien: Urban & Schwarzenberg 1989.

Rose KJ, Derry PA, McLachlan R. Patient expectations and postoperative depression, anxiety and psychosocial adjustment after temporal lobectomy: a prospective sudy. Intern J Behav Med 1995; 2 (1): 27-40.

Schleichert H. Rückmeldung langsamer Hirnrindenpotentiale (Version 1.5i [3]). Tübingen: Institut für Medizinische Psychologie und Verhaltensneurobiologie 1995.

Schmidt D. Epilepsien. In: Therapie und Verlauf neurologischer Erkrankungen. Brandt T, Dichgans J, Diener HC, Hrsg. Stuttgart: Kohlhammer 1993.

Speckmann EJ, Elger CE. Neurophysiological basis of the EEG and DC potentials. In: Electroencephalography. Niedermeyer E, Lopez da Silva F, eds. München: Urban & Schwarzenberg 1982; 1-14.

Stefan H. Epilepsien. 2. Aufl. London: Chapman & Hall 1995.

Sterman MB. Sensorimotor EEG feedback training in the study and treatment of epilepsy. In: The Neurobehavioral Treatment of Epilepsy. Mostofsky D, ed. Hillsdale, NJ: 1993; 1-17.

Sterman MB. Physiological origins and functional correlates of EEG rhythmic activities: implication for self-regulation. Biofeedback and Self-Regulation 1996; 21 (1): 3-33.

Sterman MB, Friar L. Suppression of seizures in an epileptic following sensorimotor EEG biofeedback training. Electroencephal Clin Neurophysiol 1972; 33: 89-95.

Stodieck SR, Wieser HG. Epicortical DC changes in epileptic patients. In: Advances in Epileptology. Vol. 16. Wolf P, Dam M, Janz D, Dreifuss E, eds. 1987; 123-8.

Strehl U. Epilepsie und Verhalten. Entwicklung und Prüfung eines psychophysiologischen Behandlungsprogramms zur Selbstkontrolle epileptischer Anfälle. Lengerich: Pabst Science Publishers 1998.

Tozzo C, Elfner L, May JG. EEG biofeedback and relaxation training in the control of epileptic seizures. Intern J Psychophysiol 1988; 6: 185-94.

11 Der Aufbau einer Biofeedback-Abteilung

Winfried Rief

Die Ausstattung einer Biofeedback-Abteilung hängt in erster Linie vom geplanten Einsatz ab. Folgende Gruppen von Einsatzgebieten lassen sich zusammenfassen:
1. Minimallösungen (z.B. im Rahmen von ambulanten psychotherapeutischen Praxen),
2. gute Lösungen, jedoch nur für spezifische Indikationsbereiche,
3. ein komplett ausgestattetes Biofeedback-Labor für verschiedene Indikationsbereiche (z.B. in psychosomatischen Kliniken),
4. ein komplett ausgestattetes Biofeedback-Labor, das auch für wissenschaftliche Fragestellungen geeignet ist.

Zu den Minimallösungen sind einfach handhabbare Geräte zu rechnen, die für Übungen und Demonstrationen im Rahmen von therapeutischen Sitzungen, daneben aber auch für den Einsatz als *„Heimtrainer"* durch die Patienten selbst geeignet sind. Trotz dieser bescheidenen Zielsetzungen und Realisierungen kann es sinnvoll sein, sich für diesen Weg zu entscheiden. Will man Biofeedback nur alle paar Monate bei wenigen Patienten einsetzen, macht es keinen Sinn, sich komplizierte Geräte anzuschaffen, für die man jedoch nicht die nötige Routine im Umgang erwirbt. Die Gefahr ist zu groß, daß bei seltenem Einsatz von komplexen Geräten Fehler auftreten, Unsicherheiten beim Therapeuten vorkommen und man schließlich beschließt, Biofeedback überhaupt nicht mehr einzusetzen.

Will man kein vollständiges Biofeedback-Labor einrichten, werden jedoch Biofeedback-Geräte für einige Indikationen in guter Ausführung benötigt, so bietet sich eine spezifische Geräteauswahl an, die auf die persönlichen Bedürfnisse zugeschnitten ist. Möchte man zum Beispiel im Rahmen einer urologischen Behandlungseinrichtung primär Harninkontinenz mit Biofeedback behandeln, ist es sicherlich nicht sinnvoll, komplexe Ableitungsmöglichkeiten bis hin zu differenzierten EEG-Erfassungen zu realisieren. Trotzdem sei davor gewarnt, zu sehr auf eine Funktion/ein Organ zu fokussieren. Die meisten psychophysiologischen Ansatzpunkte sind im Rahmen physiologischer Systeme zu sehen, die in Interaktion stehen und sich gegenseitig beeinflussen. So setzt die Inkontinenzbehandlung neben der Manometrie oder EMG-Erfassung der Beckenbodenmuskulatur auch eine EMG-Erfassung, zum Beispiel der abdominellen Muskulatur, voraus. Für die Hypertonie-Behandlung sollte man nicht ausschließlich den Bluthochdruck als Variable verwenden, sondern allgemeine autonome Erregungsmaße (z.B. EDA) oder Maße der peripheren Durchblutung (z.B. Fingerpulsamplitude) ebenfalls als wichtige Indikatoren für die Bewertung von Veränderungsmöglichkeiten berücksichtigen.

> Auch bei spezifischen Biofeedback-Indikationen sollten mehrere physiologische Systeme/Parameter abgeleitet und berücksichtigt werden.

In stationären Einrichtungen, jedoch auch oftmals in ambulanten Bereichen bietet sich deshalb an, ein Biofeedback-Labor mit Breitband-Einsatzmöglichkeiten aufzubauen. Erfreulicherweise bieten zahlreiche Anbieter inzwischen kostengünstige Komplettlösungen an, so daß es oftmals keinen Sinn macht, spezifische Einzellösungen zu realisieren. Nachfolgend sind einige Ableitungsmöglichkeiten kommentiert, die in der Regel berücksichtigt werden sollten:

- **Elektromyogramm (EMG):** Elekromygraphische Datenerfassung gehört zum Standard eines Biofeedback-Labors. In aller Regel genügt es nicht, nur einen EMG-Kanal zur Verfügung zu haben. So ist es bei Kopfschmerzpatienten oftmals sinnvoll, neben der Frontalis-Muskulatur auch die Nackenmuskulatur und die Masseter-Muskulatur zu erfassen. Bei Rückenschmerzpatienten sollte die vertebrale Muskulatur an verschiedenen Stellen erfaßt werden, was mindestens eine 4-kanalige Ableitung voraussetzt. Für ein muskuläres Scanning der Rückenmuskulatur mit Berücksichtigung von Lateralitätsunterschieden wären sogar noch mehr Möglichkeiten wünschenswert. Als Empfehlung sei jedoch ausgesprochen, daß möglichst 4 EMG-Kanäle im Bedarfsfall zur Verfügung stehen sollten.
- **Elektrodermale Aktivität (EDA):** Die Erfassung der elektrodermalen Aktivität ist ein „Muß" in jeglicher Biofeedback-Einrichtung, vor allem wenn es sich um die Behandlung psychischer und psychosomatischer Beschwerden handelt. Es wird nur ein Kanal benötigt.
- **Fingerpulsamplitude und Herzrate:** Ein Sensor zur Erfassung der Fingerpulsamplitude liefert Daten, die üblicherweise parallel eine Berechnung der Herzrate erlauben. Beide Variablen sind bei verschiedenen Erkrankungsbildern von Relevanz, so daß diese einfache Methode der Datenerfassung zur Standardausrüstung eines Biofeedback-Labors gehört.
- **Elektrokardiogramm (EKG):** Liegt bereits das oben beschriebene Instrumentarium zur Berechnung der Herzrate aus der Fingerpulsamplitude vor, bleibt die Erfassung des vollständigen Rohsignals des EKGs nur noch wenigen Fragestellungen vorbehalten. Dazu zählen spezifische EKG-Veränderungen unter Belastungsbedingungen (z.B. T-Wellenabflachung). Die meisten Komplettangebote für Biofeedback-Labors bieten jedoch auch diese Option an.
- **Fingertemperatur:** Die Fingertemperatur ist ebenfalls ein einfach zu erfassendes Maß für allgemeine autonome Erregungsprozesse. Zusätzlich ist es ein spezifisches Maß, das bei einzelnen Krankheitsbildern von zentraler Bedeutung ist (z.B. Raynaud-Krankheit). Aus diesem Grund wird die Erfassung der Fingertemperatur im Rahmen einer allgemeinen Biofeedback-Abteilung empfohlen.
- **Atmungsgürtel:** In vielen Fällen ist es wichtig, Atemfrequenz, Atmungstyp bzw. Atmungstiefe (Zwerchfellatmung vs. Brustatmung) differenziert zu erfassen. Deshalb werden zwei Anschlußmöglichkeiten für Atmungsgürtel benötigt, die bevorzugt im Brustbereich und Bauchbereich befestigt werden.
- **Anal- und Vaginalsensoren:** Die Häufigkeit von Inkontinenz und ihren Vorformen läßt es sinnvoll erscheinen, daß ein Biofeedback-Labor die Möglichkeiten zur Inkontinenzbehandlung besitzt. Im einfachsten Fall gehören zur Inkontinenzbehandlung Vaginal- und Rektalsonden, die in Kombination mit zusätzlichen EMG-Messungen eingesetzt werden. Will man sich spezifischer diesem Indikationsbereich widmen, empfiehlt sich der zusätzliche Einsatz von manometrischen Messungen bzw. Rektalsonden mit Ballonvorrichtung.
- **Kontinuierliche Blutdruckmessung:** Obwohl in vielen stationären Einrichtungen ein großes Indikationsgebiet bezüglich der Behandlung von essentieller Hypertonie besteht, wird das Biofeedback mittels kontinuierlicher Blutdruckmessung vorerst Spezialeinrichtungen vorbehalten bleiben. Dies liegt daran, daß die entsprechende Meßtechnik selten im Rahmen von Komplettlösungen angeboten wird, sondern spezifische apparative Voraussetzungen er-

fordert. Die spezifischen Meßplätze zur kontinuierlichen Erfassung des Blutdrucks (z.B. über Fingermanschette) sind zur Zeit jedoch noch teuer.

- **Vasokonstriktion:** Die Erfassung der Vasokonstriktion, zum Beispiel über Photoplethysmographen, ist zum Teil in Standardlösungen für Biofeedback-Labors enthalten, wobei die Technik in diesem Fall ähnlich wie bei der oben beschriebenen Erfassung der Fingerpulsamplitude ist. Für den Einsatz im Rahmen der Migräne-Behandlung erfordert das Auffinden der Schläfenarterie und damit die Lokalisation des Signalmessers eine gewisse Erfahrung, so daß sie nur von geschulten Personen vorgenommen werden sollte. Auch ist darauf zu achten, daß für den spezifischen Einsatz im Rahmen der Migräne-Behandlung auch spezifische Rückmeldemöglichkeiten im Biofeedback-Labor möglich sein sollten (z.B. Kreis auf Bildschirm, der sich mit Vasokonstriktion verengt).

- **Elektroenzephalogramm (EEG):** Auch dieses Einsatzgebiet wird vorerst noch wenigen Arbeitsgruppen vorbehalten bleiben. Zwar ist die standardmäßige Erfassung des EEGs in vielen Komplettlösungen enthalten, erlaubt in diesem Kontext jedoch primär zum Beispiel ein Alpha-Training zur Förderung der Entspannungsfähigkeit. Der Einsatz zum Beispiel zur Epilepsie-Behandlung erfordert spezifische technische Voraussetzungen, die üblicherweise mit den Standardlösungen nicht realisiert werden können. Wie im Epilepsie-Kapitel erwähnt, gibt es inzwischen erste Entwicklungen, EEG-Biofeedback-Anordnungen für den Routineeinsatz zur Epilepsie-Behandlung anzubieten. Auch können die aktuellen Entwicklungen im Rahmen des „Neuro-Biofeedbacks" dazu führen, daß schon bald günstige Möglichkeiten zum EEG-Biofeedback, gegebenenfalls sogar im Rahmen von topographischen Mehrkanal-Ableitungen, angeboten werden.

12 Ein kommentiertes Verzeichnis weiterführender Literatur

Jörg Heuser, Winfried Rief

▶ **Schwartz MS et al. (eds). Biofeedback - A Practitioner's Guide. 2nd edition. New York: Guilford Press 1995.** Dies Buch könnte man zur Zeit als „Bibel" der Biofeedback-Behandlung bezeichnen. Das Werk umfaßt 900 Seiten, in denen vor allem zu einzelnen Krankheitsbildern sehr praxisnah und ausführlich das therapeutische Vorgehen dargestellt wird. Ablauf von Therapiesitzungen, Elektrodenplazierungen, wichtige eingangsdiagnostische Fragen und vieles mehr werden sehr ausführlich dargestellt. Daneben findet auf den ersten 200 Seiten eine Berücksichtigung der geschichtlichen Entwicklung statt, und es wird ausführlich beschrieben, wie Biofeedback-Geräte funktionieren, was notwendiges Wissen über den Einsatz von Computern ist, wie das Behandlungszimmer ausgestattet sein sollte und welche Qualifikation Biofeedback-Therapeuten haben sollten. An Krankheitsbildern werden angesprochen: Kopfschmerzen, temporomandibuläre Störungen, Raynaud-Krankheit, essentielle Hypertonie, Diabetes mellitus, Hyperaktivität/Aufmerksamkeitsstörungen, neuromuskuläre Störungen, Harninkontinenz, Stuhlinkontinenz, Colon irritabile, Tinnitus und Fibromyalgie. Das Buch ist somit ein absolutes „Muß" für Personen, die praktisch mit Biofeedback arbeiten wollen.

▶ **Zeier H. Biofeedback. Physiologische Grundlagen – Anwendungen in der Psychotherapie. 2., vollständig überarbeitete Auflage. Bern: Verlag Hans Huber 1997.** Die besondere Stärke dieses Buches ist die Kürze und Prägnanz. Auf kaum 100 Seiten Text sowie etwa 50 Seiten Anhang, Register, Literaturverzeichnis etc. werden vor allem biologische Grundlagen, physiologische Aspekte während der Behandlung sowie technische Aspekte der Messung, Verstärkung und Rückmeldung aufgeführt. Der praktisch-therapeutische Anteil des Buches ist demgegenüber etwas kurz geraten.

▶ **Kröner-Herwig B, Sachse R. Biofeedback-Therapie. Klinische Studien – Anwendung in der Praxis. 2. Auflage. Stuttgart: Kohlhammer 1988.** Dieses Buch war lange Zeit das einzige deutschsprachige Buch zum Thema Biofeedback. Über viele Jahre war es damit der Standard. Der Schwerpunkt liegt in der Darstellung wissenschaftlicher Befunde und Studien. An der Stärke des Buches setzt jedoch auch die Kritik an: Durch die strenge Wissenschaftlichkeit kommt der praktische Aspekt etwas zu kurz, der Text ist manchmal etwas trocken und von wissenschaftlicher Skepsis geprägt. Entsprechend der schnellen Veränderung des wissenschaftlichen Hintergrunds hat das Buch an Aktualität verloren. Es hatte somit eine hohe Bedeutung, ist zwischenzeitlich jedoch „in die Jahre gekommen".

▶ **Cram JR (ed). Clinical EMG for Surface Recordings: Volume 2. Nevada City: Clinical Resources 1990.** Das Buch von Cram kann immer noch als das derzeit beste und umfassendste Werk im Bereich des EMG-Biofeedback bezeichnet werden. Es vermittelt in vorbildlicher Weise Grundlagenwissen in der EMG-Arbeit (wie physiologische Grundlagen, technische Grundlagen, Filtereinstellungen, Hautvorbereitung etc.) und praktisches Wissen (wie günstige Ableitpunkte, Normwerte, Übungsprotokolle für verschiedene Störungsbilder etc.).

Cram beschreibt ausführlich das Vorgehen beim Scanning, den Gebrauch von EMG zur Diagnostik, dynamisches und statisches EMG-Biofeedback, Einsatz von EMG-Biofeedback in der neuromuskulären Rehabilitation, bei Inkontinenz und bei Schmerzerkrankungen. Ein Standardwerk für Schmerztherapeuten.

▶ **Basmajian JV (ed). Biofeedback. Principles and Practice for Clinicans. Baltimore: Williams & Wilkins 1989.** Dieses Buch ist einer der großen Klassiker in der Biofeedback-Forschung. Vor genau 20 Jahren erschien die erste Auflage, und aufgrund der großen Nachfrage erschien 1989 bereits die dritte, völlig überarbeitete Auflage. Der Aufbau ist jedoch vergleichbar geblieben: Nach einer Einführung in die physiologischen, neurologischen und immunologischen Grundlagen der angewandten Psychophysiologie folgt im zweiten Teil eine ausführliche Schilderung der Einsatzmöglichkeiten von Biofeedback in der neuromuskulären Rehabilitation. Biofeedback in der Behandlung von Patienten nach Schlaganfall, zur muskulären Reedukation, zur Behandlung von Spastiken und Möglichkeiten der Biofeedback-Behandlung nach Rückenmarksverletzungen werden erläutert und mehr oder weniger ausführlich dargestellt. Im dritten und vierten Teil werden allgemeinere und spezifische psychotherapeutische Ansatzmöglichkeiten der Biofeedback-Behandlung vorgestellt: Verbesserung der Entspannungsfähigkeit, Einsatz bei psychosomatischen Erkrankungen, bei Angststörungen, Behandlung von Kopfschmerzen, kardiovaskulären Störungen, Durchblutungsstörungen, gastrointestinalen Störungen, Inkontinenz, chronischen Rückenschmerzen und Stottern. Das Buch schließt mit einem Abschnitt über technische Fragestellungen, Elektrodenplazierung, den Einsatz von Computern und einem Forschungsausblick. Im letzten Kapitel zeigt sich am deutlichsten, wie rasant sich gerade der Einsatz von Computern in der Biofeedback-Arbeit in den letzten zehn Jahren seit Veröffentlichung der Buches entwickelt hat, so daß das Buch hier nicht mehr auf dem Stand der Zeit ist. Dennoch kann das Buch von Basmajian gerade aufgrund der vielen praktischen Anregungen und Behandlungshinweise nach wie vor empfohlen werden.

▶ **Hatch JP, Fisher JG, Rugh JD (eds). Biofeedback: Studies in Clinical Efficacy. New York: Plenum Press 1987.** Obwohl auch dieses Buch bereits vor über zehn Jahren erschienen ist, bietet es immer noch einen der besten Überblicke zur Effektivität von Biofeedback bei verschiedenen Störungen. Sehr kritisch werden hier die bis 1986 erschienenen wissenschaftlichen Forschungsarbeiten gesichtet und im Sinne einer „evidence-based medicine" gewichtet. Alle Kapitel folgen einem einheitlichen Aufbau: Einführung in das Störungsbild, Klinische Effektivität, Spezifität der Effekte, postulierte Wirkmechanismen, Kosten-Nutzen-Relation, Forschungsausblick und Zusammenfassung. Folgende Störungen werden näher behandelt: vaskuläre Kopfschmerzen, Bluthochdruck, temporomandibuläre Dysfunktion und Bruxismus, neurologische und motorische Störungen, gastrointestinale Störungen, chronische Schmerzsyndrome, Raynaud-Krankheit und Spannungskopfschmerz. Gerade zur Literatursuche stellt das Werk eine wahre Fundgrube dar. Eine Neuauflage wurde bereits im letzten Jahr angekündigt, läßt jedoch bisher noch auf sich warten.

13 Was bedeutet was? Ein Glossar

Jörg von Komorowski

Absenz: siehe *Petit Mal*

Abwehrreaktion (Defensivreaktion): Durch intensive sensorische oder aversive Reize ausgelöstes physiologisches Reaktionsmuster, das den Organismus auf Kampf oder Flucht vorbereitet. Hierbei kommt es zu einem Anstieg der Herzfrequenz, der Hautleitfähigkeit, des Blutdrucks und zur Vasokonstriktion der extrakraniellen Gefäße. Im Gegensatz zur *Orientierungsreaktion* zeigt die Abwehrreaktion nur eine sehr geringe bzw. gar keine Habituation.

Adaptation: Die Anpassung eines Sinnesorgans bzw. einer Sinneszelle an in ihrer Intensität veränderte, länger dargebotene Reize. Beispielsweise passen sich die äußeren Haarzellen und die Gehörknöchelchenkette veränderten akustischen Reizintensitäten an.

Aktivierung: Physiologische Prozesse werden in Gang gesetzt bzw. gesteigert.

Alpha-Aktivität: Sinusförmig verlaufende Potentialschwankungen im *EEG* mit einer Frequenz von 8–13 Hz. Die Alpha-Aktivität ist charakteristisch für Entspannung im Wachzustand.

Alpha-Blockade: Beim Auftreten unerwarteter Reize wird die Alpha-Aktivität blockiert, und der Alpha-Rhythmus geht über in einen anderen, gewöhnlich den Beta-Rhythmus. Im *EEG* kennzeichnet die Alpha-Blockade die *Orientierungsreaktion*.

Aura, visuelle: Häufig treten vor Beginn eines Migräne-Kopfschmerzes visuelle Phänomene in Form von Kreisen, Flecken, Sternen, farbigen Blitzen oder Gesichtsfeldeintrübungen auf. Diese prodromale Symptomatik wird als visuelle Aura bezeichnet.

Autonomes Nervensystem (vegetatives Nervensystem): Der Teil des zentralen und peripheren Nervensystems, der neben dem endokrinen System für die Kommunikation zwischen den einzelnen Organen verantwortlich ist. Es besteht aus den beiden Antagonisten *Sympathikus* und *Parasympathikus*. Die Vorgänge des autonomen Nervensystems unterliegen nur begrenzt der willentlichen Kontrolle.

Bandpass-Filter: Läßt nur Frequenzen innerhalb eines definierten Frequenzbereichs passieren. Frequenzen unterhalb des Spektrums werden durch einen *Hochpass-Filter*, Frequenzen oberhalb des Frequenzbereiches durch einen *Tiefpass-Filter* zurückgehalten.

Beta-Aktivität: Potentialschwankungen im *EEG*, die eine Frequenz von ca. 14–30 Hz aufweisen. Die Beta-Aktivität ist charakteristisch für einen wachen und aufmerksamen Zustand (z.B. bei der *Orientierungsreaktion*).

Blasenhyperreflexie: Starker und häufiger Harndrang schon bei geringer Füllung der Harnblase. Die Blasenhyperreflexie ist bedingt durch eine schon in der frühen Füllungsphase hohe Aktivität des *M. detrusor vesicae*. Ursache der Blasenhyperreflexie ist eine Störung des Miktionszentrums im Hirnstamm, die im Rahmen von Gehirnerkrankungen auftritt.

Blutdruck, diastolischer: Blutdruckminimum in den arteriellen Gefäßen. Der diastolische Blutdruck ist oftmals für Krankheitsentwicklungen relevanter als der systolische Blutdruck, weil dieser quasi permanent wirkt.

Blutdruck, systolischer: Blutdruckmaximum in den arteriellen Gefäßen.

Blutvolumenpuls (BVP): Mit einem speziellen Sensor – einem *Photoplethysmographen* – kann das periphere Blutvolumen gemessen werden, wobei gleichzeitig die Pulsfrequenz erfaßt wird. Im Rahmen von Biofeedback-Behandlungen interessieren nicht die absoluten peripheren Blutvolumenwerte, sondern vielmehr die relativen Veränderungen zum Beispiel unter Ruhe- und Streßbedingungen.

Bruxismus: Erhöhte Anspannung der Kiefermuskulatur (*M. masseter*), die zu „Zähneknirschen" und hierdurch zu Zahnschäden oder auch Schmerzen im Kieferbereich führen kann. Bruxismus tritt sehr häufig während des Schlafes auf und wird von den Betroffenen selbst nur selten wahrgenommen.

Delta-Aktivität: Langsame Wellen im *EEG* mit hoher Amplitude und niedriger Frequenz (ca. 0,5-3 Hz), die die Phasen des tieferen Schlafes kennzeichnen.

Detrusor vesicae: Der *M. detrusor vesicae* ist ein Muskel, der sich in der Wand der Harnblase befindet und durch seine Kontraktion den Harn aus der Harnblase preßt.

Dilatation: Erweiterung von Gefäßen (Vasodilatation) oder Muskeln.

Dranginkontinenz (Urge-Inkontinenz): Urinabgang als Folge eines unwiderstehlichen Drangs, Wasser zu lassen. Die Blasenmuskulatur reagiert überempfindlich, und schon bei sehr geringer Blasenfüllung wird Harndrang erlebt. Bei der leichten Form können die Betroffenen noch den Urin halten, müssen aber sehr häufig Wasser lassen.

Dysurie: Erschwerte, auch schmerzhafte Harnentleerung; oft in Kombination mit *Pollakisurie*.

EDA: siehe *Elektrodermale Aktivität*

EEG: siehe *Elektroenzephalogramm*

Elektrodermale Aktivität (EDA): Die elektrodermale Aktivität kann als Hautwiderstand oder als Hautleitfähigkeit (Kehrwert des Widerstands) gemessen werden, wobei üblicherweise inzwischen die Hautleitfähigkeit verwendet wird. Als EDA wird die elektrische Aktivität der Schweißdrüsen bezeichnet. Sie wird sympathisch innerviert und variiert in der Regel sehr schnell im engen Zusammenhang mit Streßreizen, mentaler Aktivität oder auch der Inhalationstiefe. Zur Registrierung der EDA wird die elektrische Leitfähigkeit der Haut gemessen, die sich mit zunehmender Schweißdrüsenaktivität erhöht. Für die Messung der EDA werden nichtpolarisierende Elektroden benötigt (Silber-/Silberchlorid-Elektroden), die am Zeige- und Mittelfinger der nicht-dominanten Hand befestigt werden. Die Maßeinheit der EDA ist in der Regel µS (Mikrosiemens).

Elektroenzephalogramm (EEG): Verfahren zur Messung der hirnelektrischen Aktivität. Die entscheidenden Größen bei der Beschreibung der EEG-Kurve sind die Amplitude und die Frequenz. Die hirnelektrische Aktivität wird nach **spontaner** und **evozierter Aktivität** unterschieden. Das Spontan-EEG beschreibt die anhaltend registrierbaren Spannungsschwankungen, während die evozierte Aktivität ein ereignisbezogenes hirnelektrisches Phänomen darstellt.

Elektromyogramm (EMG): Das EMG erfaßt über Elektroden auf der Hautoberfläche die elektrischen Muskelaktionspotentiale. Die registrierte elektrische Aktivität korreliert sehr hoch mit der tatsächlichen mechanischen Aktivität des Muskels. Die Maßeinheit des EMG ist µVolt (Mikrovolt).

Elektrookulogramm (EOG): Verfahren zur Registrierung von Augenbewegungen, bei dem die Potentialdifferenz zwischen Hornhaut und Retina gemessen wird. Dies wird dadurch möglich, daß das Auge elektrisch einen Dipol darstellt.

EMG: siehe *Elektromyogramm*

EOG: siehe *Elektrookulogramm*

Fibromyalgie: Chronische, generalisierte Schmerzen im Bereich der Muskulatur und des Bindegewebes.

Filter: Bei der Messung eines bestimmten elektrischen Biosignals werden oft unerwünschte elektrische Impulse anderer physiologischer Prozesse oder auch aus der räumlichen Umgebung (z.B. Netzstrom) von den Sensoren mit erfaßt. Um die elektrische Aktivität dieser Störquellen bei der Messung auszuschließen, werden mit Hilfe eines Filters die Frequenzen der elektrischen Störfelder zurückgehalten. Siehe auch *Tiefpass-Filter, Hochpass-Filter, Bandpass-Filter, Netzfilter*.

Fokaler Anfall: Epileptischer Anfall, bei dem der Ausgangspunkt in einem umschriebenen Hirnareal zu lokalisieren ist. Je nach dem Areal, in dem die Störung vorliegt, treten motorische, somatosensorische, autonome oder psychische Symptome auf, die von kurzer Dauer sind. Ist der Betroffene bewußtseinsklar, spricht man von einem einfachen fokalen Anfall. Bei einem komplex fokalen Anfall treten Bewußtseinseintrübungen auf, begleitet von Bewegungsautomatismen, repetitiven Handlungen, agitierten Bewegungen oder einer Versteifung der Muskulatur. Fokale Anfälle sind meistens eine Folge einer Grunderkrankung wie Tumore, Gefäßerkrankungen, Entzündungen oder Verletzungen.

Frequenzanalyse: Analyse eines Biosignals, das in mehreren Frequenzbereichen (sog. *Frequenzbändern*) innerhalb eines definierten Zeitraums registriert wird. So werden beispielsweise bei der *Elektroenzephalographie (EEG)* die Hirnströme in mehrere Frequenzbereiche (z.B. Alpha- und Beta-Wellen) unterteilt. Auch bei der *Elektromyographie (EMG)* lassen sich mehrere Frequenzbänder der Muskelaktivität gleichzeitig messen, wodurch die Aktivitäten der *langsamen* und *schnellen Muskelfasern* ins Verhältnis gesetzt werden können.

Frequenzband (Frequenzbereich): Beschreibt die charakteristische Frequenzspanne eines bioelektrischen Signals (z.B. *Alpha-Aktivität* im EEG).

Frontalis-Muskel: Muskelbereich an der Stirn; Teil des *M. occipitofrontalis*. Ein erhöhter Tonus des *M. frontalis* ist häufig in Zusammenhang mit Spannungskopfschmerz zu beobachten.

Generalisierter Anfall: Epileptischer Anfall, in dem alle Hirnstrukturen (d.h. beide Großhirnhälften) gleichermaßen eine Störung aufweisen. Es zeigt sich kein örtlich umschriebenes Areal im Gehirn, von dem aus der Anfall ausgelöst wird. Entwickelt sich aus einem *fokalen Anfall* ein generalisierter Anfall, spricht man von einem *sekundären generalisierten Anfall*.

Grand Mal: Großer epileptischer Anfall, der durch Bewußtlosigkeit, fehlende Erinnerung an den Anfall, zunächst tonische, dann auch klonische (zuckende) Bewegungen der Arme, Beine, des Rumpfes und des Kopfes sowie durch kurzfristigen Atemstillstand gekennzeichnet ist. Der Grand Mal gehört zur Kategorie der *generalisierten Anfälle*.

Großer epileptischer Anfall: siehe *Grand Mal*

Habituation: Gewöhnung an einen wiederholt dargebotenen, identischen Reiz, der zu einer Abnahme der *Orientierungsreaktion* führt.

Harninkontinenz: Unwillkürlicher Abgang von Harn. Die häufigsten Formen der Harninkontinenz sind diejenigen, die zugleich auch für eine Behandlung mit Biofeedback in Frage kommen: die *Drang-* und die *Streßinkontinenz*.

Hauttemperatur, periphere: Mit zunehmender Aktivierung des Körpers sinkt die periphere Hauttemperatur. Im Rahmen der Biofeedback-Behandlung wird dieses Maß als Indikator für Aktivierung oder Entspannung verwendet. Dazu wird ein elektronischer Temperaturfühler an einem Finger der nicht-dominanten Hand befestigt. Auch bei pathologischen Änderungen der peripheren Durchblutung kann Hauttemperatur-Biofeedback eingesetzt werden (siehe *Raynaud-Krankheit*).

Hochpass-Filter: Unterdrückt Frequenzen unterhalb einer bestimmten Frequenz.

Hyperplasie: Vergrößerung eines Gewebes durch Zunahme der Zellzahl bei unveränderter Zellgröße.

Hypertonie, essentielle oder primäre: Bluthochdruck, dessen Ursachen unbekannt sind.

Hyperventilation: Als Hyperventilation wird eine über den tatsächlichen Bedarf hinausgehende Mehratmung verstanden, die zu einer Senkung der Kohlendioxidkonzentration und infolgedessen zu einer Erhöhung des pH-Wertes des Blutes führt. Die Alkalisierung des Blutes (respiratorische Alkalose) kann körperliche Symptome wie Schwindel, Kribbeln in den Extremitäten, Zittern oder Beben, kalte Hände oder Füße, Parästhesien sowie Hitze- oder Kälteschauer hervorrufen.

Impedanz: Elektrischer Widerstand von Wechselstrom. Die Impedanz hängt sowohl vom Material als auch von der Frequenz der Stromspannung ab.

Inkontinenz: Unwillkürlicher Abgang von Harn oder Stuhl.

Internationales 10–20-System: Standardisierte Anordnung von *EEG*-Elektroden auf der Kopfhaut.

Konstriktion: Verengung von Gefäßen (*Vasokonstriktion*) bzw. Muskeln.

Lumbalsyndrom (Lumbago): Umgangssprachlich als Hexenschuß bezeichneter, intensiver Schmerz im Bereich der Lendenwirbelsäule.

Lumboischialgien: Schmerzen, die durch eine Reizung oder Kompression des *Nervus ischiadicus* im Bereich der Lendenwirbelsäule hervorgerufen werden.

Masseter-Muskel: Der *M. masseter* ist zusammen mit anderen Muskeln insbesondere für die Seitwärtsbewegungen und das Schließen des Kiefers zuständig (z.B. bei Kaubewegungen).

Morbus Raynaud: siehe *Raynaud-Krankheit*

Muskelfasern, langsame (slow twitch fibers): Muskelfasern, die vor allem für die Aufrechterhaltung der tonischen Grund- und Haltungsanspannung und für die muskuläre Ausdauer zuständig sind. Der Frequenzbereich der langsamen Muskelfasern liegt unter 80 Hz und damit außerhalb des zumeist bei der *Elektromyographie* verwendeten engen Filterbereichs von 100–200 Hz.

Muskelfasern, schnelle (fast twitch fibers): Muskelfasern, die vor allem phasischen, starken und schnellen Bewegungen dienen. Die Frequenzspanne dieser Muskelfasern liegt etwa zwischen 100–200 Hz, was dem zumeist bei der *Elektromyographie* verwendeten engen Filterbereich (100–200 Hz) entspricht.

Netzfilter (notch filter): Die elektrische Aktivität des Netzstromes kann als Störquelle bei der Messung bioelektrischer Aktivität auftreten (sog. Netzbrummen). Der Netzfilter unterdrückt die Frequenz des Netzstromes innerhalb eines engen Bandes um die 50 Hz (z.b. Deutschland) oder 60 Hz (z.B. USA) bei der Messung.

Obstipation: Störung der Passage oder der Entleerung des Darminhalts. Eine Biofeedback-Behandlung ist vor allem bei der Obstipation der Entleerung (Outlet obstruction) angezeigt, wenn diese auf eine Fehlkoordination von Rektumdruck und *externer Sphinktermuskulatur* zurückzuführen ist.

Orientierungsreaktion: Aufmerksamkeitszuwendung auf neuartige bzw. fremde Reize, durch die veränderte Umweltbedingungen schnell erfaßt werden und der Organismus auf eine adäquate Reaktion vorbereitet wird. Auch das Wegbleiben eines Reizes kann zu einer Orientierungsreaktion führen. Bei der Orientierungsreaktion werden verschiedene physiologische Prozesse aktiviert: Zunahme der elektrodermalen Aktivität, Absinken der Herzfrequenz, Konstriktion der peripheren Blutgefäße, Dilatation der Kopfgefäße, Sinken der Hauttemperatur und anderes. Wird der Reiz als für den Organismus (subjektiv) bedeutungslos identifiziert, kommt es zur *Habituation*, das heißt, die Intensität der Orientierungsreaktion verringert sich langsam.

Parasympathisches Nervensystem (Parasympathikus): Der Teil des autonomen Nervensystems, der einen eher dämpfenden Einfluß auf den Organismus hat und daher auch unter funktionellen Gesichtspunkten als Gegenspieler des *sympathischen Nervensystems* bezeichnet wird. So bewirkt das parasympathische Nervensystem zum Beispiel eine Verlangsamung der Herzfrequenz, Kontraktion der Koronargefäße und eine *Dilatation* der Skelettmuskulatur. Während der *Sympathikus* aktivierende physiologische Prozesse sehr schnell innerviert, wirkt sich der dämpfende Einfluß des *Parasympathikus* eher langsam auf den Organismus aus.

Petit Mal (Absenz): Epileptischer Anfall von kurzer Dauer (selten länger als 30 sec) mit plötzlich einsetzender Bewußtseinsstörung, abruptem Innehalten der Bewegungen und starrem Blick. Nach dem Anfall wird die unterbrochene Tätigkeit fortgeführt, wobei die Erinnerung an den Anfall fehlt. Es können zusätzlich Zuckungen in den Armen und Knien und um die Augen sowie Schluck- und Leckbewegungen auftreten. Der Petit Mal gehört zur Kategorie der *generalisierten Anfälle*.

Photoplethysmograph: Sensor zur Registrierung der Durchblutung von Körperteilen. Bei der Photoplethysmographie wird Infrarotlicht von den roten Blutkörperchen reflektiert. So wird bei einer geringen Durchblutung eines Körperteils nur wenig, bei einer hohen Durchblutung mehr infrarotes Licht reflektiert.

Pollakisurie: Häufige Entleerung kleiner Harnmengen.

Raynaud-Krankheit: Anfallsweise auftretende pathologische *Vasokonstriktion* der peripheren Arterien der Hände und insbesondere der Finger, die zu schmerzhaften *ischämischen* Zuständen führt. Mit der Vasokonstriktion geht ein signifikanter Abfall der peripheren Hauttemperatur der Hände einher.

Rektalmanometrie: Methode zur Bestimmung der Beckenbodenmuskelanspannung im Rektalbereich durch direkte Druckmessung.

Riva-Rocci-Verfahren: Klassisches Verfahren zur Messung des Blutdrucks mit Stethoskop und Armmanschette.

Sensomotorischer Rhythmus (SMR): Niederamplitudige *EEG*-Aktivität über den sensomotorischen Arealen des Kortex, die mit einer Frequenz von ca. 12–15 Hz irregulär für wenige Sekunden in sogenannten Spindelgruppen auftritt. Sie kennzeichnet die Phase des leichten Schlafes.

Sinusarrhythmie (respiratorische Arrhythmie): Atemabhängige Schwankungen der Herzrate, die während der Inspiration zu- und während der Exspiration abnimmt.

SMR: siehe *sensomotorischer Rhythmus*

Somatisierung: Das Auftreten körperlicher Symptome, für die keine bzw. keine ausreichenden organischen Befunde nachgewiesen werden können und daher wahrscheinlich psychische Faktoren verantwortlich sind. Bei der Somatisierung unterliegt das Auftreten der Symptome anders als bei den vorgetäuschten Störungen oder der Simulation nicht der willkürlichen Kontrolle der Betroffenen.

Sphinkter, interner und externer der Harnblase: Innerer und äußerer Schließmuskel der Harnblase. Der *M. sphincter internus* umgürtelt den Blasenhals und verschließt den Harnröhreneingang. Der Gegenspieler des *M. sphincter internus* ist der *M. detrusor vesicae*, der sich in der Wand der Harnblase befindet und den Urin durch Kontraktion aus der Harnblase preßt. Der Muskel, der über die willkürliche Schließung und Öffnung der Harnblase entscheidet, ist der *M. sphincter externus*. Er gehört zum Beckenboden und besteht daher aus quergestreifter, willkürlich steuerbarer Muskulatur.

Sphinkter, interner und externer des Mastdarmes: Innerer und äußerer Schließmuskel des Mastdarmes. Beide Muskelringe liegen konzentrisch am Ende des Mastdarmes übereinander. Der interne Sphinkter öffnet sich, sobald sich der Mastdarm füllt. Der externe Sphinkter schließt sich im gleichen Zuge. Im Gegensatz zum inneren Schließmuskel gehört der externe Sphinkter zur Beckenbodenmuskulatur und unterliegt damit der Willkür.

Streß: Allgemeine Bezeichnung für physische und psychische Belastungen, die zu einer intensiven oder anhaltenden Aktivierung des Organismus führen und als Folge psychosomatische Erkrankungen auslösen bzw. begünstigen können.

Streßinkontinenz: Unwillkürlicher Urinabgang durch Druckbelastungen des Bauchraumes, die zum Beispiel durch Niesen, Lachen oder Husten hervorgerufen werden können. Streßinkontinenz kann mit einer zu schwachen Beckenbodenmuskulatur zusammenhängen.

Stressoren: Die Auslöser von Streß werden als Stressoren bezeichnet. Sie können nach fünf Kategorien klassifiziert werden:
1. äußere Stressoren (z.B. Lärm),
2. Deprivation primärer Bedürfnisse,
3. Leistungsstressoren (z.B. Überforderung oder Unterforderung),
4. soziale Stressoren (z.B. soziale Isolation) und
5. Konflikte (z.B. wichtige Entscheidungen treffen).

Sympathisches Nervensystem (Sympathikus): Teil des *autonomen Nervensystems*, der eher eine Aktivierung und damit eine Erhöhung der Leistungsfähigkeit des Organismus bewirkt. Der Sympathikus innerviert mehrere physiologische Prozesse wie die Zunahme der Herzfrequenz und der Schlagstärke, die Konstriktion der peripheren Blutgefäße, die Sekretion von Adrenalin, die Aktivierung der Schweißdrüsen und anderes. Im Biofeedback kann die Sympathikusaktivität durch die Messung von zum Beispiel der *elektrodermalen Aktivität (EDA)*, der *peripheren Hauttemperatur* oder des *Blutvolumenpulses (BVP)* zurückgemeldet werden. Die meisten der durch das sympathische Nervensystem innervierten physiologischen Prozesse werden sehr schnell aktiviert, wodurch eine schnelle Anpassung des Organismus an neue Umweltbedingungen möglich ist.

Theta-Aktivität: Potentialschwankungen im *EEG*, die mit einer Frequenz von ca. 4–7 Hz auftreten. Die Thetaaktivität kennzeichnet den Übergang vom Wach- zum Schlafzustand.

Tiefpass-Filter: Unterdrückt Frequenzen oberhalb einer bestimmten Frequenz.

Tinnitus: Ohrgeräusche, die ohne erkennbare äußere Schallquellen auftreten. Es wird zwischen kompensiertem und dekompensiertem (komplexem) Tinnitus unterschieden. Ist der Betroffene durch das Ohrgeräusch nicht wesentlich in seiner Lebensqualität eingeschränkt, handelt es sich um einen *kompensierten Tinnitus*. Treten als Folge des Tinnitus Depressionen, Angstzustände, Schlaf- und Konzentrationsstörungen etc. auf, dann wird dieses komplexe Beschwerdebild als *dekompensierter Tinnitus* bezeichnet.

Torticollis spasmodicus (Schiefhals): Durch Muskelverkrampfungen oder (angeborene) Verkürzung der Halsmuskulatur (z.B. *M. sternocleidomastoideus*) bedingte Verziehungen des Halses, die den Bewegungsradius des Kopfes stark einschränken oder Kopfbewegungen sehr schmerzhaft machen. Im Biofeedback wird Torticollis spasmodicus durch das Einüben von Entspannung des betreffenden Halsmuskels sowie durch Anspannung des Antagonisten mit Hilfe der *EMG*-Rückmeldung behandelt.

Triggerpunkte: Punkte in einem Muskel, die bei Reizung einen übertragenen Schmerz in dem zum Triggerpunkt gehörenden Areal auslösen.

Urge-Inkontinenz: siehe *Dranginkontinenz*

Uro-Flowmetrie: Messung der Urinfluß-Geschwindigkeit in Milliliter pro Sekunde (ml/sec).

Valsalva-Manöver (Preßdruckversuch): Diagnostisches Verfahren zur Prüfung der Herzfunktion, bei dem der Patient zunächst maximal einatmet und dann für ca. 10 sec die abdominelle und Expirationsmuskulatur maximal anspannt. Das Valsalva-Manöver wird im Rahmen der Biofeedback-Behandlung von *Streßinkontinenz* angewendet. Auf den hierdurch herbeigeführten intraabdominellen Druck lernt der Patient mit einer starken Kontraktion der Beckenbodenmuskulatur zu reagieren.

Vasokonstriktion: Verengung der Blutgefäße. Die periphere Vasokonstriktion ist ein Parameter für eine *Streßreaktion*. Bei der Biofeedback-Behandlung wird die Vasokonstriktion mit einem *Photoplethysmographen* registriert.

Vasokonstriktionstraining (VKT): Biofeedback-Verfahren zur Migräneprophylaxe, bei dem der relative Durchmesser der Temporalisarterie zurückgemeldet wird. Ziel der Behandlung ist, daß der Patient die willentliche Verengung der extrakraniellen Gefäße erlernt.

Vegetatives Nervensystem: siehe *autonomes Nervensystem*

14 Anhang

Informationsblatt zur Biofeedback-Therapie

Was ist das: Biofeedback?

Mit dem Begriff Biofeedback (engl.: Rückmeldung biologischer Signale) wird ein wissenschaftlich fundiertes Verfahren bezeichnet, bei dem körperliche Prozesse, die nicht oder nur ungenau wahrgenommen werden, rückgemeldet und damit bewußt gemacht werden können. Beispielsweise entzieht sich der Blutdruck unserer bewußten Wahrnehmung, und auch bestimmte Muskelanspannungen werden oft nur ungenau wahrgenommen. Beim Biofeedback werden die mit technischer Hilfe registrierten physiologischen Prozesse in grafischer oder akustischer Form dargestellt bzw. rückgemeldet. Damit stellt das Biofeedback gewissermaßen eine technisch ermöglichte Erweiterung unserer Sinnesorgane dar. Ähnlich einem Fernglas ermöglicht es, Dinge schärfer oder überhaupt erst zu sehen. Ziel der Biofeedback-Therapie ist demnach die Wahrnehmung und gezielte Beeinflussung physiologischer Prozesse.

Was wird beim Biofeedback registriert?

Die apparativ erfaßten und rückgemeldeten Biosignale lassen sich entweder dem willkürlichen oder dem autonomen Nervensystem zuordnen: Dem willkürlichen Nervensystem obliegt die Steuerung und Kontrolle der Skelettmuskulatur (Arm-, Beinmuskeln usw.). Diese Muskeln können wir willentlich beeinflussen (daher auch der Name „willkürliches Nervensystem"). Anders liegt der Fall beim autonomen Nervensystem, das eine Vielzahl von Körperfunktionen reguliert, die der Konstanthaltung des innerorganismischen Milieus (hierzu gehören u.a. der Blutkreislauf, die Körpertemperatur, der Blutzuckerspiegel usw.) dienen und die nicht oder nur in begrenztem Maße einer willentlichen Beeinflussung zugänglich sind. Vereinfacht ausgedrückt setzen wir uns mit Hilfe des willkürlichen Nervensystems mit unserer Um- bzw. Außenwelt und mit Hilfe des autonomen Nervensystems mit unserer (biologischen) „Innenwelt" auseinander.

Registriert werden demnach die Anspannung verschiedener Muskeln oder Muskelgruppen (meist Schulter-, Kiefer- oder Stirnmuskeln, Atmung) und solche körperlichen Vorgänge, die durch das autonome Nervensystem reguliert werden (Herzfrequenz, Hauttemperatur, Hautleitfähigkeit und/oder Fingerdurchblutung). Die aufgezählten Biosignale geben in sehr zuverlässiger Weise Auskunft darüber, ob sich eine Person in einem angespannten oder einem entspannten Zustand befindet. Mit anderen Worten: sie messen unseren „Streßpegel".

Was ist „Streß", und was bewirkt er?

In diesem Zusammenhang soll es genügen, Streß als eine Reaktion des Organismus auf mentale (z.B. Kopfrechnen), emotionale (z.B. Ärger oder Angst) und/oder körperliche (z.B.

Joggen) Belastung aufzufassen. Ob eine solche Belastung von der Person auch als Streß erlebt wird, hängt im wesentlichen von der subjektiven Bewertung ab. So wird jemand, dem das Lösen von Kreuzworträtseln normalerweise Spaß macht, dies als Streß erleben, wenn hiervon eine Einstellung nach längerer Arbeitslosigkeit abhängen würde.

Die Streßreaktion stellt eine biologisch durchaus sinnvolle Anpassungsleistung des Organismus dar, die es überhaupt erst ermöglicht, anfallende Belastungen erfolgreich zu bewältigen. Sie setzt sich aus psychischen und körperlichen Anteilen zusammen. Unter Streß nehmen Wachheit und Aufmerksamkeit zu, es kann sich aber auch ein Gefühl der Anspannung, der Angst oder des Ärgers einstellen. Körperlich kommt es unter anderem zu einem Anstieg der Herzfrequenz (das Herz schlägt schneller und kräftiger) und des Blutdrucks, die Atmung beschleunigt sich, es kommt zu einer Umverteilung des Blutes mit dem Ziel, eine maximale Blutversorgung der Muskulatur zu gewährleisten (das Blut wird aus den Hautgefäßen heraus in die Muskeln gepumpt). Außerdem kommt es zu einer Anspannung der Muskulatur. Zusammengenommen erhöhen die beschriebenen psychischen und körperlichen Veränderungen die Aktions- und Leistungsbereitschaft des Organismus. Im Extremfall dient diese Reaktion der Vorbereitung auf den Kampf mit oder der Flucht vor einem potentiellen Angreifer. Dabei hat sich gezeigt, daß ein mittleres Erregungsniveau mit der höchsten Leistungsfähigkeit verbunden ist. Wird die Erregung zu hoch (bei starkem Streß) oder aber zu niedrig (z.B. während einer depressiven Phase), sinken Leistungsfähigkeit und Konzentrationsvermögen.

Nun wird auch einsichtig, warum eine Registrierung der beschriebenen körperlichen Veränderungen eine Auskunft über den „Streßpegel" einer Person gibt.

Kann Streß bzw. psychische Belastung krank machen?

Im Prinzip stellt die Streßreaktion eine biologisch sinnvolle Antwort des Organismus auf verschiedene Umweltanforderungen dar. Wird sie jedoch zu häufig und/oder zu intensiv ausgelöst, ohne daß sich die damit verbundene seelisch/körperliche Erregung wieder abbaut, so kann dies auf Dauer Erkrankungen unterschiedlicher Art hervorrufen oder deren Ausbruch begünstigen. Hierbei hängt es unter anderem von personenspezifischen Faktoren ab, welche Krankheit durch die Belastung hervorgerufen wird. Manche Menschen reagieren auf starken Streß mit Kopf- oder Rückenschmerzen, andere mit Schlafstörungen und wieder andere mit Bluthochdruck usw. In jedem Fall können die Organe oder Organsysteme, in denen sich solche streßbedingten Erkrankungen zeigen, als „Sollbruchstellen" aufgefaßt werden, die eine Überlastung des Organismus anzeigen.

Was kann man bei Streß und psychischer Belastung tun?

Der biologische Gegenspieler der Streßreaktion ist die Entspannungsreaktion. Wird diese ausgelöst, so kommt es unter anderem zu einer Verlangsamung der Herzfrequenz und der Atmung, einem Absinken des Blutdrucks, einer Entspannung der Muskulatur und einer Erwärmung der Haut, die durch eine verbesserte Durchblutung der Hautgefäße bedingt wird. Typischerweise befinden wir uns vor dem Einschlafen oder auch während der Durchführung einer Entspannungsübung wie der Progressiven Muskelrelaxation in einem solchen Entspannungszustand. Grundsätzlich kann sich jeder Mensch entspannen. Allerdings unterscheiden sich Personen erheblich darin, wie leicht es ihnen gelingt, die Entspannungsreaktion bei sich auszulösen. Manchen Menschen gelingt es relativ leicht, sich zu entspannen, anderen wiederum fällt es sehr schwer. Ein wesentliches Ziel der verschiedenen Entspannungsverfahren besteht deshalb darin, die Auslösung der Entspannungsreaktion zu erleichtern, so daß diese auch unter erschwerten Bedingungen (also nach oder sogar während einer Belastungssituation) zuverlässig hervorgerufen werden kann.

Ein Ziel des Biofeedbacks: Entspannung

Zunächst muß das Biosignal ausgewählt werden, das rückgemeldet wird. Diese Auswahl kann auf unterschiedliche Weise erfolgen. Oftmals werden genau jene Körperreaktionen ausgewählt, deren Aktivität mit den Beschwerden des Patienten in Zusammenhang stehen (z.B. können anhaltende Verspannungen der Schulter- und Nackenmuskulatur zu Spannungskopfschmerzen führen). Im nächsten Schritt soll die systematische und entspannungsfördernde Beeinflussung des rückgemeldeten Biosignals erlernt werden. Hierbei kann jeder Patient, unterstützt durch seinen Biofeedback-Therapeuten, experimentieren, auf welche Weise er das rückgemeldete Biosignal am besten beeinflussen kann. Ziel ist es, eine Strategie zu entwickeln, mit deren Hilfe es dem Patienten gelingt, sich zu entspannen. Diese Strategie kann höchst unterschiedlich ausfallen: Je nach Patienten können innere Vorstellungsbilder, bestimmte Atemtechniken oder spezifische Entspanungsformeln die Entspannungsreaktion herbeiführen. Wichtig ist, daß diese Form der Entspannung auch außerhalb der Biofeedback-Sitzungen geübt wird (ca. 2- bis 3mal täglich).

Gelingt es dem Patienten dann relativ zuverlässig, sich zu entspannen, wird mit ihm daran gearbeitet, sich auch unter Belastung (z.B. während eines Streßtests) oder unmittelbar danach zu entspannen. Auf diese Weise soll er darauf vorbereitet werden, Streßsituationen besser zu bewältigen. Dies gelingt besser, wenn zwischen solchen Streßsituationen (oder sogar während diesen) die Anspannung durch bewußte Entspannung wieder abgebaut wird, um so einer Aufschaukelungsspirale der körperlichen Streß- und Belastungsreaktionen entgegenzuwirken.

Nicht jede Biofeedback-Therapie folgt diesem Vorgehen. Bei manchen Störungen ist eine andere Form der Behandlung angezeigt. So lernt zum Beispiel ein Patient mit Migräne, seine Schläfenarterie zu verengen und damit einen Einfluß auf die Schmerzentstehung auszuüben. Eine Patientin mit Harninkontinenz kann über die Biofeedback-Rückmeldung eine gezielte Kräftigung ihrer Beckenbodenmuskulatur trainieren. Die **Grundprinzipien des Biofeedbacks** kommen allerdings auch hier zur Anwendung:
1. Rückmeldung und damit Wahrnehmung von körperlichen Prozessen, die sonst nicht oder nur ungenau möglich ist,
2. Entwicklung einer individuell-maßgeschneiderten Technik, wie diese Prozesse in einer Weise beeinflußt werden können, die zu einer Reduktion der Beschwerden führt, sowie
3. Training und Anwendung dieser Technik inner- und außerhalb der Biofeedback-Sitzungen.

Inkontinenz-Fragebogen Klinik Roseneck (stationär)[1]

Klinik Roseneck, Am Roseneck 6
83209 Prien/Chiemsee

Name:

Datum :

Bitte beurteilen Sie die letzten *sieben Tage vor Klinikaufnahme*:

	pro Tag	pro Nacht
Durchschnittliche Häufigkeit des Wasserlassens		
Durchschnittliche Häufigkeit des unkontrollierten Harnabgangs		
Durchschnittliche Häufigkeit des Einlagenwechsels		

War Kleidungswechsel durch Inkontinenz nötig?
Wenn ja, wie häufig in den letzten sieben Tagen? ☐

Tägliche Trinkmenge: ☐ l

Wie stark belastete Sie der unkontrollierte Harnverlust? gar nicht ① ② ③ ④ ⑤ sehr stark

Wie sehr schränkte Sie die Inkontinenz bei der Ausübung
täglicher Aktivitäten ein (z.B. Sport, Unternehmungen, Hobby etc.)? gar nicht ① ② ③ ④ ⑤ sehr stark

Wie gut konnten Sie Ihren Blasenschließmuskel kontrollieren? gar nicht ① ② ③ ④ ⑤ sehr stark

---

1 Einsatz zur Baseline-Erfassung bei stationärer Behandlung

Inkontinenz-Fragebogen Klinik Roseneck (stationär)[2]

Klinik Roseneck, Am Roseneck 6
83209 Prien/Chiemsee

Name:

Datum:

Bitte beurteilen Sie die letzten *sieben Tage*:

	pro Tag	pro Nacht
Durchschnittliche Häufigkeit des Wasserlassens		
Durchschnittliche Häufigkeit des unkontrollierten Harnabgangs		
Durchschnittliche Häufigkeit des Einlagenwechsels		

War Kleidungswechsel durch Inkontinenz nötig?
Wenn ja, wie häufig in den letzten sieben Tagen? ☐

Tägliche Trinkmenge: ☐ l

Wie stark belastete Sie der unkontrollierte Harnverlust?   gar nicht ① ② ③ ④ ⑤ sehr stark

Wie sehr schränkte Sie die Inkontinenz bei der Ausübung
täglicher Aktivitäten ein (z.B. Sport, Unternehmungen, Hobby etc.)? gar nicht ① ② ③ ④ ⑤ sehr stark

Wie gut konnten Sie Ihren Blasenschließmuskel kontrollieren?   gar nicht ① ② ③ ④ ⑤ sehr stark

---

2 Einsatz zur Wiederholungsmessung

Inkontinenz-Fragebogen Klinik Roseneck (ambulant)[3]

Klinik Roseneck, Am Roseneck 6
83209 Prien/Ch.

Name :

Datum:

An wieviel Tagen haben Sie in den letzten 90 Tagen geübt?

a: mit Heimtrainer ☐

b: ohne Heimtrainer (Beckenbodengymnastik) ☐

Bitte beantworten Sie folgende Fragen für die letzten sieben Tage:

	pro Tag	pro Nacht
Durchschnittliche Häufigkeit des Wasserlassens	☐	☐
	proTag	pro Nacht
Durchschnittliche Häufigkeit des unkontrollierten Harnabgangs	☐	☐
	pro Tag	pro Nacht
Durchschnittliche Häufigkeit des Einlagenwechsels	☐	☐
War Kleidungswechsel durch Inkontinenz nötig?	☐	
Wenn ja, wie häufig in den letzten sieben Tagen ?	☐	
Tägliche Trinkmenge	☐l	

Wie stark belastet Sie der unkontrollierte Harnverlust?	gar nicht ① ② ③ ④ ⑤ sehr stark
Wie sehr schränkt Sie die Inkontinenz bei der Ausübung täglicher Aktivitäten ein (z.B. Sport, Unternehmungen, Hobby etc.)?	gar nicht ① ② ③ ④ ⑤ sehr stark
Wie gut können Sie Ihren Blasenschließmuskel kontrollieren?	gar nicht ① ② ③ ④ ⑤ sehr stark

---

3   Einsatz zur Erfassung bei Follow-up-Untersuchungen

Miktionstagebuch Klinik Roseneck[4]

Klinik Roseneck, Am Roseneck 6   **Name:**
83209 Prien/ Ch.
                                          Datum:

Uhrzeit	Wasserlassen	Unkontrollierter Harnabgang	Besonderheiten/Grund für Harnabgang
	1. wenig	1. wenige Tropfen	z.B. Heben, Husten, Reisen, Sport, körperliche Betätigung,
	2. mittel	2. Unterwäsche oder Einlagenwechsel	Ärger, Trauer, Wut, generelle psychische Belastungen
	3. viel	3. Kleidungswechsel notwendig	nach starkem Harndrang

Anzahl der Einlagen   [ ]

Wie oft haben Sie heute insgesamt Wasser gelassen?   [ ]

Anzahl unkontrollierten Harnabgangs   [ ]

Wieviel haben Sie heute insgesamt getrunken ? (ca. ml)   [ ]

Wie häufig / lange haben Sie heute mit dem Gerät trainiert ?   [ ]
(z.B. 2 x 15 Min.)

Welche Medikamente nahmen Sie heute ein?

---

4 Einsatz während der konkreten Trainingsphase

Inkontinenz-Interview[5]

Name: ....

Alter: ....

Geschlecht: männlich ☐ weiblich ☐

Körpergröße: ....cm

Gewicht: ....kg

Datum: ....

1. Seit wann bemerken Sie den unfreiwilligen Harnabgang? Monat...... Jahr.......
2. Traten die Beschwerden das erste Mal auf

    nach einer Geburt? ja ☐ nein ☐

    nach oder in den Wechseljahren? ja ☐ nein ☐

    nach einer Erkrankung? ja ☐ nein ☐

    nach einer Operation? ja ☐ nein ☐

    andere Gründe?..

3. Wurden Sie wegen der Blase schon einmal behandelt bzw. operiert? ja ☐ nein ☐
4. Wurden Sie bereits einmal gynäkologisch/urologisch operiert? ja ☐ nein ☐

    Art der Operation:..

5. Anzahl der Geburten:...........
6. Wurden Sie wegen der Inkontinenz bereits behandelt? ja ☐ nein ☐

    Art der Behandlung:..

7. Leiden oder litten Sie an einer der folgenden Erkrankungen?

    Diabetes mellitus (Zuckerkrankheit) ja ☐ nein ☐

    Multiple Sklerose ja ☐ nein ☐

    Schlaganfall ja ☐ nein ☐

    Rückenmarkserkrankungen ja ☐ nein ☐

    Parkinson-Krankheit ja ☐ nein ☐

8. Leiden Sie an einer anderen Erkrankung, die von Ihrem Arzt mit der Inkontinenz in Verbindung gebracht wird?

    an Gebärmuttersenkung ja ☐ nein ☐

    an Blasensenkung ja ☐ nein ☐

    Erkrankung/Vergrößerung der Prostata ja ☐ nein ☐

    andere Erkrankungen: Welche?.. ja ☐ nein ☐

---

5 Diagnostisches Interview vor Beginn der Inkontinenz-Behandlung

9. Haben Sie Schmerzen oder Brennen
   beim Wasserlassen? ja ☐ nein ☐
   beim Geschlechtsverkehr? ja ☐ nein ☐
10. Leiden Sie häufig unter Blasenentzündungen (Brennen, häufiges Wasserlassen)? ja ☐ nein ☐
11. Trinken Sie weniger als 2 Liter täglich? ja ☐ nein ☐
12. Liegen die Wechseljahre schon hinter Ihnen? ja ☐ nein ☐
13. Leiden Sie unter chronischer Verstopfung oder sonstigen Verdauungsbeschwerden? ja ☐ nein ☐
14. Führen oder führten Sie schwere körperliche Arbeiten aus? ja ☐ nein ☐
15. Nehmen Sie Medikamente ein? ja ☐ nein ☐
    Welche? ....
16. Stellen Sie fest, daß Urin abgeht
    beim Lachen, Niesen oder Husten? ja ☐ nein ☐
    bei körperlichen Anstrengungen? ja ☐ nein ☐
    beim Liegen? ja ☐ nein ☐
    immer? ja ☐ nein ☐
17. Gibt es eine Regelmäßigkeit (z.B. morgens, nur nachts, nach dem Essen usw.)? ja ☐ nein ☐
    Welche? ....
    ....
18. Treten die Beschwerden nur manchmal auf (z.B. bei Erkältungen)? ja ☐ nein ☐
19. Verstärkt sich die Inkontinenz bei emotionaler Belastung? ja ☐ nein ☐
20. Verstärkt sich die Inkontinenz durch bestimmte Getränke (z.B. koffeinhaltige)? ja ☐ nein ☐
21. a) Wie häufig gehen Sie täglich zur Toilette? tagsüber ca.......mal
    nachts ca.......mal
    b) Wie oft geht der Urin schon vor Erreichen der Toilette ab? ca.......mal
22. Entleert sich Ihre Blase,
    ohne daß Sie Harndrang verspüren? ja ☐ nein ☐
    nachdem Sie Harndrang verspürten? ja ☐ nein ☐
23. Verspüren Sie öfters Harndrang, obwohl Sie gerade Ihre Blase entleert haben? ja ☐ nein ☐
24. Welche Bedingungen gehen dem Harndrang voraus?
    Streß / psychische Belastung ja ☐ nein ☐
    körperliche Belastung ja ☐ nein ☐
25. a) Müssen Sie bei Harndrang sofort und schnell zur Toilette? ja ☐ nein ☐
    b) Können Sie länger als 15 Minuten warten? ja ☐ nein ☐
26. Sind Sie manchmal auf der Toilette und können, obwohl die Blase voll ist, kein Wasser lassen?
    ja ☐ nein ☐
27. Haben Sie Schwierigkeiten, den Harnstrahl beim Wasserlassen zu unterbrechen? ja ☐ nein ☐
28. Tröpfelt der Urin noch manchmal nach dem Wasserlassen? ja ☐ nein ☐

29. a) Tragen Sie Einlagen oder Binden zum Auffangen des Urins?   ja ☐   nein ☐
    b) Wie oft am Tag wechseln Sie diese?   ca.........mal
       Regelmäßig, auch wenn sie trocken ist.   ja ☐   nein ☐
       Immer, wenn sie naß ist.   ja ☐   nein ☐
30. Wieviel Urin geht unkontrolliert ab?
    tröpfchenweise   ja ☐   nein ☐
    größere Mengen   ja ☐   nein ☐
31. Belastet Sie die Inkontinenz?   ja ☐   nein ☐
32. Behindert Sie die Inkontinenz
    im täglichen Leben (Alltag, Arbeit, Freizeit usw.)?   ja ☐   nein ☐
    in Ihrem Sexualleben?   ja ☐   nein ☐
33. Schränken Sie sich aufgrund Ihrer Inkontinenz in Ihrer Lebensführung ein?   ja ☐   nein ☐
    (Aufgabe von Hobbys, Aktivitäten, sozialer Rückzug)?
34. Unternehmen Sie „absichernde" Vorkehrungen (noch mal auf Toilette gehen,
    Binden wechseln usw.), bevor Sie das Haus verlassen?   ja ☐   nein ☐
35. Haben Sie bereits Erfahrungen mit speziellen Inkontinenz-Trainingsmethoden
    (z.B. Beckenbodengymnastik, Kegelübungen usw.)?   ja ☐   nein ☐
36. Würden Sie monatelang und täglich Gymnastik bzw. ein spezielles Training
    durchführen, um die Blasenbeschwerden zu bessern?   ja ☐   nein ☐
37. Würden Sie sich, wenn es möglich wäre, operieren lassen,
    um die Blasenbeschwerden zu bessern?   ja ☐   nein ☐
38. Andere Beobachtungen/Bemerkungen, die Sie im Zusammenhang mit
    Ihrer Inkontinenz für wichtig halten: ....

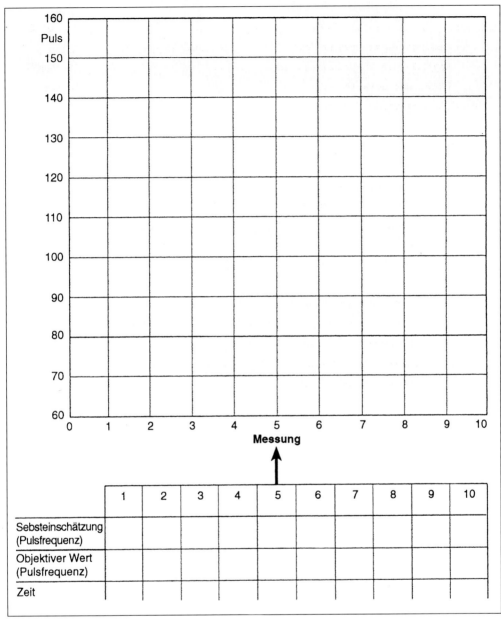

Abb. 14-1 Selbsteinschätzung versus objektive Messung: Formular für eigene Einträge

Praktische Biofeedbacktherapie

mit

SOFT®med

Die Nr. 1 in Biofeedback

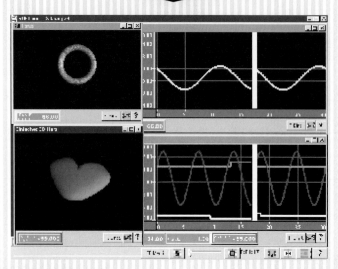

Spezielles Multimedia-Feedback mit Videos, Bildern, Sprache, Musik, CD, Morphing, usw.
Sensoren ohne Verkabelung: Multisensor für 5 Parametern an einem Finger

- Einzigartige Therapie-Bibliotheken für viele Anwendungen z.B.
- Progressive Muskelentspannung, Autogenes Training
- Bilderreisen, Videoreisen, Feed forward
- Phobienbehandlung, Desensibilisierung
- Stresstest
- Inkontinenzbehandlung
- u.v.m.

Das Biofeedbacksystem zugelassen für den klinischen Einsatz (CE-Kennzeichen)

Wir führen Ihnen gerne das **SOFT®med** Biofeedbacksystem in Ihren Räumlichkeiten vor.

INSIGHT INSTRUMENTS
Telefon D: +49-(0)9082/921827, Fax D: +49-(0)9082/921827
Telefon A: +43-(0)1/4401204, Fax A: +43-(0)1/4403926
Email: info@insight.co.at, http://www.insight.co.at
A-1190 Wien, Sieveringerstraße 158

BIOFEEDBACK-Geräte

Eine breite Biofeedback-Palette für (fast) alle Wünsche

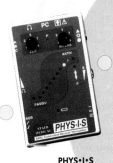

PHYS•I•S

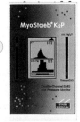

MyoStaeb®-K₂P

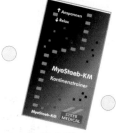

MyoStaeb-KM

Ein-Kanal-Biofeedback

mit optischer und akustischer Rückmeldung

+ **MyoStaeb-E:** EMG-Biofeedback für die Entspannungs- und Schmerztherapie, z. B. Spannungskopfschmerz, Migräne, Rückenschmerzen etc.

+ **MyoStaeb-EM*:** wie MyoStaeb-E, jedoch mit Datenspeicher

+ **EDA-Staeb*:** Hautleitfähigkeits-Biofeedback

+ **T-Staeb*:** Temperatur-Biofeedback

+ **MyoStaeb-KM*:** Kontinenztrainer auf EMG-Basis mit Datenspeicher

+ **PHYS•I•S:** EMG-getriggerter Muskelstimulator, optional mit Software "ClaComp"

Zwei-Kanal-Biofeedback:

+ **MyoStaeb-K2P*:**

EMG-Biofeedback mit optischer Anzeige und Datenspeicher

8-Kanal-Biofeedback:

+ **MyoStaeb-8***

mit 8 beliebig konfigurierbaren Kanälen (EMG, EDA, Temperatur etc.), Software "RiComp" und "BioGraph".

Das Spitzengerät zu einem interessanten Preis.

* Sensoren für diese Geräte kompatibel.

Alle Einkanal-Geräte auch als Mietgeräte erhältlich und verordnungsfähig.
Mietkostenerstattung bei den Kassen zu beantragen

STAEB MEDICAL

Medizintechnik
Dr. Bauer-Staeb GmbH
Waldallee 55
D-65817 Eppstein

Tel.: 06198 - 32045
ISDN: 06198 - 5011-22
Fax: 06198 - 8035
Internet: www.staeb-medical.de

Sachverzeichnis

A

Ablenkung, Wirkung 80
Ablenkungsstrategien 82
Abwehrreaktion (Defensivreaktion) 214
   bei Hypertonie 44 f, 52
Adaptation 214
Ärger
   Ausdruck und Unterdrückung 62
   Reduktion, Hypertonie 56
   Risikofaktor für Hypertonie 44, 61
Aggressivität, Reduktion, Hypertonie 56
Agoraphobie 92 f
   Einzelbehandlung 93
   Gruppenbehandlung 93
   Therapie 91 ff, 99
Aktionspotentiale, Epilepsie 191
Aktivierung 214
   vegetative, Angst 98 f
Aktivierungsniveau, erhöhtes physiologisches 73
Akustikusneurinom 120
Akzeptanz der Behandlung 6
Alpha-Aktivität 214
Alpha-Blockade 214
Alpha-Rezeptoren, Schließmuskel 143
Anal- und Vaginalsensoren, Messung 210
Analkanal 156 f
Analsensor, Messung, Inkontinenz 155
Anamnese, Hypertonie 57
Anfälle
   fokale (partielle) 190
   komplex fokale 190 f
   (primär) generalisierte 190 f
   sekundär generalisierte 190 f
   tonisch-klonische 190 f
Anfall
   fokaler 216
   generalisierter 216
Anfallsarten, prozentualer Anteil 191

Anfallskalender, Epilepsie 201
Angiotensin-Konversionsenzym-Hemmer (ACE-Hemmer), Hypertonie 47
Angst
   entspannungsinduzierte 106
   generalisierte, Biofeedback-Therapie 116
   Teufelskreis 94
      Modell 101
Angsthierarchie 95
Angstkurve, Monitor 100
Angstmanagement-Training, Posttraumatische Belastungsstörung 96
Angstreaktion
   phasische 98
   physiologische 98
Angststörung, generalisierte 91 ff, 95
   Biofeedback-Therapie 114 f
Angststörungen
   Biofeedback-Therapie 91 ff
   Prüfungsängste 94
   Verhaltensexperimente 109
Angst-Therapie, Verfahren 92 ff
Anismus
   Diagnose 167
   bei Obstipation 169
Anoderm
   Kontrolle der Sphinkterkontraktion 157
   Schädigung 158
Anorektum, Anomalien, Obstipation 165
Antezedentien, epileptischer Anfall 195
Antidepressiva, trizyklische, Obstipation 165
Antihypertensiva, Hypertonie 55
Arrhythmie, respiratorische 219
Asymmetrie
   muskuläre, Kopfschmerzen 31
   posturale 183
Atem-Biofeedback, Angststörungen 107
Atemmuster
   Beobachtung, Angststörungen 104

Sachverzeichnis

Messung 110
Atemtraining, Angststörungen 107
Atmungsgürtel, Messung 210
Aufmerksamkeit, Wirkung 80
Aufmerksamkeitsfokussierung 73, 80
  bei Tinnitus 133
Augenartefakte 199
Augenbewegungsdesensibilisierung,
  Posttraumatische Belastungsstörung 96
Aura
  epileptische 197
  visuelle 214

B

Bandpass-Filter 214
Barorezeptoren-Reflex 45
Bauchdeckenspannung, Messung,
  EMG-Elektroden 152
Bauchpresse 157
Bauchwandanspannung, Messung,
  Harninkontinenz 150
Becken, weibliches, Querschnitt 143
Beckenboden
  spastischer, Obstipation 166
  Störungen 142
Beckenboden-Biofeedback 161
  bei Stuhlinkontinenz 158
Beckenbodengymnastik, Inkontinenz 147
Beckenbodeninsuffizienz, Obstipation 165
Beckenbodenmuskulatur
  Plateauanspannung 153
  Plateauphase 154
  Willkürkontraktion 153
Behandlungsklima, angstfreies 4
Belastung, hereditäre, Risikofaktor für
  Hypertonie 44
Belastungsfaktoren, Bedeutung,
  Hypertonie 57
Belastungsphasen 85
Belastungsprovokationstest, mentaler 77
Belastungsstörung, akute, Therapie 91 ff
Beta-Aktivität 214
Beta-Rezeptoren, Schließmuskel 143
Beta-Rezeptorenblocker, Hypertonie 47, 51
Bewegungsabläufe, Analyse, Rückenschmerzen 20
Bewegungsautomatismen 191
Bewegungsstörungen 184
Bewegungsstrategien, Erlernen 177

Biofeedback
  bei Angststörungen 97
  Grundprinzipien 1 f, 223
  multimodales, bei Inkontinenz 148
Biofeedback-Ableitungstechniken 210 f
Biofeedback-Abteilung
  Aufbau 209
  Einsatzgebiete 209
Biofeedback-Gerät
  Einsatz als „Heimtrainer" 209
  tragbares
    bei Hypertonie 59
    bei Urininkontinenz 153 f
Biofeedback-Therapie, Informationsblatt 221
Biomechanisches Modell, Rückenschmerzen 10 f
Blasenhyperreflexie 214
  Definition 145
Blaseninnervation, sympathische 143
Blutdruck
  24-Stunden-Registrierung 43
  diastolischer 215
  kontinuierliche Messung 45 f
  systolischer 215
  Variabilität 42
Blutdruckmanschette, Maße 46
Blutdruckmessung, kontinuierliche 210 f
Blutdruckspitzen, Identifikation 59
Blutphobie, Therapie 94
Blutvolumenpuls (BVP) 215
  Veränderungen, Messung 77
Botulinumtoxin A, chemische Denervierung 185
Brustwirbel 10
Bruxismus (Zähneknirschen) 34, 215
  Behandlung 122
  Biofeedback-Therapie 131 f
  Tinnitus 130

C

Center of Pressure (COP) 182
Circulus vitiosus, Tinnitus und HWS-Syndrom 120 f
Colitis ulcerosa, Stuhlinkontinenz 163
Compliance
  bei Hypertonie 55, 57
  bei Stuhlinkontinenz 158
Coping, Tinnitus 126
Coping-Techniken, Spezifische Phobien 94

Cortisolspiegel, Senkung, Hypertonie 50
Cued relaxation, Tinnitus-Therapie 131

D
Defäkation 156
    Konditionierung 171
Defäkographie 166
Defizit, residuelles motorisches 177
Dehnungsübungen, Rückenmuskulatur 18
Delta-Aktivität 215
Depolarisation des Membranpotentials,
    Epilepsie 191
Depolarisationsshift, paroxysmaler 191
Desensibilisierung
    bei Epilepsie 196
    bei Posttraumatischer Belastungsstörung 115
    systematische, bei Angststörungen 94 f, 114
Diabetiker-Inkontinenz 160
Diabetische Polyneuropathie 183
Diagnostik
    Angststörungen 97
    Tinnitus 129
Dickdarmpassagezeit 166
Differentialverstärker 14
Dilatation 215
Diskriminationstraining
    bei Obstipation 172
    bei Stuhlinkontinenz 159, 162 f
Distensionsreflex 162
    Musculus sphincter internus 171
Diuretika, Hypertonie 47, 51
Dranginkontinenz 215
Drei-Phasen-Theorie, Migräne 27
Druck, intraabdomineller 148
Druckmessung 149
    intrarektale 152
Durchblutung der Finger, Messung, Angststörungen 110
Dysbalancen, muskuläre, Rückenschmerzen 12
Dyschezie 170
Dysfunktionale Einstellungen 70, 134
Dystonien (Bewegungsstörungen) 184
Dysurie 215

E
Effektgrößen, Vergleich von Hypertonie-Behandlungsverfahren 51
Effektivität, Biofeedback, Rückenschmerzen 20
Eichung, Biofeedback-Systeme 17
Einflußmöglichkeiten, Verbesserung 84
Einstellungsänderungen 74
Elektrodenpaste 14
Elektrodermale Aktivität (EDA) 215
    entspannungsinduzierte Angst 106
    Messung 210
        bei Angststörungen 110
Elektroenzephalogramm (EEG) 215
    Messung 211
Elektrokardiogramm (EKG) 210
Elektromyogramm (EMG) 210, 215
    bei Hypertonie 57
Elektrookulogramm (EOG) 216
Elektrostimulation
    EMG-getriggerte 185 ff
    funktionelle 178
EMG-Biofeedback
    Durchführung 182
    motorische Störungen 179 ff
    bei Rückenschmerzen 13
EMG-Biofeedback-Gerät, tragbares 34
EMG-getriggerte Elektrostimulation 185 ff
EMG-getriggerte Muskelstimulation 186
EMG-Messungen
    dynamische 19
    statische 19
EMG-Powerspektrum 15
EMG-Sonden, Messung, Harninkontinenz 150
Emotionale Ebene, Interventionen, Tinnitus 134
Emotionen, Bedeutung, Hypertonie 61
Endkatastrophisieren, Generalisierte Angststörung 96
Enkopresis, Obstipation 169
Entdecken, geleitetes, Hypertonie 58
Entspannung
    angewandte, bei Spezifischen Phobien 94
    bei Generalisierter Angststörung 95
    bei Hypertonie 56, 58 f
    bei Migräne-Behandlung 38
    phasische, bei Hypertonie 59
    tonische 59
Entspannungsfähigkeit, Verbesserung 73
Entspannungskontrolle, Hypertonie 57

Entspannungskontrollsitzung, Kopfschmerztherapie 32
Entspannungsreaktion 85, 222
Entspannungstraining, Rückenschmerzen 12
Entspannungsverfahren
  bei Angststörungen 105
  bei Hypertonie 48 f
  bei Tinnitus-Therapie 133
Entzündungsprozesse, neurogene, Kopf 27
Epilepsie
  Antezedentien 202
  Biofeedback-Therapie 190 ff
  Inzidenz 190
  Konsequenzen 202
  Prävalenz, Prognose, Behandlungsbedarf 192
  Training mit Biofeedback, Instruktion 200
  Verhaltensanalyse 202
Erfolgsorientierung 4
Erfolgsrate, Biofeedback-Therapie, Obstipation 168f
Erklärungsmöglichkeiten, Entstehung von Mißempfindungen 76
Erregung
  kortiko-subkortikale Regulation 194
  physiologische, bei Angststörungen 105
  sympathische, bei Angst 99
Erregungsmuster, sympathisches 98
Erregungsniveau, tonisches 98
Erregungsrückbildung 63
Erwartungshaltung, Biofeedback-Therapie 54
Ethnische Zugehörigkeit, Risikofaktor für Hypertonie 44
Evaluation: Biofeedback
  bei Epilepsie 205
  bei Inkontinenz 147
  bei Obstipation 167 ff
  bei Somatisierungssyndrom 88
Evidence-based medicine 213
Exploration, Kurzanleitung 74 f
Exposition 92
Exposition an externe Auslöser, Agoraphobie 93
Exposition in sensu, Angststörungen 102 f
Exposition in vivo, Panikstörung und Agoraphobie 99
Expositionsbehandlung, Panikstörung 92

Expositionstraining, Tinnitus 133

F
Fahrradergometer-Exposition, Angststörungen 101
Fallbeispiel: Biofeedback-Therapie
  Epilepsie 201 ff
  Hypertonie 63 f
  Obstipation 172 f
  Rückenschmerzen 21 ff
  Somatisierungssyndrom 86 ff
  Soziale Phobie 111 ff
  Stuhlinkontinenz 163 f
  Tinnitus 135 ff
  Urininkontinenz 155 f
  Biofeedback-gestützte Verhaltensexperimente 109 ff
Fear-Avoidance-Modell, Rückenschmerzen 22
Fehlhaltungen, Korrektur, Tinnitus-Therapie 130
Fehlinterpretationen, Umbewertung, Angststörungen 102
Feindseligkeit, Risikofaktor für Hypertonie 44
Fibromyalgie 216
Filter 216
Filterbereich 15
Filtereinstellungen
  Kopfschmerz-Diagnose 29
  Tinnitus-Diagnose 130
Fingerpulsamplitude, Messung 210
Fingertemperatur 210
  bei Hypertonie 57
Fragebogen
  Inkontinenz 157, 224 ff
  Obstipation 166
Frequenzanalyse 216
Frequenzband (Frequenzbereich) 216
Frontalis-EMG
  bei Angststörungen 114
  bei Tinnitus 124
Frontalis-Muskel 216
Funktionsstörungen, sexuelle 94

G
Gastrointestinale Beschwerden 68
Gefäßkontrolle, Migräne-Behandlung 38
Gegenkonditionierung, Epilepsie 195

Sachverzeichnis

Generalisierte Angststörung 91 ff, 95, 114 f
Generalisierter Anfall 216
Generalisierung, Tinnitus-Therapie 131
Generalisierung der erlernten Reaktion, Toilettentraining 172
Geräteeinsatz, Biofeedback 2
Geräuschempfindlichkeit (Hyperakusis), bei Tinnitus 133
Geruchsbelästigung, bei Urininkontinenz 153
Gesichtsausdruck, Beobachtung 104
Gewichtsreduktion, Hypertonie 48, 51
Gleichgewicht, Regulation 179
Gleichgewichtsstörungen 182 f
Gleichgewichtstraining 182
Globusgefühl, Hals 83
Grand Mal 190, 195, 216
Grenzwerthypotonie 42

H

Habituation 216
 bei Angststörungen 103
 bei Hypertonie 54
 bei Panikstörung 92
 beiTinnitus 126
 bei Urge-Inkontinenz 155
Halbseitenlähmung 180 f
Halswirbel 10
Haltung, Analyse, Rückenschmerzen 20
Handerwärmungstraining, Kopfschmerzen 35
Handlungseinbettung, Therapie neurologischer Störungen 181
Handtemperatur-Biofeedback, Migräne 28
Harndrang 144
 imperativer 144
Harninkontinenz 217
 Biofeedback-Therapie 209
 organische Ursachen 146
Hautleitfähigkeit
 Messung 77, 98
 Hypertonie 57
 Spontanfluktuationen, Angst 99
Hauttemperatur, periphere 217
 Messung 77
Hemiparese, zentrale 178
Hemiplegie 183
Hemmung, reziproke, Angststörungen 95
Herzfrequenz

 Messung 102, 110
 Hypertonie 57
Herzrate 210
Hinton-Test, bei Obstipation 167, 172
Hirnstamm 27
 Miktionszentrum 144
Hirschsprung-Erkrankung 165
Hochpass-Filter 217
Hörsturz 120
Hörverlust 120
Hyperkinesen 179
Hyperplasie 217
Hyperpolarisation, Epilepsie 191
Hyperreaktivität, sympathisches Nervensystem, Hypertonie 52
Hypersensitivität, kortikale 28
Hypertonie
 Behandlungsverfahren 56
 essentielle 217
  Behandlung 42 ff
 pharmakologische Therapie 47
 primäre 43
 sekundäre 43
 Vergleich verschiedener Behandlungsverfahren 51
Hyperventilation 83, 217
 bei Angststörungen 107
Hyperventilationstest 109
Hypochondrie 68
Hypokinesen 179
Hypotonie, Grenzwerthypotonie 42
Hysterektomie, bei Urininkontinenz 155

I

Imagination, Hypertonie-Behandlung 58
Imaginationsübung 79
Impedanz 217
Infrarot-Plethysmograph 102
Inkontinenz 217
 Behandlung 142 ff
 Behandlungserfolg 5
Inkontinenzeinlagen 153
Inkontinenz-Fragebogen 157, 224 ff
Inkontinenz-Interview 152, 228 ff
Insult, ischämischer 177
Integrativer Ansatz, Hypertonie-Behandlung 55
Interaktionelle Aspekte 3
International Headache Society (IHS) 29

Internationale Liga gegen Epilepsie 190
Internationales 10-20-System 217
Interozeption, Verbesserung 4
    bei Hypertonie 56
    bei Kopfschmerzen 33
    bei Migräne 28
Interventionsstrategien, bei Tinnitus 129
Intrusionen, bei Angststörungen 106

K

Kalziumkanalblocker, bei Hypertonie 47
Kardiovaskuläre Symptome 83
Katastrophengedanken, Angststörungen 102
Katastrophisierende Befürchtungen 70
Katheter
    Ballonkatheter 149
    flüssigkeitsperfundierte 149
    Zystometriekatheter 155
Kochsalzkonsum, Risikofaktor für Hypertonie 48
Kochsalzreduktion, Hypertonie 51
Körperdysmorphe Störung 68
Körperfunktionen, beeinflußbare 2
Körperliche Betätigung, Hypertonie 48
Körpersensationen, katastrophisierende Bewertung, FKG 89
Körpersymptome, Bewertung 69
Kolondivertikulose, bei Obstipation 165
Kombinationskopfschmerz 26
Komorbidität 98
    Psychiatrische, bei Tinnitus 129
Konfrontation
    bei Agoraphobie 101
    bei Panikstörung und Agoraphobie 99
Konfrontation in sensu
    bei Generalisierter Angststörung 95
    bei Posttraumatischer Belastungsstörung 96
Konfrontation
    in vivo 96
    mit angstauslösenden Reizen 93 f
Konfrontationsverfahren, bei Spezifischen Phobien 94
Konstriktion 217
Kontinenzreaktion, Ablauf 157
Kontingenzmanagement, bei Epilepsie 198
Kontrollüberzeugung 71, 74
Koordinationstraining
    bimodales, bei Stuhlinkontinenz 159

    bei Stuhlinkontinenz 163
Kopfschmerzen
    Behandlungserfolg 5
    myogene 27
    PC-Programm „Leitsystem Kopfschmerz" 29
    symptomatische 29
    Warnzeichen 29
Kraftmuskulatur 15
Krankheitsängste, Bedeutung 75
Krankheitskonzepte, organmedizinische 70 f
Krankheitsmodell 83
    Bedeutung, bei somatoformen Störungen 72
    individuelles 82
Krankheitsmodelle, bei Kopfschmerzen 28
Krankheitstheorie, subjektive, Bedeutung 72
Krankheitsüberzeugungen, Bedeutung 75
Krankheitsverhalten, Abbau 21
Krankheitsverständnis
    organisches 97
    psychosomatisches 97
Kurzentspannung, bei Hypertonie 60

L

Lähmungen und andere neurologische Erkrankungen, Biofeedback-Therapie 177 ff
Lärmschwerhörigkeit 120
Läsionen, vestibuläre 183
Laxanzien, Mißbrauch, Obstipation 165
Lebensgewohnheiten, Veränderung, Hypertonie 48
Lebensqualität, Beeinträchtigung, Streßinkontinenz 152
Leistungstest 77
Lendenwirbel 10
Levator ani 156
Low back pain 7
Lumbalsyndrom (Lumbago) 217
Lumboischialgien 8, 217

M

Manometrie 149
Manometriesonde 161
Masseter-Muskel 217
Meditation, Hypertonie 49
Mehrkanalableitung 57
Menière-Krankheit 120

Messung und Ableitung, Techniken 210 f
Metaanalyse, Hypertonie 49, 50
Metaanalysen 13
   Kopfschmerzen 28
Metaananlyse, kindliche Migräne 36
Migräne 26
   Drei-Phasen-Theorie 27
   Triggerfaktoren 27
Mikrotransducer 149
Miktionstagebuch 152, 227
Miktionszentrum 143
Minussymptome, bei Lähmungen 179
Modellernen, Spezifische Phobien 94
Motivation 72
Motivationsförderung, Biofeedback 98
Motorik
   Defizit 177
   Grundprinzipien des Lernens 177
   motorische Einheiten (motor units) 13
   motorische Reaktionen 179
Muscle contraction headache 27
Musculus detrusor, Biofeedback 147
   Instabilität 148
Musculus detrusor vesicae 143, 215
Musculus erector spinae, Rückenschmerzen 10
Musculus frontalis 216
   EMG-Ableitung 30
Musculus masseter 217
   EMG-Ableitung 30
Musculus puborectalis 156
   Schlinge 161
Musculus sphincter ani externus 156
Musculus sphincter ani internus 156
Musculus sphincter externus 143 ff
Musculus sphincter internus 143 ff
   Distensionsreflex 171
Musculus trapezius, EMG-Ableitung 30
Muskelaktivierung 177
Muskelanspannung
   Messung 77
   bei Angststörungen 110
Muskelfasern
   langsame (slow twitch fibers) 217
   schnelle (fast twitch fibers) 217
Muskelstimulation, EMG-getriggerte 186
Muskelverkürzungen, bei Rückenschmerzen 18
Muskulatur
   gestreifte, Beckenboden 142
   M. sphincter externus und Beckenboden 145
   glatte, Blasenwand 143
   Harnröhre 144
   phasische 13
   tonische 13
Myoklonien 191

N
Neglect, unilateraler 185
Nervensystem
   autonomes 1, 214, 221
   autonomes und willkürliches 57
   parasympathisches 218
   sympathisches 219
   vegetatives 214, 220
Nervus hypogastricus 144
Nervus pelvicus 144
Netzfilter (notch filter) 217
Neuro-Biofeedback, neueste Entwicklungen 211
Neuroleptika, Obstipation 165
Neurologische Erkrankungen, Biofeedback-Therapie 177 ff
Neuromuskuläre Rehabilitation, Einsatz von Biofeedback 213
Neuronale Strukturen, alternative 179
Neurone, parasympathische cholinerge 143
Normwerte, Muskelgruppen, bei Tinnitus-Therapie 130

O
Oberflächen-EMG, Rückenschmerzen 13
Obstipation 218
   Behandlung 142 ff, 164 ff
   Ursachen 165
Obstipationsfragebogen 166
Ödem, Verstärkung, EMG-Stimulation 186
Ohrgeräusche (Tinnitus) 120 ff
Operative Verfahren, Epilepsie 192
Orientierungsreaktion 218
Outlet obstruction 166

P
Pancolitis ulcerosa, bei Stuhlinkontinenz 163
Panikstörung
   Biofeedback-Therapie 99
   Therapie 91 ff

Parasympathikus 218
   Hypertonie 57
Paresen 177
Parietallappenläsionen 179
Perineometer 147
Perturbationen 183
Petit Mal 191, 218
Phantasie-Reise 79
Phobie, soziale, Therapie 93 f
Phobien, spezifische 94 ff
Photoplethysmograph 35, 218
Plasma-Aldosteron-Spiegel, Senkung,
   Hypertonie 50
Plateaudruck, Dauer 161
Plethysmographie 46
Plussymptome, bei Lähmungen 178
Pollakisurie 145, 218
Polyneuropathie
   autonome 160
   diabetische 183
Posttraumatische Belastungsstörung 32
   Biofeedback-Therapie 117
   Desensibilisierung 115
   Therapie 91 ff, 96
Potentiale, langsame (LP) 194
Prämotorisches System
   mediales (MPS) 181
   laterales (LPS) 181
Programme, edukative, bei Epilepsie 196
Progressive Muskelentspannung, bei Epilepsie 196
Prostataentfernung (Prostatektomie), bei Inkontinenz 148f
Pseudoneurologische Symptome 68
Psychophysiologische Zusammenhänge, bei Tinnitus 122
Psychophysiologisches Störungsmodell 79
Psychophysiologisches Streßmodell, bei Rückenschmerzen 11
Psychophysiologisches Streßprofil 19
Psychosomatische Erkrankungen 57
Puborektalisschlinge 161
Pulsvolumenamplitude
   A. temporalis 39
   Messung, bei Angststörungen 102

Q

Qualitätssicherung, Biofeedback 6

R

Raynaud-Krankheit 218
Reaktivität auf Belastungen 5
Realitätsprüfung 84
Rechts-links-Asymmetrie, Rückenmuskulatur 11
Referenzelektrode 14
Referenzprinzip 181
Regulation des Blutdrucks, bei Hypertonie 45
Reize, propriozeptive, Beckenbodenmuskulatur 153
Reizkonfrontation, massierte, bei Angststörungen 95
Rektalmanometrie 218
Rektosigmoid 170
Rektum (Mastdarm), bei Inkontinenz 150
Rektummanometrie 161, 166
Rektumprolapssyndrom 160
Renin-Angiotensin-System 45
Rhythmus, sensomotorischer (SMR) 192, 218
   Aktivität 192
Rinde, motorische, Schädigung 178
Ringmuskelschicht, M. sphincter ani internus 156
Risikofaktoren, bei Hypertonie 44
Riva-Rocci-Verfahren 45, 218
Rollenspiel, Hypertonie-Behandlung 56, 58, 61
Rückenschmerzen
   Behandlungserfolg 5
   Behandlungskosten 7
   chronische
      Diathese-Streß-Modell 8
      Epidemiologie 7
   idiopathische 8
   nichtradikuläre 8
   Normwerte für verschiedene Muskelgruppen 17
   psychobiologisches Schmerzmodell 9
   Reaktionsspezifität 9
   Symptomspezifität 8
Rückfallprävention, Epilepsie 198
Rückmeldung
   Biofeedback 2 f
   Transfer-Bedingung 199
Rumpf-Extension 23
Rumpf-Flexion 23

Rumpfstabilität, mangelnde, bei Hemiplegie 184

S

Salzkonsum, erhöhter, Risikofaktor für Hypertonie 44 f
Sauerstofftherapie, hyperbare (HBO), bei Tinnitus 121
Scanning der Muskulatur, Rückenschmerzen 17
Schädel-Hirn-Trauma 120
Schädigung, postoperative, Sphinkterapparat 160
Schambereich 142
Schlafspindeln 193
Schlaganfall 120, 177
Schmerzen 68
Schmerzsymptomatik 83
Schmerzsyndrome, chronische, Behandlungserfolg 5
Schonhaltung, Kopfschmerzen 31
Schonhaltungen
   Abbau 75
   Rückenschmerzen 18
Schweißdrüsenaktivität, Messung 98
Schwellenwert, Auslösung der Muskelstimulation 187
Schwerhörigkeit 120
Selbstbeobachtung, erhöhte 69
Selbstbeobachtungsprotokoll 80
Selbsteinschätzung, Patient 102
Selbsteinschätzung versus objektive Messung 231
Selbstkontrolle
   bei Migräne-Behandlung 38
   bei Epilepsie 198, 201, 204
   körperliche Vorgänge 1
Selbstkontrollphase, Migräne-Behandlung 37
Selbstverbalisationen 60 f
Selbstwirksamkeitserwartung
   Veränderung 3
   bei Hypertonie 54
   bei Kopfschmerzen 28, 33
   bei Rückenschmerzen 21
   Verbesserung 84
   Verstärkung 71
Sensibilität, Beeinträchtigung, bei Stuhlinkontinenz 158

Sensibilität des Rektums, beeinträchtigte 172
Sensomotorische Kopplung 177
Sensomotorischer Rhythmus (SMR) 192, 218
Sensorische Informationen 179
Sequenzanalyse, Anfallshäufigkeit, Epilepsie 203
Shaping-Prozedur 153
Silent killer, Hypotonie 42
Sinusarrhythmie 219
Slow-transit-constipation 165
Somatisierung 219
Somatisierungsstörung 68
Somatoforme Störungen, Definition 68 f
Somatosensorische Verstärkung 70
Sorgenexposition, bei Generalisierter Angststörung 95 f, 115
Soziale Kompetenz, Training, bei Sozialer Phobie 94
Soziale Phobie 93 f
   Therapie 91 ff
Spannungskopfschmerz 26
Spastik, Verstärkung, EMG-Stimulation 186
Spezifische Phobien 94 ff
   Therapie 91 ff
Sphinkter
   interner und externer
      Harnblase 219
      Mastdarm 219
   postoperative Schädigung 160
Sphinkterkontraktion, paradoxe, Obstipation 167
Sphinkteroplastik, bei Stuhlinkontinenz 160
Sport, Hypertonie-Behandlung 51
Standstabilität 182
Stimuli, diskriminative 60
Stressoren 219
   bei Tinnitus-Entstehung 130
Streß 219
   Definition 221 f
   Leistungsdruck, bei Hypertonie 64
   Risikofaktor für Hypertonie 45, 57
Streßbewältigung
   bei Hypertonie 49, 60
   bei Rückenschmerzen 12
Streßdemonstration, Angststörungen 101
Streßimpfung, bei Hypertonie 55, 60
Streßinkontinenz 219
   Definition 145

Körperhaltungen 154
Schweregrade 151
Streßinterview, bei Hypertonie 58
Streßmanagement
   bei Epilepsie 196
   bei Hypertonie 48
Streßniveau, niedriges 105
Streßpegel, Messung 221
Streßprovokationstest, bei
   Somatisierungssyndrom 88
Streßreaktion 222
   Spezifika 77
Streßreduktion, Hypertonie 56
Streßtest 58
Strukturelle Autoregulation, Theorie 44
Stuhlfrequenz 164
Stuhlinkontinenz 156 ff
   Bedingungen 158
   klinische Studien, Übersicht 159
Sympathikus 219
   Hypertonie 57
Symptombeeinflussung, direkte 73
Symptomwahrnehmung 73
   verstärkte 70
Systematische Desensibilisierung 94 f
   bei Angststörungen 114
   bei Posttraumatischer Belastungsstörung 96

T

Techniken, adjunkte 97
Temperatur-Biofeedback
   bei Kopfschmerzen 35
   bei Tinnitus 124
Tension headache 27
Tension-type headache 27
Teufelskreis, Angstanfall 92
Teufelskreis der Angst 94
   Modell 101
Therapeut-Patient-Interaktion 4
Therapieansätze, kognitive, bei Sozialer
   Phobie 94
Therapie-Erfolgskontrolle, Angststörungen 97
Therapieverfahren, multimodales, bei Hypertonie 54
Therapievergleichsstudie, bei
   Somatisierungssyndrom 89
Therapieziele, bei Urininkontinenz 153

Theta-Aktivität 220
Tiefpass-Filter 220
Tinnitus 220
   akustisches Rückmeldesignal 3
   ambulante Gruppentherapie 127
   Biofeedback-Therapie, empirische
      Studien 124 f
   chronischer 120 ff
   dekompensierter 121
   Diagnostik 129
   Entstehung, mentale oder psychische
      Stressoren 130
      situative Faktoren 130
      Verhaltensanalyse 130
   Habituationsmodell 126
   Integratives verhaltensmedizinisches
      Behandlungskonzept 127
   kompensierter 121
   neurophysiologisches Modell 126
   Standardisiertes Tinnitus-Interview
      (STI) 127
   stomatognathogene Anteile 136
   Therapie, psychosomatisches Modell 136
      Sitzungsprotokoll 136
Tinnitus-Charakteristik, Biofeedback-
   Therapie 128
Torticollis spasmodicus (Schiefhals) 220
   Biofeedback-Training 184
Training, repetitives, Bedeutung 177
Trainingsprotokoll, Übungen 86
Trait-Angst, bei Hypertonie 50, 52
Transfer, Entspannung-Alltag 131
Triangel-Anordnung, Elektroden 17
Trigeminusnerv, Migräne 27
Triggerpunkte (trigger points) 220
   Rückenschmerzen 18
Triggerung, Elektrostimulation 187
Trinkmenge, Urininkontinenz 153
Triplexelektroden 130
Twitch fibers
   fast 15, 217
   slow 15, 217

U

Übergewicht, Risikofaktor für Hypertonie 44
Überlaufinkontinenz 145, 158, 170 f
   Definition 146
Übung, Biofeedback-Therapie 54
   Tinnitus-Therapie 138

Umattribution, psychphysiologisches Störungsmodell 79
Umbewertung, kognitive, bedrohlicher Situationen 92
Umstrukturierung, bei Generalisierter Angststörung 95 f
Urge-Inkontinenz 215, 220
   Definition 145
Urin-Cortisol-Werte, erhöhte, bei Hypertonie 52
Urininkontinenz 217
   Biofeedback 209
   organische Ursachen 146
Uro-Flow-Messung 220
   bei Urininkontinenz 155

V

Vaginalsensor, Messung, bei Urininkontinenz 155
Valsalva-Manöver (Preßdruckversuch) 154, 220
Vasodilatation, Kopfbereich 27
Vasokonstriktion 220
   im Kopfbereich 27
   Messung 211
Vasokonstriktionstraining (VKT) 220
   bei Kopfschmerzen 35
   bei Migräne 28
      Wirkvariablen 37
Veränderungserwartung 4
Verfahren, kognitive, bei Posttraumatischer Belastungsstörung 96
Verhaltensanalyse
   bei Angststörungen 97
   bei Epilepsie 202
   bei Streßinkontinenz 152
Verhaltensexperimente
   bei Angststörungen 109
   bei Angst-Therapie 111
   bei somatoformen Störungen 72
Vermeidung, bei Angststörungen 103
Vermeidungsfunktion, positive, epileptischer Anfälle 203
Vermeidungsverhalten
   bei Agoraphobie 93
   bei Urininkontinenz 153
Volumenhochdruck, bei Hypertonie 44
Vorstellungssuggerierung, bei Angststörungen 103
Vorstellungsübung, bei Panikstörung 104 f

W

Wahrnehmungsschwelle, bei Stuhlinkontinenz 162
White coat hypertension 43
Widerstandshochdruck, bei Hypertonie 44
Wirkfaktoren
   Biofeedback, bei Hypertonie 53 ff
   psychophysiologische 73
Wirkmechanismen, Kopfschmerzen, Migräne 28
Wirkprozesse 3
Wirksamkeit (Effektivität)
   von Biofeedback 123
      bei Angst-Behandlung 96 f
Wirkvariablen 4, 21

Z

Zähneknirschen (Bruxismus) 34
   Tinnitus 129 f
Zeitkonstante 199
Zwangsstörung, Therapie 91 ff
Zwerchfellatmung, langsame, Therapie von Angststörungen 107